P. NOBÉCOURT

Conférences pratiques sur l'Alimentation des Nourrissons

2e ÉDITION

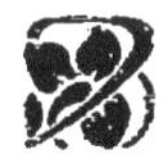

MASSON ET Cie, ÉDITEURS, PARIS
1914

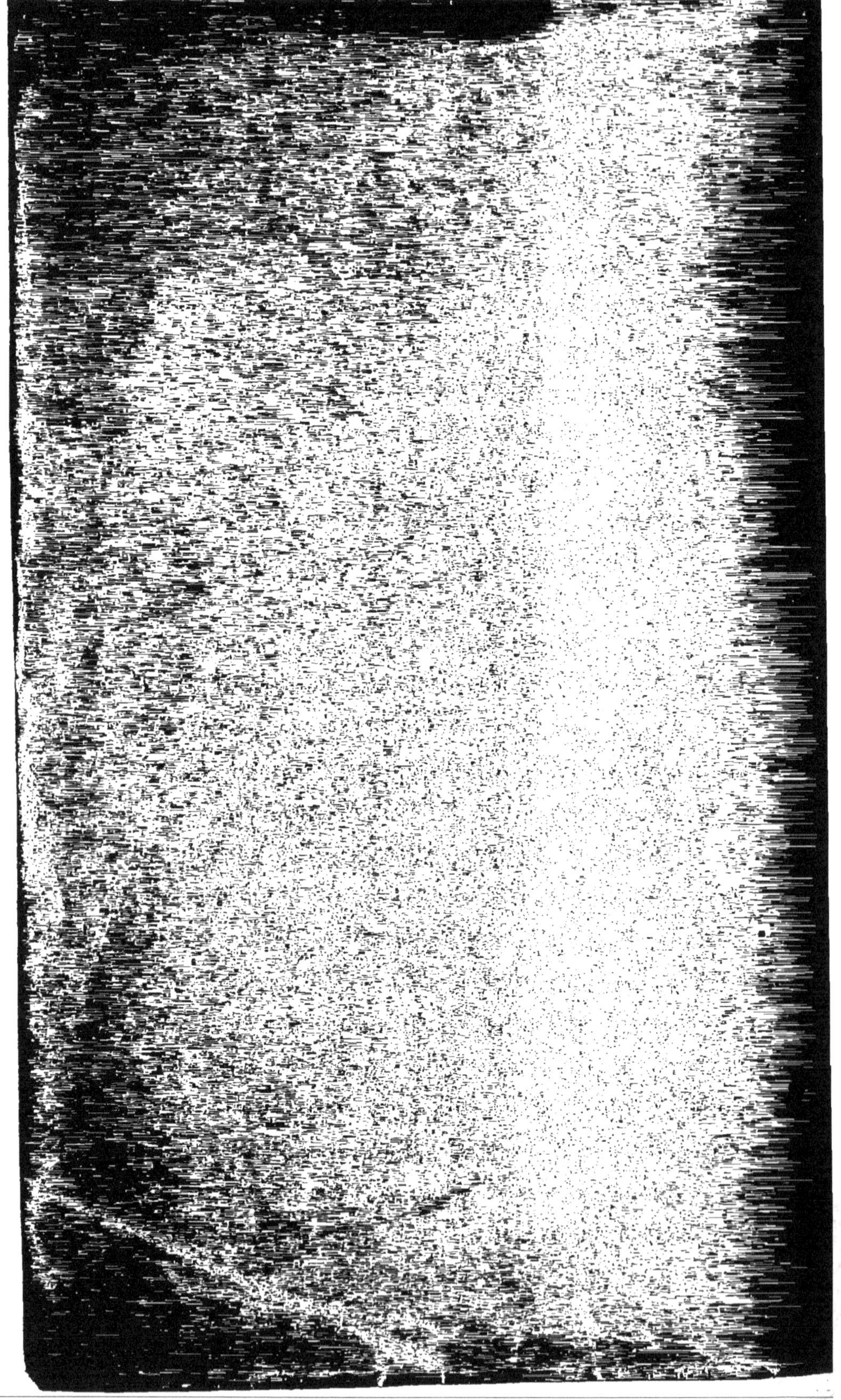

CONFÉRENCES PRATIQUES

SUR L'ALIMENTATION DES NOURRISSONS

1411-13. — Coulommiers. Imp. Paul BRODARD. — 1-14.

CONFÉRENCES PRATIQUES

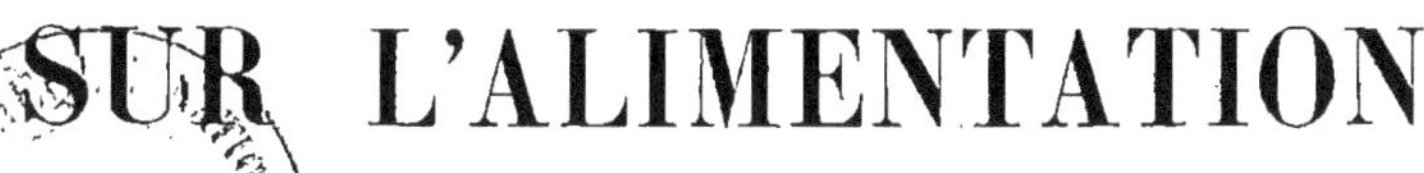

SUR L'ALIMENTATION

DES NOURRISSONS

PAR

LE Dr P. NOBÉCOURT

PROFESSEUR AGRÉGÉ A LA FACULTÉ DE MÉDECINE DE PARIS
MÉDECIN DES HÔPITAUX

DEUXIÈME ÉDITION

REVUE ET AUGMENTÉE

Préface de M. le professeur HUTINEL

PARIS

MASSON ET Cie, ÉDITEURS

LIBRAIRES DE L'ACADÉMIE DE MÉDECINE

120, BOULEVARD SAINT-GERMAIN

1914

AVANT-PROPOS

La première édition de ces *Conférences* a eu la faveur des étudiants et des médecins français. Elle a également retenu l'attention des étrangers : une traduction espagnole par M. Carlos Docteur, une traduction russe par les Drs Kissel et Maïsel, de Moscou, en ont été faites.

Dans cette seconde édition, je complète les anciennes conférences relatives à l'*alimentation du nourrisson normal* et je publie cinq nouvelles conférences, où je traite de l'*alimentation des nourrissons malades*. Comme les premières, celles-ci ont été faites à la *Clinique des maladies des enfants*. Je remercie vivement mon cher Maître, le professeur Hutinel, de m'avoir ainsi permis de collaborer à son enseignement.

P. N.

Novembre 1913.

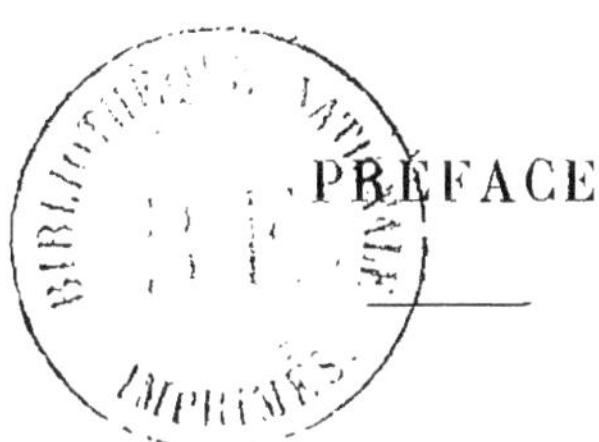

PRÉFACE

Si l'enseignement de la Pédiatrie ne se proposait pour but que l'étude des maladies infantiles, il serait étroit et incomplet. Le médecin doit se préoccuper au moins autant de l'hygiène de l'enfant que de sa pathologie. C'est à lui qu'incombe la direction de l'alimentation des jeunes sujets et de tous les soins qui doivent leur être donnés. La culture de la plante humaine est délicate et difficile ; elle ne saurait se faire au hasard. Or on voit souvent des médecins émettre des idées absolument opposées sur des points d'une importance capitale, par exemple sur le mode d'alimentation des nourrissons. L'un trouve néfaste ce que l'autre préconise et chacun soigne les enfants à sa manière, d'après son inspiration, sans tenir compte de l'expérience des autres. Il n'est cependant en hygiène aucune question sur laquelle il serait plus désirable que les médecins missent en commun leur expérience et les résultats de leur observation.

L'enfant naît avec un appareil digestif imparfaitement développé dont plusieurs organes importants sont à peu près rudimentaires. C'est avec cet outillage défectueux qu'il doit élaborer et transformer les substances alimentaires, indispensables non seulement à l'entretien de sa vie, mais encore à son accroissement. Or cet accroissement doit être rapide ; l'enfant ne peut, à aucun moment, s'arrêter dans son développement ; il perd s'il n'augmente pas, il recule s'il ne progresse pas et il ne lui est pas possible de reculer longtemps car ses réserves sont vite épuisées. S'il assimile mal, ses tissus s'atrophient, dégénèrent et se flétrissent d'une façon irrémédiable.

La nature a préparé au nouveau-né un aliment de choix. Quand il quitte l'utérus, il trouve le sein dont la sécrétion le tient en communication avec l'organisme maternel et doit, pendant des mois, suffire à sa croissance ; mais on ne lui donne pas toujours ce lait auquel il a droit. Trop souvent la mère ne peut pas ou ne veut pas nourrir son enfant.

Parfois elle est malade et ne peut allaiter sans danger pour elle et pour son nourrisson ; dans d'autres cas, son lait est insuffisant ou mal toléré ; plus souvent les tétées sont mal réglées, les soins sont défectueux et l'enfant dépérit. C'est au médecin qu'il appartient de diriger et d'encourager les jeunes mères qui manquent souvent d'expérience et de persévérance.

Si l'enfant est privé du lait de sa mère, il trouve parfois une remplaçante. Quand celle-ci a un sein généreux, quand elle est soigneuse, on voit souvent le nourrisson se développer d'une façon satisfaisante ; mais où trouver la nourrice idéale dont le lait s'adapte parfaitement aux besoins de l'enfant, la femme mercenaire qui ait la tendresse clairvoyante d'une mère ? L'allaitement par une nourrice est donc plus difficile que l'allaitement maternel. Mais cette nourrice, il ne suffit pas de la trouver, il faut la choisir. Les médecins savent les ennuis, les mécomptes auxquels ce choix les condamne tous les jours, et cependant, dans bien des cas, il vaut mieux s'y exposer que d'adopter d'emblée l'allaitement artificiel. La nourrice hygiène spéciale doit avoir certaines qualités, elle doit être soumise à une qu'on ne peut pas laisser ignorer aux parents. Si son lait ne convient pas à l'enfant, si les tétées sont mal réglées. des signes d'intolérance et parfois des troubles digestifs inquiétants ne tardent guère à se montrer.

Souvent l'enfant, à peine né, est privé du lait d'une femme; il n'a pour ressource que le lait d'un animal, d'une vache ou d'une chèvre, le plus ordinairement. Il faut alors que ses organes débiles et imparfaits, que ses sucs digestifs, pauvres en ferments, réussissent à transformer en albumines et en graisses humaines des albumines et des graisses d'une autre espèce animale. Souvent cette élaboration se fait mal, l'assimilation est défectueuse, des troubles digestifs apparaissent et bientôt la nutrition est compromise.

Si le lait est donné en quantités trop fortes, d'une façon irrégulière ou inconsidérée, il est mal utilisé par l'appareil digestif. L'atrophie ou l'hypotrophie se produisent alors aussi bien, mieux peut-être que si l'alimentation avait été insuffisante.

Le lait de la vache et celui de la chèvre ne sont pas identiques au lait de la femme; ils en diffèrent par leur teneur en caséine, en graisse, en sucre, en substances salines, et leurs propriétés varient souvent suivant leur provenance, suivant l'âge et le mode d'alimentation des animaux qui les ont fournis.

Le médecin doit surveiller l'origine, la qualité, la

richesse du lait qu'il donne à un enfant, s'il veut obtenir des résultats satisfaisants.

Souvent ce lait, trop riche en graisse et en caséine, devra être modifié, additionné d'eau et de sucre; mais il devra être traité judicieusement, pour que sa teneur en matières grasses ou en caséine ne soit pas trop réduite par un coupage, et il serait long d'énumérer tous les procédés auxquels on peut avoir recours pour rapprocher le lait de vache du lait maternel.

Le lait est, d'autre part, un liquide éminemment fermentescible qui s'altère facilement, qui recèle souvent des germes pathogènes et qui est un excellent milieu de culture pour une foule de micro-organismes dangereux. On peut arriver à l'obtenir à peu près aseptique au prix de précautions infinies; on préfère généralement le débarrasser des germes qu'il peut contenir par l'ébullition ou par les différents procédés de stérilisation; mais il faut bien savoir qu'un lait profondément modifié dans sa constitution peut, à la longue, exposer l'enfant au scorbut. Il importe encore que les récipients où on reçoit le lait, que les biberons, que les tétines, au moyen desquels on l'administre à l'enfant soient dans un état de propreté irréprochable. Que de précautions à prendre, pour que le lait ne devienne pas nuisible, sinon mortel!

Faut-il parler des contaminations et des falsifications de ce lait? Le médecin doit toujours y penser; et quand on songe à toutes les causes qui peuvent rendre périlleuse l'alimentation artificielle on est presque en droit de s'étonner qu'elle ne soit pas plus meurtrière. Depuis une vingtaine d'années nous avons fait d'immenses progrès;

mais, si perfectionné qu'il soit, l'allaitement artificiel est toujours plus dangereux que l'allaitement naturel.

L'allaitement ne peut pas durer toujours. Il vient un moment où le nourrisson a besoin d'une alimentation plus riche et plus variée. Il lui faut plus d'albumine, plus de phosphore, plus de calories ; il doit particulièrement renouveler sa réserve de fer, car le lait ne lui en fournit pas assez. C'est le moment du sevrage ou de l'ablactation, période redoutable pour l'enfant s'il n'est pas entouré de soins éclairés. Quels aliments vont remplacer le lait? Le sevrage sera-t-il progressif, rapide ou brusque? S'il est mal dirigé, la santé de l'enfant va se trouver compromise. Après les premiers mois de la vie, c'est au douzième mois, c'est-à-dire au mois du sevrage, que la mortalité est la plus forte.

Le médecin chargé de diriger l'enfant dans les premières étapes de son existence doit donc bien connaître son rôle et il doit avoir conscience de son importance. Il peut faire beaucoup de bien, comme il peut faire beaucoup de mal ; il ne réussira que s'il a une instruction sérieuse et ne se contente pas de vagues aperçus. Tel praticien qui rougirait de ne pas savoir traiter une fièvre typhoïde ne sait pas toujours quelles sont les doses de lait qui conviennent à un enfant dans les premiers mois de sa vie.

J'ai donc pensé qu'à côté de l'enseignement clinique des maladies des enfants, il devait y avoir place à la Faculté de Paris pour l'enseignement de l'hygiène infantile. J'ai prié mon élève et ami dévoué M. le Dr Nobécourt, professeur agrégé de Pédiatrie, de vouloir bien s'en charger et il l'a fait avec une conscience et une autorité dont je lui suis profondément reconnaissant. Chaque semaine, il fait à la Clinique des Enfants malades des conférences très suivies et très appréciées. C'est quelques-unes de ces conférences, sobrement résumées, que je présente aujourd'hui au public médical. On y trouvera exposées d'une façon simple et précise toutes les notions qu'un médecin doit posséder s'il veut diriger judicieusement l'élevage de ses nourrissons. En publiant ces leçons je suis convaincu que M. Nobécourt a rendu un immense service, non seulement aux médecins qui n'ont pas le temps de lire les ouvrages trop volumineux, mais même aux parents qui ne savent souvent où trouver une direction. Je le remercie donc bien sincèrement de m'avoir choisi comme parrain de cet ouvrage qui me paraît être un excellent livre.

HUTINEL.

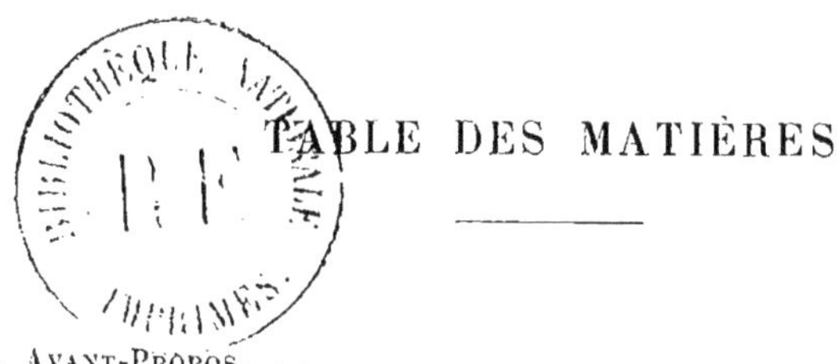

TABLE DES MATIÈRES

ONZIÈME CONFÉRENCE

DOUZIÈME CONFÉRENCE

QUINZIÈME CONFÉRENCE

SEIZIÈME CONFÉRENCE

DIX-SEPTIÈME CONFÉRENCE

DIX-NEUVIÈME CONFÉRENCE

VINGTIÈME CONFÉRENCE

TABLE DES FIGURES

CONFÉRENCES PRATIQUES
SUR L'ALIMENTATION
DES NOURRISSONS

PREMIÈRE CONFÉRENCE

L'HYGIÈNE ALIMENTAIRE DU NOURRISSON. LE NOURRISSON NORMAL. SA CROISSANCE. SES BESOINS ALIMENTAIRES

L'Hygiène alimentaire. — Son importance à toutes les phases de la vie et principalement dans l'enfance. Problèmes soulevés par l'alimentation du nourrisson normal et des nourrissons malades; science et art.
Le nourrisson. — *Poids* : balances, pesées, courbe évolutive. *Taille* : toises, courbe évolutive. *Surface cutanée.* — Le *prématuré* : poids, surface cutanée.
Conclusions. — Besoins de croissance et besoins d'entretien; ration alimentaire totale.

Pendant toute la vie, l'hygiène alimentaire s'impose pour l'entretien de la santé et la préservation d'un grand nombre de maladies. A aucune période, sa nécessité n'apparaît aussi évidente que pendant l'enfance. Une alimentation bien réglée est la condition essentielle d'une croissance normale; une alimentation défectueuse entraîne des troubles, dont la clinique démontre chaque jour la variété et l'importance.

Jusqu'au moment où le corps, arrivé à l'âge adulte, a acquis une relative fixité, l'organisme se développe continuellement. Mais le développement n'est pas régulier : il y a des phases d'accélération et des phrases de ralentissement. Pour ce motif, et pour d'autres encore, les besoins diffèrent d'un moment à l'autre.

D'autre part, l'état inachevé du tube digestif au moment de la naissance ne permet tout d'abord qu'une alimentation très simple; mais, peu à peu, son perfectionnement progressif autorise l'emploi, à mesure que l'enfant grandit, d'aliments de plus en plus variés. Les règles de l'alimentation ne peuvent donc pas être identiques dans la petite, dans la moyenne et dans la grande enfance; elles ne sont même pas uniformes aux étapes successives de chacune de ces trois grandes périodes.

C'est surtout pendant la première enfance, chez le nourrisson, que l'alimentation présente des particularités intéressantes. Durant les premiers mois, le seul aliment normal est le lait; durant les mois suivants, le nombre des aliments autorisés reste encore bien restreint. Les moindres erreurs dans la nature ou la qualité des aliments, dans la fixation des rations alimentaires sont susceptibles de provoquer des affections souvent très graves et propres au jeune âge, des maladies gastro-intestinales, l'athrepsie, l'hypotrophie, le rachitisme, pour ne citer qu'un certain nombre d'entre elles. Aussi les problèmes que soulève l'allaitement naturel par la mère ou par une nourrice mercenaire, l'allaitement artificiel, l'ablactation et le sevrage sont-ils de première importance. Quelques-uns de ces problèmes ne sont d'ailleurs pas exclusivement d'ordre médical; par plus d'un côté, ils intéressent les philanthropes et les sociologues, et le médecin doit les bien connaître pour rester le guide éclairé de ces derniers.

Dans les quinze premières conférences que je me propose de vous faire, à la demande du professeur Hutinel, j'étudierai l'*alimentation du nourrisson normal*. Les quelques considérations que je viens d'émettre vous montrent combien le champ est vaste; à première vue, son étendue paraît disproportionnée avec le peu de temps réservé à son exploration. Je ne pense pas que ce soit un mal; il y a intérêt, pour un tel sujet, à ne pas se perdre dans les détails, à être aussi concis et aussi pratique que possible.

Dans les cinq conférences qui suivront, je m'occuperai de l'*alimentation des nourrissons malades*. Elle est beaucoup plus délicate à réaliser; la multiplicité des méthodes en témoigne. Là encore, je m'efforcerai d'être bref et je ne retiendrai que les procédés les plus simples et les plus réellement utiles. Les régimes à instituer dans les divers états pathologiques et notamment dans les affections gastro-intestinales doivent être à la portée de tous les médecins; tous sont tenus de les connaître et de les prescrire, quand il est opportun. Malheureusement, il faut l'avouer, ils ont été compliqués, comme à plaisir, et beaucoup de médecins renoncent à en apprendre les indications et la technique.

Basée pendant des siècles sur l'empirisme, l'alimentation des nourrissons a acquis, depuis une cinquantaine d'années, une précision de plus en plus grande; grâce à l'observation clinique, grâce aux progrès de la bactériologie, de la physiologie et de la chimie biologique, elle est entrée actuellement dans une phase vraiment scientifique : nombreux sont les travaux de tout genre, poursuivis tant en France qu'à l'étranger, qui en témoignent. Mais du fait qu'elle constitue une *science* dont nous devons connaître les lois, elle n'en reste pas moins un *art*. Quelle que soit la valeur des données scientifiques, qui nous guident, nous ne devons pas leur attribuer une importance trop exclusive; elles doivent chaque jour être interprétées et adaptées aux cas particuliers que nous offre la clinique; dans cette matière, autant et plus que dans les autres parties de la médecine, nous devons nous garder des formules trop étroites.

Il vous suffira du reste de fréquenter la crèche de la Clinique et notre consultation de nourrissons pour vous rendre compte par vous-mêmes de l'éclectisme qui doit être notre règle. Je m'efforcerai, chaque fois qu'il sera possible, de vous en fournir des preuves.

*
* *

A proprement parler, le *nourrisson* est l'enfant allaité par une nourrice. En réalité, dans le langage courant, on emploie cette dénomination quel que soit le mode d'allaitement, et on l'utilise encore pendant les mois qui suivent la cessation de l'alimentation lactée exclusive; elle est synonyme de *bébé*; elle s'applique à la *première enfance*, qui prend fin vers trente mois, avec la terminaison de l'éruption des dents temporaires ou dents de lait.

Pendant cette période, qui va de la naissance à deux ans et demi, l'organisme infantile subit des transformations considérables. Elles se traduisent objectivement par l'évolution du poids et de la taille. La connaissance de cette évolution est indispensable au médecin qui doit diriger l'alimentation du jeune enfant.

Pour suivre l'évolution du poids il suffit d'une BALANCE. On trouve dans le commerce différents modèles de *pèse-bébés*.

Le plus simple est la *balance à plateaux* (fig. 1), dont l'un d'eux a une forme appropriée ou est remplacé par un berceau d'osier; l'instrument peut, suivant sa force. peser jusqu'à 10 ou 20 kg.; il doit être sensible à 1 ou 2 g. près.

Avec cet instrument, la technique des pesées est simple. On fait la tare, après avoir disposé un lange

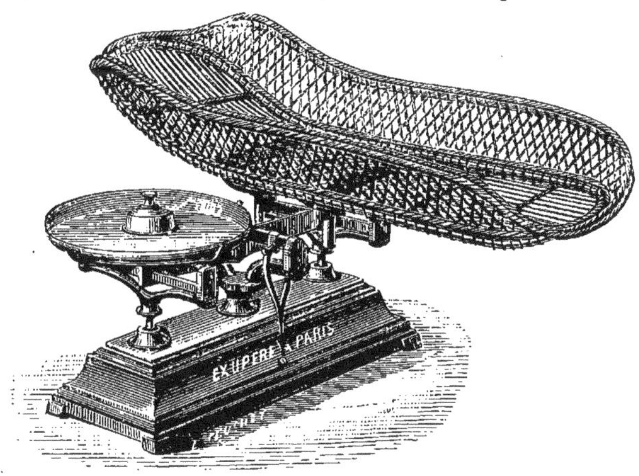

Fig. 1. — Pèse-bébés.

dans la corbeille. Puis on place l'enfant nu dans ce lange et on rétablit l'équilibre avec des poids. Il importe, pour avoir des résultats comparables, de pratiquer l'opération toujours à la même heure et à jeun.

Le *pèse-bébé de Wallich* est également pratique; il se fixe sur une table ou au pied du lit; l'enfant y est couché dans un petit hamac.

Les poids sont enregistrés sur des FEUILLES DE PESÉES, faciles à se procurer. Il en existe de nombreux modèles; ils ont, pour la plupart, l'inconvénient de représenter le graphique des poids de l'enfant réputé normal, ce qui incite à tort certains parents à vouloir, coûte que coûte, obtenir une courbe semblable pour leur enfant. Pendant le premier mois, il est bon de peser l'enfant tous les jours; ensuite, on se contente de pesées hebdomadaires, et, à partir d'un an, de pesées mensuelles.

A la naissance, le NOUVEAU-NÉ, quand il est normal et à terme, pèse en moyenne de 3 000 à 3 250 g. Mais il y a

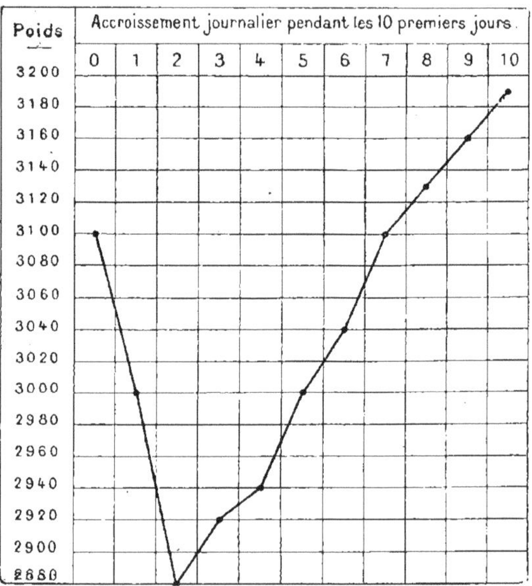

Fig. 2. — Courbe des poids pendant les dix premiers jours de la vie.

des enfants à terme qui pèsent jusqu'à 4 et 5 kg. et d'autres dont le poids n'est que de 2 500 g. et même moins. Tout enfant, dont le poids est inférieur à 2 500 g., est, en général, un *prématuré*; on le qualifie de *débile*, d'*avorton*; je ne m'occupe pas en ce moment de cette catégorie.

Pendant les deux ou trois premiers jours (fig. 2), le poids diminue de 150 g. à 200 g. par suite de l'évacuation de l'urine et du méconium, par insuffisance de l'alimentation. Puis il remonte plus ou moins vite et redevient le même qu'à la naissance du septième au dixième jour. Il existe d'ailleurs de grandes variations individuelles; en général, plus le nouveau-né est gros, plus il perd de poids et plus il met de temps à regagner son point de départ.

Dès lors si l'enfant est bien portant et l'alimentation normale, L'AUGMENTATION DE POIDS se fait d'une façon régulière. En général elle se comporte comme dans ce tableau, que j'emprunte à M. Comby.

Table de croissance des enfants de la naissance à 2 ans.

Age.	Taille en centimètres.	Accroissement mensuel en centimètres.	Poids en grammes.	Accroissement mensuel en grammes.
Nouveau-né . .	50	»	3 000	»
A 1 mois . . .	54	4	3 750	750
2 — . . .	57	3	4 500	750
3 — . . .	60	3	5 250	750
4 — . . .	62	2	5 950	700
5 — . . .	63	1	6 550	600
6 — . . .	64	1	7 100	550
7 — . . .	65	1	7 600	500
8 mois . . .	66	1	8 000	400
9 — . . .	67	1	8 350	350
10 — . . .	68	1	8 650	300
11 — . . .	69	1	8 950	300
12 — . . .	70	1	9 200	250
13 — . . .	»	»	9 450	250
14 — . . .	»	»	9 650	200
15 — . . .	»	»	9 850	200
16 — . . .	»	»	10 050	200
17 — . . .	»	»	10 250	200
18 — . . .	»	»	10 450	200
19 — . . .	»	»	10 650	200
20 — . . .	»	»	10 850	200
21 — . . .	»	»	11 050	200
22 — . . .	»	»	11 200	150
23 — . . .	»	»	11 350	150
24 — . . .	80	»	11 500	150

Notez bien que ces chiffres n'ont rien d'absolu : ils représentent des moyennes, et toute moyenne est obtenue avec des nombres qui s'en écartent plus ou moins. Ne vous étonnez donc pas de rencontrer, dans votre pratique, des enfants qui, à un moment donné, aient un poids supérieur ou inférieur à celui de l'enfant type.

D'ailleurs, pour soulager votre mémoire, je vous propose de schématiser de la façon suivante les *principales étapes de la croissance du nourrisson normal* :

Poids à la naissance		3 000 grammes.
— 4 mois.	$3 \times 2 =$	6 000 —
— 12 —	$3 \times 3 =$	9 000 —
— 24 —	$3 \times 4 =$	12 000 —

Vous constatez que le poids de naissance est *doublé* à 4 mois, *triplé* à 12 mois, *quadruplé* à 24 mois.

Étant donné, d'autre part, qu'à *8 mois* l'enfant pèse 8 000 g., il vous est facile de calculer que l'*accroissement mensuel* et l'*accroissement quotidien* sont en moyenne de :

	Accroissement mensuel.	Accroissement quotidien.
	—	—
De N. à 4 mois . .	$\frac{3\,000}{4} = 750$ grammes.	$\frac{750}{30} = 25$ grammes.
— 4 à 8 — . .	$\frac{2\,000}{4} = 500$ —	$\frac{500}{30} = 16,6$ —
— 8 à 12 — . .	$\frac{1\,000}{4} = 250$ —	$\frac{250}{30} = 8$ —
— 12 à 24 — . .	$\frac{3\,000}{12} = 250$ —	$\frac{250}{30} = 8$ —

Le graphique, que je vous montre (fig. 3), représente cette évolution schématique du poids pendant les deux premières années.

Quant à la période comprise *entre deux et trois ans*, elle ne comporte qu'une augmentation de 1 000 g., soit par mois de $\frac{1\,000}{12} = 83$ g. A 30 mois, le poids est d'environ 12 kg. 500.

Telle est l'évolution du poids chez le nourrisson. Celle de la **taille** n'est pas moins intéressante à envisager.

Pour l'apprécier, il suffit de coucher l'enfant sur une table et de mesurer avec un ruban métrique l'étendue qu'il occupe en longueur. Pour plus de précision, on peut avoir recours à une *toise* horizontale. M. Variot a combiné la balance et la toise dans un instrument appelé *pédiomètre*. La mensuration de la taille du nourrisson est assez délicate; elle demande plus d'attention que la pesée.

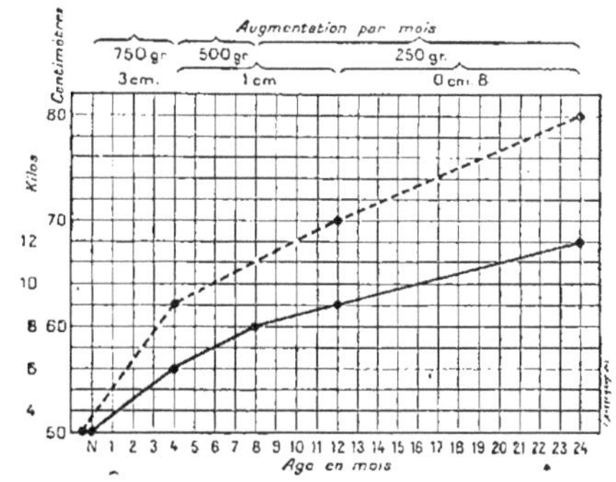

Fig. 3. — Courbes schématiques du poids et de la taille, de la naissance à deux ans.
Poids ———— Taille - - - - -

Le NOUVEAU-NÉ A TERME mesure en moyenne 50 cm. Pendant les jours qui suivent, sa taille augmente et, au 10ᵉ jour, elle s'est déjà accrue de 1 cm. 5 ou 2 cm., d'après MM. Variot et Lascoux. Il y a, entre la taille et le poids, une *dissociation physiologique de la croissance*, sur laquelle insistent ces auteurs.

Ultérieurement, vous pouvez vous rendre compte de L'AUGMENTATION DE LA LONGUEUR DU CORPS par la lecture du graphique (fig. 3), que je viens de vous montrer.

Les *étapes* suivantes sont à retenir. La taille mesure :

A la naissance.	50 centimètres.
A 4 mois.	62 —
A 12 —	70 —
A 24 —	80 —

Elle augmente donc de 12 cm. *pendant les 4 premiers mois*, de 8 cm. de *4 à 12 mois*, au total de 20 cm. pendant la première année. *Pendant la deuxième année*, l'accroissement n'est que de 10 cm., *pendant la troisième* de 8 cm.

Retenez donc que, pendant les trois premières années de la vie, *l'augmentation de la taille, comme celle du poids, est d'autant moins rapide que l'enfant augmente en âge.*

Il me reste à vous entretenir de la **surface cutanée**, indispensable à connaître pour évaluer les rations alimentaires des nourrissons. C'est en effet de l'étendue de cette dernière, d'après la *loi des surfaces* du Pr Richet, que dépend la déperdition de chaleur et, par suite, une grande partie des besoins alimentaires.

Divers procédés sont utilisés pour mesurer la surface cutanée. Je ne vous les expose pas, ni les formules qui permettent de la calculer d'après le poids, la taille ou le périmètre thoracique. Les évaluations diffèrent d'ailleurs avec les auteurs. Qu'il vous suffise de savoir que très approximativement, d'après les tables de MM. Michel et Perret, la surface pour des enfants de

3 kg. est de	20 dm^2
6 — —	30 —
9 — —	40 —
12 — —	50 —

Somme toute, *la surface augmente de 10 dm^2 environ pour chaque accroissement de poids de 3 kg.; elle ne s'accroît pas proportionnellement au poids.*

En réalité, à mesure que l'enfant pèse davantage, sa *surface spécifique* S/P, c'est-à-dire la surface correspondant à 1 kg. de son poids, diminue. Un simple calcul vous le prouve; cette surface spécifique est, en chiffres ronds, pour des enfants de

3 kg.	$\frac{20}{3} = 6$ dm² 6
6 —	$\frac{30}{6} = 5$ — 0
9 —	$\frac{40}{9} = 4$ — 4
12 —	$\frac{50}{12} = 4$ — 1

Ce graphique (fig. 4) représente très nettement la courbe des surfaces spécifiques et vous fait comprendre que, *par rapport à l'unité de poids, l'enfant rayonne d'autant moins de chaleur qu'il pèse davantage*. C'est là une notion capitale au point de vue de l'alimentation du nourrisson.

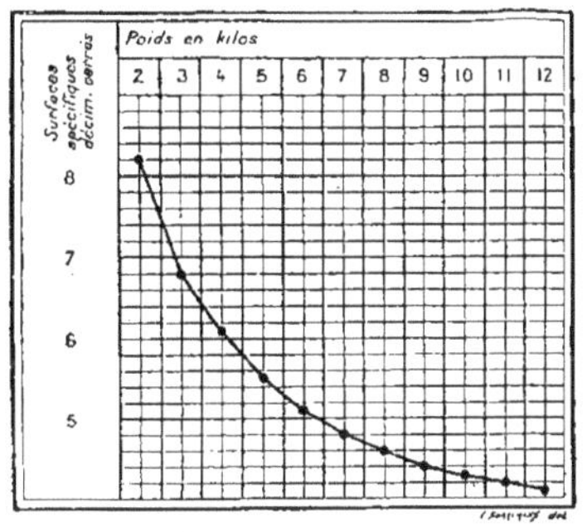

Fig. 4. — Surfaces spécifiques de la naissance à deux ans.

Si, au lieu de considérer l'enfant né à terme, on envisage le **prématuré**, voici, en deux mots, les principales particularités observées.

Le *poids de naissance* est approximativement en rapport avec l'âge de la grossesse. Il est en moyenne le suivant :

A 6 mois.	1 000	grammes
A 7 —	1 500 à 1 700	—
A 7 — 1/2	1 900	—
A 8 —	2 100 à 2 200	—

Après la naissance, le poids ne diminue pas proportionnellement plus que celui de l'enfant normal, d'après M. Potel, mais il reste plus longtemps stationnaire et augmente plus lentement; le poids de naissance n'est guère regagné avant une quinzaine de jours.

Dans les premiers mois l'accroissement est rapide : le poids de naissance est dépassé d'un tiers à un mois, doublé du troisième au cinquième mois.

La *surface cutanée* est la suivante, d'après MM. Michel et Perret :

Poids.	Surface.	Surface spécifique.
—	—	—
1 500 grammes	13 dm² 12	8 dm² 75
2 000 —	16 —	8 — 2
2 500 —	18 — 25	7 — 3

La surface spécifique du prématuré est donc plus grande que celle de l'enfant né à terme; aussi, par rapport à l'unité de poids, le premier rayonne plus de chaleur que le second.

* * *

En résumé, un phénomène domine la physiologie du nourrisson : la *croissance*. Celle-ci se fait d'une façon continue, mais inégale. Tout médecin qui doit diriger l'alimentation d'un nourrisson doit avoir ses modalités présentes à l'esprit.

1° De la naissance à deux ans, l'*augmentation du poids et de la taille* est d'autant moins rapide que l'enfant est plus âgé : les *besoins de croissance* diminuent donc avec l'âge; ils sont moindres pour un enfant de six mois que pour un enfant d'un mois.

2° De la naissance à deux ans, la *surface cutanée*

n'augmente pas proportionnellement au poids et les surfaces spécifiques diminuent de valeur à mesure que le poids de l'enfant augmente : les *besoins d'entretien*, tout en augmentant avec l'âge, sont donc relativement moindres, par rapport à l'unité de poids, à mesure que l'enfant pèse davantage; pour 1 kg. de substance corporelle, ils sont moins grands quand l'enfant pèse 9 kg. que quand il pesait 3 kg.

Les *prématurés* sont remarquables par la grandeur de leur surface spécifique, qui entraîne des besoins d'entretien particulièrement élevés.

3° La *ration alimentaire totale*, qui comprend la *ration de croissance* et la *ration d'entretien*, *ne doit pas augmenter proportionnellement à l'âge et au poids.*

DEUXIÈME CONFÉRENCE

ALLAITEMENT NATUREL. LE LAIT DE FEMME

Les ORGANES DIGESTIFS DU NOURRISSON : bouche, estomac, intestin, sécrétion pancréatique, bile. — *Période d'allaitement* : allaitement naturel par la mère ou par une nourrice mercenaire; allaitement artificiel; allaitement mixte. *Période de l'ablactation* ou *du sevrage*.

LE LAIT DE FEMME. — Les *glandes mammaires* pendant la grossesse. *Colostrum* : examen microscopique, oxydases. — *Montée du lait* : modifications des éléments microscopiques, oxydases. — *Composition chimique du lait;* variations suivant les phases de la traite, le moment de la journée, le volume des seins. Prélèvement de l'échantillon à examiner. Lactose. Beurre. Matières albuminoïdes : caséine, lactalbumine, lactoglobuline. Matières extractives : lécithines, nucléines, etc. Sels minéraux. — *Ferments solubles*. — *Valeur énergétique*.

CONCLUSIONS.

La croissance rapide du nourrisson et l'étendue de sa surface cutanée entraînent, surtout pendant les premiers mois, un besoin important d'aliments. Pour ne prendre qu'un exemple, songez qu'un bébé d'un mois et demi, pesant environ 4 kg., doit prendre au moins 400 cm.^{3} de lait de vache pur; or, pour un adulte de 60 kg., une quantité équivalente par rapport à son poids serait d'à peu près 6 litres.

Pour réaliser une alimentation aussi forte, il faut tenir compte des conditions spéciales dans lesquelles se trouvent, pendant les premiers mois de la vie, les organes digestifs au point de vue de leur structure et de leur fonctionnement.

La BOUCHE est dépourvue de *dents* jusqu'à six ou sept mois, moment où apparaissent les incisives médianes inférieures. Dès lors elles se montrent dans l'ordre

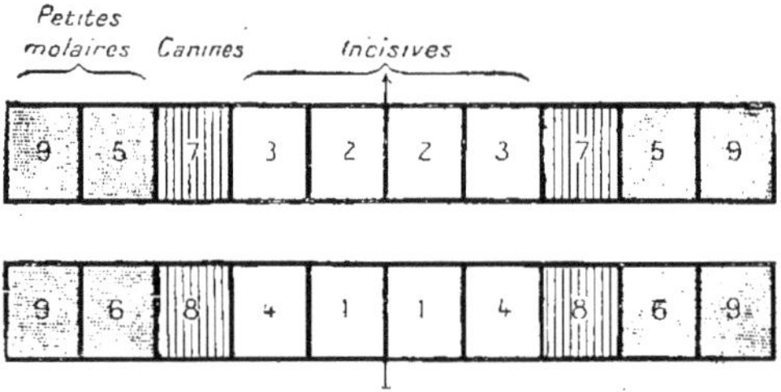

Fig. 5. — Ordre d'éruption des dents de la première dentition.

indiqué sur la figure (fig. 5), chaque groupe mettant environ six mois à se développer :

8 incisives.	6 à 12	mois.
4 premières petites molaires. . .	12 à 18	—
4 canines	18 à 24	—
4 deuxièmes petites molaires. . .	24 à 30	—

Jusqu'à l'apparition des dents, les *muscles* des lèvres, des joues et de la langue, qui jouent un grand rôle dans la succion, sont seuls bien développés, tandis que les muscles de la mastication restent faibles; ceux-ci prennent ensuite une importance de plus en plus grande.

Les *glandes salivaires* ne sécrètent au début qu'une salive peu abondante et peu active; à partir du troisième ou quatrième mois, la salive est abondante et l'enfant bave; à ce moment, le pouvoir saccharifiant augmente. D'après M. Allaria, la quantité de salive sécrétée pendant un repas atteint le dixième, le cinquième et même plus de l'aliment ingéré. Or, mélangée au lait *in vitro* dans ces proportions, la salive retarde la coagulation par la présure et rend le coagulum moins cohérent. La digestion du lait, celle du lait de vache surtout, se trouve donc facilitée par la salivation.

L'ESTOMAC n'a qu'une faible capacité. Ses *tuniques musculeuse* et *muqueuse* n'acquièrent leur complet développement que vers la fin de la première année. Le *suc gastrique* présente des particularités intéressantes, dont la principale est la présence de la *présure, ferment-lab* ou *pexine*, qui coagule la caséine en milieu neutre ou légèrement alcalin.

L'INTESTIN, par contre, est proportionnellement plus long que chez l'adulte; si sa *tunique musculeuse* est relativement peu épaisse, sa *muqueuse* a une structure assez parfaite, et le *suc intestinal* est riche en divers ferments. C'est dans sa cavité que se passent les actes les plus importants de la digestion, sous l'influence de ce suc et de la sécrétion du pancréas.

La SÉCRÉTION PANCRÉATIQUE est incomplète, puisque, tout en tenant compte des opinions contradictoires, il semble que l'*amylase*, ferment qui saccharifie l'amidon, manque ou soit peu active pendant les six premiers mois.

La SÉCRÉTION BILIAIRE est au contraire bien développée : elle est riche en *bilirubine* et en *biliverdine*.

Point n'est besoin d'entrer dans de plus amples détails, pour démontrer que, chez le nourrisson, l'alimentation doit être liquide et dépourvue de substances amylacées; que, pendant les premiers mois, l'aliment physiologique est le lait; que les farines ne sont en général pas bien digérées avant le huitième ou le neuvième mois; qu'une alimentation plus variée, demi-liquide d'abord, plus solide ensuite, n'est admise que dans le courant de la deuxième et de la troisième année. L'observation séculaire a depuis longtemps appris ces faits aux mères et aux médecins; l'ignorance, malheureusement encore trop commune, les fait seule méconnaître et vous aurez souvent l'occasion de lutter contre des habitudes déplorables.

Il y a donc à considérer dans l'alimentation des nourrissons *deux périodes* : 1° la période où le lait est le seul aliment convenable, qui va de la naissance jusque vers huit mois : c'est la *période d'allaitement*; 2° la période, qui lui fait suite, pendant laquelle on associe et on substitue progressivement au lait d'autres aliments : c'est la *période de l'ablactation* ou *du sevrage*.

Quand l'enfant est nourri au sein, l'allaitement est *naturel*; celui-ci peut être *maternel* ou réalisé par une *nourrice mercenaire*.

Quand il est nourri avec un autre lait que le lait de femme, il est soumis à l'*allaitement artificiel*.

Quand il prend à la fois du lait de femme et un autre lait, il est à l'*allaitement mixte*.

J'étudierai tout d'abord l'allaitement naturel.

*
* *

Toutes les fois que l'on aborde une question d'hygiène alimentaire, la première étude à faire est celle des aliments. Je dois donc vous dire tout d'abord ce qu'est le **lait de femme**, et, pour cela, entrer dans le domaine de la chimie; notre incursion y sera aussi courte que possible.

Le lait est le *produit de sécrétion des glandes mammaires après la parturition*. Il ne saurait être question de la sécrétion qui se produit chez le nouveau-né du cinquième au huitième jour; chez les garçons et les filles au moment de la puberté; ou, dans des circonstances exceptionnelles, chez des femmes non fécondées et même chez des hommes.

On a signalé une certaine corrélation entre la sécrétion lactée du nouveau-né et celle de la mère; pour M. Bash (de Prague), si elle est intense et durable chez l'un, elle le sera également chez l'autre, mais le contraire ne permet aucune conclusion.

Dès la fécondation, les glandes mammaires entrent en activité. Les seins deviennent gros et lourds; la circulation veineuse sous-cutanée est plus apparente; les aréoles se pigmentent; les tubercules de Montgommery, orifices des glandes sébacées, sont plus saillants; les mamelons s'hypertrophient. Vous savez l'importance de ces modifications pour le diagnostic précoce de la grossesse; elles ont aussi leur valeur pour le pronostic de l'allaitement; toutefois leur absence ou leur peu d'importance n'implique pas que la mère sera une mauvaise nourrice.

A partir du troisième ou du quatrième mois de la grossesse, se produit la sécrétion du **colostrum**. C'est un

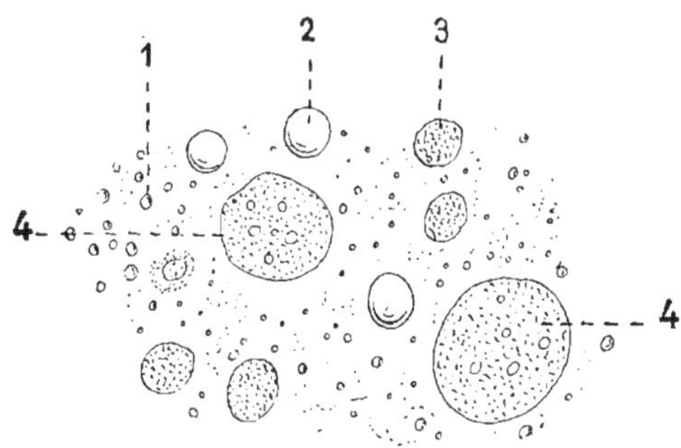

Fig. 6. — Préparation microscopique de colostrum à l'état frais. 1, 2, globules gras; 3, leucocytes; 4, corpuscules du colostrum.

liquide épais, visqueux, blanc jaunâtre, de densité élevée, plus riche en azote et en sels que le lait, plus pauvre en lactose et en beurre. Il se modifie progressivement au cours de la grossesse : le beurre et le lactose augmentent; la caséine apparaît au voisinage de l'accouchement.

Des caractères intéressants sont fournis par l'*étude microscopique* du colostrum. Elle se fait à l'état frais (fig. 6 et 8 A) et sur des préparations fixées par l'alcool-éther pendant plusieurs heures, puis colorées par l'hématéine-éosine (fig. 7). On voit des *globules gras*, qui sont les

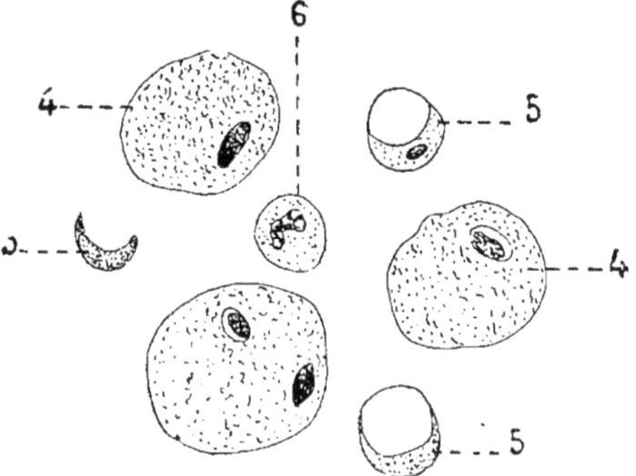

Fig. 7. — Préparation microscopique de colostrum, fixée par l'alcool-éther. — 4, corpuscules du colostrum; 5, corps nucléaires en croissant; 6, leucocytes.

uns analogues à ceux du lait, les autres petits et agglutinés, et qui sont entourés ou non d'une collerette protoplasmique; des *corpuscules du colostrum* ou *corps granuleux* de Donné, volumineux, formés d'un ou de plusieurs noyaux et d'un protoplasma granuleux contenant des granulations graisseuses, qui pour les uns sont des cellules de l'épithélium mammaire, pour les autres des leucocytes; des *corps nucléaires en croissant* provenant de la désintégration des éléments précédents; des *leucocytes*, lymphocytes, mononucléaires et polynucléaires neutrophiles, assez souvent en état de chromatolyse et plus ou moins chargés de granulations graisseuses.

Le colostrum contient une *oxydase* signalée par M. Dupouy et par M. Raudnitz. Elle rentre dans le groupe des ferments oxydants indirects, des anaéro-xydases. On la met en évidence de la façon suivante :

A 2 cm^3 de lait placés dans un tube à essai on ajoute une quantité égale d'eau gaïacolée à 1 p. 100, et, sans agiter le mélange, on laisse tomber 5 ou 6 gouttes d'eau oxygénée à 12 volumes. Immédiatement, ou en deux minutes au plus, apparaît une coloration rouge brique, qui se diffuse dans tout le liquide.

Pour MM. Bordas et Touplain, il ne s'agirait pas d'une fermentation, mais de la décomposition de l'eau oxygénée par le caséinate de chaux; l'oxygène est mis en liberté et oxyde le gaïacol.

Sans prendre partie dans la discussion, retenez cette réaction; je vous en reparlerai dans un instant.

Je ne puis entrer, malgré leur intérêt, dans tous les détails que comporte l'étude du colostrum. Il convient de se rappeler les notions précédentes, car, au cours de l'allaitement, le lait peut reprendre le caractère colostral, sous des influences diverses, comme une grossesse intercurrente.

Dans les jours qui suivent l'accouchement se produit la montée du lait. Elle a lieu en général le deuxième ou le troisième jour chez les multipares, du quatrième au sixième jour chez les primipares, quelquefois même plus tardivement. Les seins deviennent plus durs, plus pesants, douloureux; les lobules glandulaires plus gros. Parfois il existe de la fièvre; mais cette *fièvre de lait* est en général l'indice d'un certain degré d'infection puerpérale.

Si la femme allaite, *le colostrum ne tarde pas à faire place au lait*. Il devient plus fluide et moins dense; les matières azotées diminuent et tendent à être constituées principalement par la caséine; les sels diminuent également, tandis que le lactose et le beurre augmentent; les éléments cellulaires disparaissent vers le cinquième ou le sixième jour. Toutefois ce n'est guère qu'à partir du quinzième jour que la composition chimique devient celle du lait véritable.

L'*examen microscopique* de la sécrétion mammaire, pendant la période où le colostrum se transforme en lait, fournit des renseignements intéressants. Il doit porter sur le culot de centrifugation. Pour MM. Weill et Thévenet, il se produit, au moment de la montée du lait, une véritable invasion de *polynucléaires*, qui atteignent la proportion de 50 à 70 p. 100 et sont d'autant plus nombreux que la montée est plus forte. La poussée polynucléaire dure trente-six ou quarante-huit heures, puis diminue. Au quatrième ou au cinquième jour, il n'y a plus guère que des lymphocytes ou des mononucléaires chargés de graisse; ceux-ci disparaissent rapidement si la femme allaite, mais persistent jusqu'à l'arrêt de la sécrétion dans le cas contraire; ils jouent alors, comme l'ont montré MM. Wallich et Levaditi, le rôle d'agents de résorption. Il existe, d'après MM. Weill et Péhu, un véritable *cyto-pronostic* de la lactation : une polynucléose marquée signifie une montée de lait intense; une proportion relativement élevée des mononucléaires fait prévoir une sécrétion minime et une lactation médiocre. D'après le Pr Marfan, la persistance des polynucléaires après le quatrième jour du post-partum indique sûrement une infection de la mamelle, galactophorite ou lymphangite.

Deux mots au sujet de *l'oxydase*. M. Dupouy et M. Raudnitz ont constaté son absence ou son peu d'activité dans le lait de femme. MM. Marfan et Gillet ont observé que sa disparition a lieu du sixième au douzième jour après l'accouchement et coïncide avec celle des polynucléaires; que sa persistance doit faire craindre une suppuration ; qu'au cours de la lactation sa réapparition indique un fait anormal et marche de pair avec celle des polynucléaires.

En réalité, d'après M. Cassin et M. Chabert, le lait fournit normalement avec le gaïacol et l'eau oxygénée une réaction, qui consiste en un disque orangé apparaissant à l'union des tiers supérieur et moyen du mélange, le reste du liquide gardant sa couleur primitive. Cette réaction est, en général, l'indice d'une bonne lactation; son absence correspond vraisemblablement à une insuffisance de la nourrice. Certains laits donnent une réaction colostrale rouge : elle est liée soit à l'interruption de l'allaitement, soit à des tétées vidant incomplètement le sein, soit enfin à une infection locale aiguë ou à une maladie chronique, tuberculose ou syphilis; on trouve alors des polynucléaires. La recherche de l'oxydase pourrait présenter un certain intérêt pratique.

Je dois dire toutefois que, pour le Pr Morquio, la réaction au gaïac apparaît souvent sans cause appréciable et ne permet de tirer aucune conclusion.

Le **lait de femme** est un liquide opalin, blanchâtre, d'odeur presque nulle, de saveur douce et sucrée. C'est une émulsion de gouttelettes de graisse dans de l'eau tenant en solution des matières albuminoïdes, du lactose, des sels. Sa réaction est alcaline au tournesol, acide à la phénolphtaléine; son acidité correspond à 1 g. 20 d'acide phosphorique par litre. Sa densité varie de 1 027 à 1 034 et est en général de 1 032. Son point de congélation $\Delta = -0°60$. Son point d'ébullition est $+101°$.

Il donne avec l'ammoniaque une réaction colorante qui lui est propre : c'est la *réaction d'Umikoff*. On mélange 4 cm³ de lait et 2 cm³ d'ammoniaque à 1/10e; après un séjour de vingt minutes au bain-marie à 60°, le mélange prend une teinte violacée caractéristique. Avec le lait de vache, il ne se produit qu'une légère teinte jaunâtre.

La *quantité de lait secrétée* est très variable. Une bonne nourrice en donne facilement 800, 1 000 ou 1 200 g. par vingt-quatre heures; cette quantité peut même s'élever à 2 ou 3 litres. Sur 163 nourrices de l'*Asile des Enfants Trouvés et des Orphelins* de Montevideo, observées par le Pr Morquio, 53 ont fourni une quantité moyenne journalière de 1 400 à 1 600 g.

La COMPOSITION CHIMIQUE moyenne du lait de femme est diversement rapportée par les auteurs. Voici celle que donnent MM. Michel et Perret (1896) et M. Lassablière (1908). Les analyses de Michel et Perret ont été faites avec des laits âgés d'un mois à douze mois.

	Michel et Perret.	Lassablière.
Densité	1 032,5	1 032,2
Eau	908 g. 70 par litre	»
Extrait sec	123 — 80	125 g. 50
Beurre	34 — 68	33 — 70
Lactose anhydre	69 — 84	70 —
Azote total	1 — 84	»
Caséine et albumines	12 — 35	14 — 50
Sels	1 — 90	2 — 19
Matières extractives indéterminées	5 — 03	»

Ces chiffres vous permettront de lire et d'interpréter les analyses de lait que vous aurez l'occasion de demander.

Ils sont assez faciles à retenir, au point de vue pratique, si on tient compte qu'ils ne sont pas absolus : souvenez-vous des 70 g. de lactose; le beurre est en quantité moitié moindre (35 g.), la caséine et les albumines sont en quantité cinq fois moindre (14 g.).

Toutefois ne croyez pas que tous les laits comportent cette composition chimique moyenne. Il y a d'excellents laits dont la composition est sensiblement différente : les matières protéiques peuvent varier de 10 à 20 g., le beurre de 30 à 50 g., le lactose, qui est le plus fixe, de 65 à 70 g. Des influences nombreuses interviennent pour la modifier : je vous les signalerai chemin faisant.

Pour le moment, je ne retiens que celle exercée par l'*époque de la lactation*. D'une façon générale, les *laits jeunes* diffèrent des *laits âgés* par un extrait sec un peu plus abondant, par une teneur plus forte en matières azotées, en matières minérales et en matières extractives indéterminées, par une teneur plus faible en beurre et en lactose. Les variations de l'azote totale sont intéressantes à mentionner; voici comment elles se comportent d'après Camerer et Soldner, Michel et Perret :

Age du lait.	Azote total par litre
15 à 20 jours	2 g. 37
20 — 40 —	2 — 10
40 — 60 —	1 — 93
60 — 140 —	1 — 77
140 — 170 —	1 — 64
Au delà de 170 —	1 — 60

Un point qu'il importe de préciser, quand on demande une analyse de lait de femme, c'est le prélèvement de l'échantillon. Il existe en effet des différences importantes de composition en rapport avec l'*abondance de la sécrétion*, avec les *phases de la tétée*, avec le *moment de la journée* et avec l'*inégalité de volume des seins*.

Plus la *quantité de lait* fournie est grande, moins sa teneur en beurre est élevée.

Le *lait du commencement de la tétée* contient une quantité beaucoup moins forte de beurre que celui de la fin; elle est en général environ moitié moindre. Par contre le lactose, la caséine et les sels diffèrent peu et dans un sens variable.

Le *lait du matin* est plus riche en beurre que celui du soir, pour MM. Plauchu et Robert Rendu. D'après d'autres, le lait du milieu de la journée renferme plus de beurre et de caséine. Pour MM. Barbier et Mascré, dans les laits âgés, mais non pas dans les laits jeunes, la teneur en sels minéraux s'élève à la fin de la journée.

Quand les seins ont un volume inégal, le lait fourni par le plus petit contient plus de beurre, dans des proportions parfois considérables, un peu plus de caséine et un peu moins de lactose, ainsi qu'il résulte des recherches de MM. Variot et Lassablière. Or, l'asymétrie est assez fréquente, puisque les seins ne sont égaux que 28 fois sur 100; elle existe déjà chez la jeune fille, d'après les constatations de Mme Edwards-Pilliet. Dans la moitié des cas le sein gauche est prédominant. Quelquefois, au contraire, l'hypertrophie siège à droite : cela tient, d'après M. Variot, à l'habitude de donner plus souvent le sein droit que le gauche, parce que le berceau est placé à droite du lit ou parce que la femme est gauchère.

Pour quelques auteurs, pour M. Richer notamment, l'asymétrie est particulièrement fréquente chez les femmes tuberculeuses, et, pour M. Keim, elle est liée à un trouble du développement des plans ostéo-musculaires sous-jacents.

L'*échantillon à analyser* doit donc être un échantillon moyen. Le mieux sera de recueillir à trois tétées, le matin, au milieu de la journée et le soir, du lait au commencement et à la fin de la traite, et chaque fois aux deux seins. Il suffit d'obtenir à chaque prise une cuiller à café de lait, ce qui donnera au moins 60 cm^3 de lait, quantité minima nécessaire.

Quant aux méthodes employées pour le dosage des diverses substances, je vous en parlerai à propos du lait de vache.

Passons maintenant en revue les PRINCIPAUX ÉLÉMENTS CONSTITUTIFS du lait de femme.

Le *lactose* ou *sucre de lait* est un bihexose, sucre isomère du saccharose ou sucre de canne et du maltose ou sucre de malt. Par l'action combinée des acides étendus et de la chaleur, il se dédouble en glucose et galactose :

$$\underset{\text{lactose}}{C^{12}H^{22}O^{11}} + H^2O = \underset{\text{glucose}}{C^6H^{12}O^6} + \underset{\text{galactose}}{C^6H^{12}O^6}.$$

Il subit le même dédoublement au niveau de l'intestin grêle sous l'influence de la *lactase* de Portier; c'est un ferment endocellulaire, qui, d'après M. Porcher, agit sur le sucre pendant son passage à travers la muqueuse.

Les ferments lactiques le transforment, après production du dédoublement précédent, en *acide lactique* :

$$\underset{\text{glucose}}{C^6H^{12}O^6} + \underset{\text{galactose}}{C^6H^{12}O^6} = \underset{\text{acide lactique}}{4(C^3H^6O^3)}.$$

Il réduit la liqueur cupro-potassique de Fehling en donnant un précipité rouge d'oxydule de cuivre. On utilise cette propriété pour son dosage.

Il dévie à droite la lumière polarisée. Mais le lait de

femme contient, d'après Denigès, une substance indéterminée lévogyre, qui fausse les résultats du dosage par le saccharimètre.

Le lactose du lait de femme est identique à celui des autres espèces animales, comme l'ont montré Denigès et

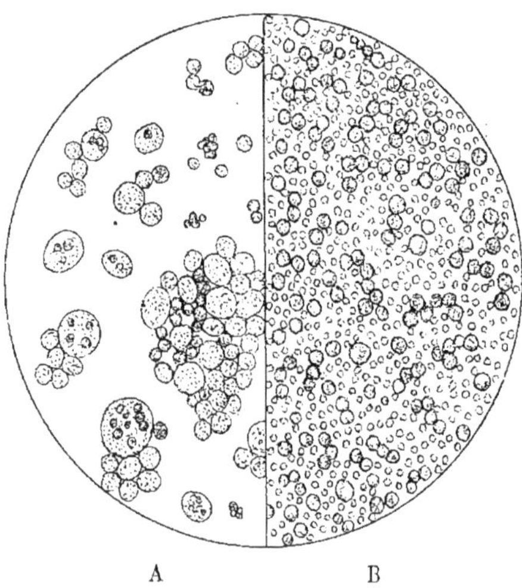

Fig. 8. — Préparations microscopiques : A, de colostrum; B, de lait de femme.

M. Porcher, contrairement à l'opinion de Béchamp.

Le *beurre* est la matière grasse du lait.

A l'examen microscopique du lait, il constitue les *globules gras* (fig. 8 B). Ce sont des corpuscules arrondis, à contours nets, très réfringents. Leur diamètre très inégal varie de 2 à 20 μ; c'est le lait de femme qui renferme les plus gros globules. Souvent, à leur périphérie, ils portent des débris du protoplasma de l'épithélium mammaire, étudiés par Heidenhain, sous forme de boules ou de croissants; on les colore dans le lait frais avec le thionine phéniqué ou avec une solution aqueuse de bleu de méthylène.

Par le repos, les globules gras montent à la surface et forment la *crème*.

Le beurre du lait de femme fond à + 30°. Il est formé d'éthers de la glycérine, c'est-à-dire d'une combinaison de glycérine et d'acides gras : acides oléique et palmitique en proportions égales, acides stéarique et butyrique en quantités beaucoup moindres. Sa composition chimique diffère de celle du beurre du lait de vache.

Les *matières albuminoïdes* sont constituées, d'après l'opinion classique, par la *caséine*, qui en forme les trois quarts, par la *lactalbumine* et la *lactoglobuline*, qui forment le dernier quart; toutefois, pour Duclaux, la caséine est la seule albumine du lait.

La *caséine* est une albumine caractéristique du lait, que la chaleur ne coagule pas; elle n'est pas dissoute, mais en suspension. C'est un composé d'albumine et de sels, carbonates, chlorures, phosphates, ce qui explique les relations quantitatives qui existent dans un lait entre la caséine et les sels. Elle se précipite, quand la combinaison se décompose par l'action des acides dilués ou par celle de la *présure*. La caséine du lait de femme n'est coagulée par la présure que d'une façon lente et incomplète; le coagulum est en très fins flocons, qui se redissolvent en moins d'une demi-heure. Nous verrons qu'il en est tout autrement avec le lait de vache; Dogiel attribue cette différence à la faible teneur du lait de femme en sels minéraux.

La *lactalbumine* et la *lactoglobuline* sont des albumines solubles, qui ont dans le lait les caractères habituels de ces dernières; elles se coagulent par la chaleur.

Les albumines ne sont pas les seuls éléments azotés du lait. L'*azote total* comprend, environ dans la proportion de 6 p. 100, des *matières extractives*. Ce sont :

des *lécithines* (graisses azotées et phosphorées ou lipoïdes) : 1 g. 70 à 1 g. 83 par litre ;

des *nucléones* (acide phosphocarnique ou phosphocréatique) : 1 g. 24 par litre;

de la *cholestérine* : 0 g. 30 par litre;

de l'*urée*, de la *créatine*, de l'*hypoxanthine*, etc.

Les premières de ces substances sont particulièrement intéressantes, à cause de leur teneur en phosphore; les lécithines constituent 35 p. 100 et les nucléones 41 p. 100 du phosphore total.

Les *sels minéraux* sont nombreux. On les trouve dans les proportions suivantes, d'après Blauberg :

Potasse K^2O	0 g. 69	par litre.
Soude Na^2O	0 — 05	—
Chaux CaO.	0 — 39	—
Magnésie MgO	0 — 06	—
Oxyde de fer Fe^2O^3	0 — 02	—
Chlore Cl^2	0 — 29	—
Acide sulfurique SO^3	0 — 14	—
Acide phosphorique P^2O^5 . . .	0 — 29	—
Sels insolubles.	0 — 03	—

Le lait contient donc, en quantités décroissantes, de la potasse, de la chaux, de la magnésie, de la soude. Ces bases sont unies aux acides phosphorique, sulfurique, citrique, au chlore, sous forme de phosphates, de sulfates, de citrates, de chlorures.

Le *phosphate tribasique de chaux* est le principal de ces sels. Il est en partie dissout à l'état colloïdal, en partie en suspension sous forme de très fines granulations qui apparaissent quand le lait vieillit. Comme il est insoluble dans l'eau, sa solubilité est due à la présence du lactose et des citrates alcalins. Le lait contient en effet, d'après Vaudin, 1 g. à 1 g. 50 d'*acide citrique* par litre. Le phosphate de chaux ne constitue d'ailleurs qu'une partie du phosphore du lait; une partie importante de celui-ci est, comme je viens de le dire, sous forme de combinaisons, dans les lécithines et les nucléones.

A côté des substances chimiques, il faut signaler la présence dans le lait de femme de FERMENTS SOLUBLES : oxydase, dont j'ai déjà parlé, pepsine et trypsine, amylase, lipase ou mieux monobutyrinase, ferment glycolytique, thrombase, ferment dédoublant le salol, etc. On y décèle encore une alexine bactériolytique, une alexine hémolytique, une isoagglutinine pour les globules rouges humains. Je ne fais que signaler ces diverses propriétés biologiques; j'en reparlerai en comparant l'allaitement naturel et l'allaitement artificiel.

Pour terminer cette étude du lait de femme, il me reste à vous dire que sa VALEUR ÉNERGÉTIQUE, c'est-à-dire la chaleur dégagée par sa combustion, est, en chiffres ronds, de 700 *calories brutes* par litre; il s'agit de grandes calories, correspondant à la quantité de chaleur nécessaire pour élever de 1° C. la température d'un kilogramme d'eau distillée.

Les calories produites se décomposent ainsi, d'après MM. Michel et Perret :

Beurre	34,68 × 9,25 = 320 cal. 79
Lactose	69,84 × 3,96 = 276 — 56
Reste azoté (albumine + matières extractives)	17,38 × 5,83 = 101 — 32
	698 cal. 67

Mais, comme l'absorption intestinale n'est pas totale et la combustion dans l'organisme n'est pas complète, le lait de femme n'est utilisé que dans la proportion de

95,5 p. 100 ; aussi un litre ne fournit que 667,32 *calories utiles* pour l'organisme, 670 en chiffres ronds.

Enfin comme on calcule en poids les rations de lait, un lait de densité 1 032 fournit, pour 1 000 g., 646 calories utiles.

* * *

En résumé :

1° Le nourrisson, surtout pendant les premiers mois, a un *besoin important d'aliments* pour subvenir à sa croissance et à son entretien. Ses organes digestifs, encore imparfaits, n'admettent qu'un aliment physiologique, le lait : il lui est fourni par l'allaitement naturel, artificiel ou mixte.

2° Depuis le troisième ou le quatrième mois de la grossesse jusqu'à l'accouchement, les glandes mammaires sécrètent le *colostrum*. Vers le quinzième jour du post-partum, la *sécrétion lactée* est définitivement constituée. Le *lait de femme* est riche en lactose ; il contient environ moitié moins de beurre et cinq fois moins de caséine que de lactose ; il renferme une quantité très notable de lécithines et de nucléones, substances phosphorées, et, en outre, des sels minéraux et des ferments solubles. C'est donc un aliment très complexe, et, nous le verrons, très bien adapté aux besoins du nourrisson.

TROISIÈME CONFÉRENCE

TECHNIQUE DE L'ALLAITEMENT NATUREL

Opinions diverses sur les rations de lait et le nombre des tétées. Données générales relatives à un enfant type nourri avec un lait moyen.

BESOINS DE L'ORGANISME DU NOURRISSON. — *Besoin calorique d'entretien* : quantités de calories rayonnées par la surface cutanée totale, par la surface spécifique. *Besoin de calories pour l'accroissement* des tissus. *Besoin d'éléments déterminés.*

RATIONS DE LAIT DE FEMME. — Calcul d'après le *poids*, d'après la *taille*, d'après l'*âge* de l'enfant. Méthode du tâtonnement. — Rations du *prématuré*. — Rations du *nouveau-né*.

NOMBRE DES TÉTÉES. — Capacité de l'estomac. Durée de la digestion gastrique. — Intervalles des tétées.

TECHNIQUE DE LA TÉTÉE. — Pesée des tétées. Première tétée. Position de la nourrice. Durée des tétées. Physiologie de l'acte de téter : succion, déglutition.

CONCLUSIONS.

Si on ouvre les ouvrages qui traitent de l'allaitement, on est frappé par les divergences qui existent entre les auteurs sur le nombre des tétées et sur les quantités de lait qu'il convient d'autoriser. Elles se rencontrent non seulement dans les livres d'époques différentes, mais encore dans ceux qui sont contemporains. Comme, sans aucun doute, chaque auteur préconise les règles qui, dans sa pratique, lui ont donné de bons résultats pour l'élevage des nourrissons, on serait tenté d'en conclure à l'absence de toute règle véritable. Ce serait évidemment exagéré. Il existe des données générales qui doivent guider le médecin ; mais ces données n'ont rien d'absolu et nous verrons, chemin faisant, les tempéraments qu'il convient de leur apporter.

*
* *

Pour fixer vos idées, je prendrai comme exemple l'*enfant type*, dont je vous ai décrit le développement dans ma première leçon.

Je ne m'occuperai pour le moment ni du nouveau-né, car, pendant la première semaine, l'enfant présente diverses particularités physiologiques, ni de l'enfant âgé de plus de neuf mois, car, passé cet âge, l'alimentation ne doit plus être exclusivement lactée, ni du prématuré, qui, nous l'avons vu, a des besoins spéciaux.

Le but est de fournir à l'enfant une nourriture aussi adéquate que possible à ses besoins.

Les besoins de l'organisme du nourrisson, vous ai-je déjà dit, correspondent à son *entretien* et à sa *croissance*; il existe un *besoin calorique* et un *besoin de substances déterminées*.

Le BESOIN CALORIQUE se mesure par la *calorimétrie directe*, à l'aide de calorimètres, ou par la *calorimétrie indirecte*, en calculant la quantité de chaleur fournie par les aliments ingérés. D'intéressantes recherches ont été poursuivies chez les nourrissons avec ces deux méthodes : je ne puis vous les exposer et je me bornerai à vous relater sommairement les faits qu'elles ont établis.

Le *besoin calorique d'entretien* est sous la dépendance du travail des organes digestifs, circulatoires, respiratoires, de la vaporisation de l'eau exhalée par les poumons, et surtout de la déperdition de chaleur par rayonnement de la surface cutanée. Ce dernier facteur est le plus important, car il comprend les 4/5 de la chaleur dégagée par l'organisme. Dans la pratique, c'est le seul dont on tienne compte, et le professeur Ch. Richet a montré, dans sa *loi des surfaces*, que la *perte de chaleur est proportionnelle à l'étendue de la surface cutanée.*

La *quantité de calories* (il s'agit de grandes calories), que dégage en vingt-quatre heures un nourrisson, par décimètre carré de surface cutanée, est diversement appréciée. En chiffres ronds, elle est, pour MM. Camerer, Johanessen et Wang, Lambling, Feer, Michel et Perret, de 16 à 16,5; pour MM. Rübner et Maurel de 13; pour MM. Richet et Lesné de 9. Le chiffre moyen de 15 calories, admis par MM. Michel et Perret, peut donc être adopté.

Il est facile de savoir le nombre de calories dégagées par un nourrisson, dont on connaît la surface cutanée. Rappelez-vous les quelques mensurations que je vous ai données; en chiffres ronds, la *quantité totale de calories dégagées en vingt-quatre heures* par des enfants de

3 kg.,	ayant une surface de	20 dm²,	est de	20 × 15 = 300 cal.
6 —	(4 mois) —	30	—	30 × 15 = 450 —
9 —	(12 —) —	40	—	40 × 15 = 600 —

Par suite, très approximativement, la *surface spécifique*, celle qui correspond à *1 kg. du corps*, dégage, pour les enfants de

3 kg. . . . . $\frac{300}{3} = 100$ cal.

6 — . . . . $\frac{450}{6} = 75$ —

9 — . . . . $\frac{600}{9} = 66$ —

En plus des calories d'entretien, il faut tenir compte, pour tout organisme en voie de développement, des *calories de croissance* représentant la *valeur énergétique des éléments constitutifs des tissus nouveaux.* Cette valeur énergétique, calculée d'après la composition chimique moyenne des tissus du nourrisson, est, pour 1 g. d'augmentation de poids, de 1 cal. 65 pour MM. Richet et Lesné, de 1 cal. 85 pour M. Michel, de 1 cal. 89 pour M. Camerer, de 2 cal. 22 pour M. Maurel, On peut admettre, avec M. Michel, comme valeur moyenne 1 cal. 9.

En se reportant au tableau de l'accroissement quotidien, il est facile de calculer que le nombre de calories correspondant à l'accroissement quotidien, atteint, en chiffres ronds,

De 0 à 4 mois, pour un accroissement de	25 g.,	= 25 × 1,9 =	47 cal. 5.
— 4 à 8 —	— 16 g. 6,	= 16,6 × 1,9 =	31 — 5.
— 8 à 12 —	— 8 g.,	= 8 × 1,9 =	15 — 2.

Le besoin calorique en rapport avec l'accroissement du nourrisson va donc en diminuant à mesure que l'enfant est plus âgé et pèse davantage. Il est approximativement 3 fois plus grand pendant les 4 premiers mois, pour les enfants de 3 à 6 kg., et 2 fois plus grand de 4 à 8 mois, pour les enfants de 6 à 8 kg., que de 8 à 12 mois, pour les enfants de 8 à 9 kg.

De l'exposé précédent, que je me suis efforcé de faire aussi schématique que possible, découlent très nettement les conclusions suivantes : 1° les *besoins caloriques de l'organisme augmentent avec l'âge et avec le poids*, mais *non pas proportionnellement à eux;* 2° par *rapport au kilogramme de poids du corps, ces besoins sont d'autant moins grands que l'enfant pèse davantage.* Cette double notion domine toute la pratique de l'allaitement.

Le besoin calorique n'est du reste pas le seul à considérer. L'organisme, pour son entretien et sa croissance, a BESOIN D'ÉLÉMENTS DÉTERMINÉS. Il lui faut une certaine quantité de graisses, d'hydrates de carbone, d'albumine, de sels minéraux, d'eau, et ces éléments doivent être dans une proportion convenable. Je n'essaierai pas d'entrer dans l'étude de ces faits, qui sont extrêmement complexes. Les recherches poursuivies à ce sujet ne conduisent d'ailleurs à aucune notion précise et utilisable pour la pratique.

*
* *

Si *l'enfant type*, dont je viens de vous entretenir, se trouvait dans des conditions d'existence immuable et était nourri par une femme fournissant le *lait moyen*, dont je vous ai donné la composition, on pourrait calculer théoriquement la quantité de ce lait qu'il conviendrait de lui faire prendre. Ce calcul a été fait et nous aurons à l'utiliser plus loin; son intérêt scientifique est grand, mais ses applications sont restreintes, car un tel enfant et un tel lait ne se rencontrent guère. Aussi, maintenant que vous connaissez les grands principes directeurs de l'allaitement, je vais, sans m'attarder, vous dire, comment, dans la pratique, on peut fixer les **rations de lait de femme** à donner aux nourrissons. Rappelez-vous seulement, si vous voulez, que le lait moyen fournit, pour 1 000 g., 646 calories utiles, et que, par suite, pour obtenir 100 calories, il faut en faire prendre 155 grammes.

On se base, pour établir la ration du nourrisson, soit sur son *poids*, soit sur son *âge*, soit sur sa *taille*. En principe, d'après ce que je viens de vous dire, une ration établie d'après l'*étendue de la surface cutanée* et l'*augmentation de poids* serait plus précise; mais les calculs sont trop compliqués, et, en réalité, la précision serait plus apparente que réelle.

Voyons d'abord les RATIONS D'APRÈS LE POIDS.

Diverses formules sont adoptées par les auteurs, qui conseillent de donner :

Marfan.	13-14 g. de lait pour 100 g. du poids du corps.			
Feer.	13	—	—	—
Maurel, Budin . .	10	—	—	—

Elles ont le défaut de ne pas tenir compte des besoins variables des nourrissons suivant que leur poids est plus ou moins élevé et leur âge plus ou moins avancé.

Plus appropriée à ces besoins est la règle établie par le Pr Heubner et confirmée par les observations de M. Variot. Ces auteurs prescrivent :

Pendant le 1er trimestre, $\frac{1}{6}$ du poids du corps.
— 2e — $\frac{1}{7}$ —
— 3e — $\frac{1}{8}$ —

Bien plus précise est la table dressée par MM. Michel et Perret; elle est basée sur le calcul des rations d'entretien et de croissance fournies par un lait maternel, c'est-à-dire par un lait dont la composition varie suivant la période de la lactation. Je ne vous la donne pas littéralement, mais je la simplifie pour permettre de retenir, sans un trop grand effort de mémoire, les rations correspondant à 100 g., du poids du corps. On fera prendre, dans les vingt-quatre heures :

					Lait.
Aux enfants de	3 kg	18 g. p. 100 du poids du corps		=	540 g.
—	4 —	16	— —	=	640
—	5 —	15	— —	=	750
—	6 — (4 mois).	14	— —	=	840
—	7 — (6 mois).	13	— —	=	910
—	8 — (8 mois).	12,5	— —	=	1 000
—	9 — (12 —).	12	— —	=	1 080

Cette règle est tout à fait conforme aux conclusions théoriques, que je viens de vous exposer, puisque, si les quantités totales de lait croissent à mesure que l'enfant se développe, les rations, rapportées à l'unité de poids du corps, sont d'autant plus faibles que le poids est plus élevé. Elle a l'avantage d'être facile à se rappeler. Enfin l'observation m'a montré bien des fois qu'appliquée avec les tempéraments qu'il convient elle rend de grands services dans la direction de l'allaitement naturel. D'ailleurs il ne faut pas passer brusquement d'une ration à la suivante, mais augmenter progressivement les quantités de lait par transitions insensibles.

Au lieu d'établir les rations de lait en fonction du poids de l'enfant, on peut les fixer en FONCTION DE SA TAILLE. De même, en effet, qu'il y a une relation entre le poids et la surface cutanée, de même il en existe une entre la taille et cette dernière. D'après MM. Variot et Lassablière, on obtient la quantité de lait à faire prendre au nourrisson en multipliant le nombre de centimètres de sa taille par 16, pendant les six premiers mois, par 15, pendant les six derniers mois de la première année.

Quant aux rations de lait établies uniquement d'APRÈS L'AGE de l'enfant, sans tenir compte ni du poids ni de la taille, elles sont assez arbitraires. Je ne vous mentionnerai pas toutes les opinions émises sur ce sujet. Voici seulement deux règles, qui sont assez pratiques, si on adopte cette méthode.

D'après M. E. Terrien, le nourrisson, du septième jour au trentième jour, doit prendre 560 g. de lait. Ensuite on augmente chaque mois la quantité de lait de 80 g. jusqu'à 5 mois; ultérieurement on modifie peu la ration.

Pour MM. Andérodias et Cruchet, l'enfant de 10 jours

doit prendre 500 g., de lait; puis, chaque mois, on ajoute 50 g. jusqu'à six mois, 25 g. ensuite.

Mais la lecture des tables dressées par ces auteurs montre des divergences importantes :

	E. Terrien.	Andérodias et Cruchet.
	—	—
7e-10e jour	560 g.	500 g.
1 mois	640	550
2 —	720	600
3 —	800	650
4 —	880	700
5 —	960	750
6 —	»	800
7 —	»	825
8 —	»	850
9 —	»	875

De telles différences prouvent, mieux que de longs discours, les défauts des rations fixées d'après l'âge des nourrissons. Il me paraît plus simple, et au moins aussi exact, quand on ignore le poids de l'enfant, de prescrire la quantité de lait qu'il prendrait s'il avait le poids moyen de son âge, en se rapportant au tableau que je vous ai présenté tout à l'heure. Il est toujours facile d'ailleurs d'apprécier à l'examen clinique, par l'aspect extérieur, l'état de la peau, l'embonpoint, si l'enfant est au-dessus ou au-dessous de la moyenne, et de se comporter en conséquence.

Voici, par exemple, un enfant de quatre mois. S'il est normal, il pèse environ 6 kg. et doit prendre approximativement 14 p. 100, soit 840 g.

Quelle que soit d'ailleurs la ligne de conduite adoptée, que vous teniez compte de l'âge, du poids ou de la taille, rappelez-vous que *tous ces chiffres n'ont aucune valeur absolue*, que ce sont uniquement des moyennes. Bien des facteurs interviennent qui doivent faire apporter des modifications dans les rations alimentaires, chez les nourrissons aussi bien qu'aux autres périodes de la vie. D'une part, les laits ont une composition qui varie, non seulement d'une femme à l'autre, mais aussi chez une même nourrice; d'autre part, les bébés n'ont pas tous la même activité digestive et le même besoin calorique; enfin ce besoin calorique se modifie suivant les conditions où se trouve l'enfant. Je ne vous signalerai à ce sujet que l'*influence du vêtement* et de la *température extérieure*, bien étudiée expérimentalement par M. Maurel.

Les recherches calorimétriques sur l'*influence du vêtement*, poursuivies par M. Lavialle, fournissent des données intéressantes. Un simple bonnet entraîne une économie de 30 calories par vingt-quatre heures. Le maintien des jambes et des cuisses à découvert cause une perte de 328 calories, la nudité des bras une perte de 40 calories. Le remplacement d'un lange de laine par un lange de coton entraîne une perte de 75 calories; une couverture de laine supplémentaire conserve 60 calories.

L'influence de la *température extérieure* est telle que, si elle dépasse 25°, le besoin calorique par décimètre carré de surface n'est plus, d'après MM. Michel et Perret, que 13,5 ou 14 calories au lieu de 15; par suite la ration de lait doit être réduite approximativement par 24 heures de 30 g. pour un enfant de 3 kg., de 40 g. pour un enfant de 5 kg., de 60 g. pour un enfant de 9 kg.

Il ne faut donc pas s'attacher à fixer avec une trop grande minutie la ration alimentaire d'un nourrisson au sein; on aurait ainsi bien des déconvenues. Il faut dire que l'enfant doit ingérer *approximativement* telle quantité de lait; mais, prenant la ration théorique comme base, *procéder par tâtonnement*, comme le conseillait Budin, en tenant compte des fonctions digestives, de la croissance et de l'état général. Il faut se garder toutefois d'être trop timoré; si le bébé digère bien et se développe régulièrement, il faut le laisser téter suivant son appétit, se bornant à le modérer, s'il est trop vorace, à le stimuler, s'il prend trop peu. La quantité de lait qu'il prendra sera pour lui, en général, la *ration optima*.

Si au lieu d'enfants pesant plus de 3 kg., il s'agit d'enfants nés prématurément ayant un poids inférieur, c'est encore d'après le poids que l'on fixe la ration alimentaire. Mais, comme chez ces derniers, les surfaces spécifiques sont plus étendues que chez les premiers, les rations d'entretien sont, proportionnellement aux poids, plus considérables.

Budin calcule la ration en multipliant par 2 le poids de l'enfant exprimé en décagrammes, et en ajoutant au produit 20 ou 40 g. Par exemple, un enfant de 2 000 g. doit prendre :

$$(200 \times 2) + 20 \text{ ou } 40 = 420 \text{ ou } 440 \text{ g. de lait.}$$

On peut, en se référant aux données que je viens d'établir, employer les formules et donner les quantités de lait de femme suivantes, par vingt-quatre heures :

					Lait.
Aux enfants de	1 500 g.,	24 g. p. 100	du poids du corps		= 360 g.
—	2 000 —,	23	—	—	= 460 —
—	2 500 —,	20	—	—	= 500 —

Remarquez que ces rations conviennent à des prématurés élevés dans une *couveuse à 26°*; s'ils étaient laissés à la température de la chambre, il leur faudrait théoriquement, d'après MM. Michel et Perret, une ration supérieure de 2 calories par décimètre carré de surface.

Dans ces conditions, écrivent ces auteurs, les prématurés sont « à égalité de surface et de température extérieure, par rapport aux enfants nés à terme, des *suralimentés* ». Mais cette expression, comme j'aurai l'occasion de vous l'expliquer, est impropre, car ils ne présentent aucun des symptômes qui caractérisent la suralimentation. Chez eux, l'absorption des graisses, d'après les recherches que j'ai poursuivies avec Prosper **Merklen** et avec Chahuet, celle de l'azote et des sels minéraux, d'après **M.** Lavialle, se font au moins aussi bien que chez les normaux.

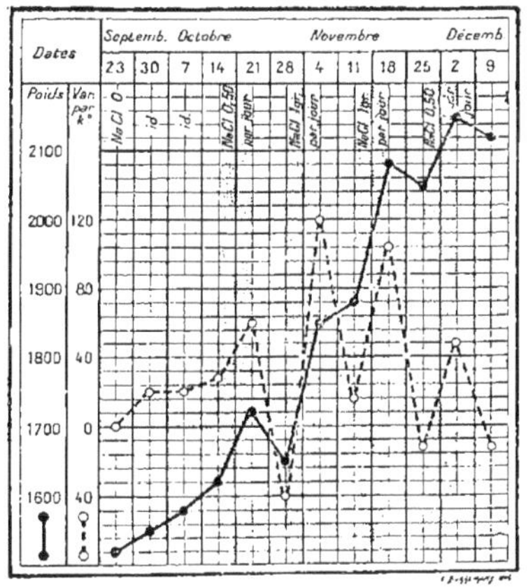

Fig. 9. — Action du chlorure de sodium sur le poids d'un prématuré.

En faisant prendre aux prématurés de petites doses de *chlorure de sodium*, environ un ou deux centigrammes par 100 g. du poids du corps et par jour, on accélère, comme je l'ai constaté avec Vitry, les augmentations de poids.

Voici la courbe d'un prématuré pesant 1 520 g. à deux jours (fig. 9) : vous voyez que dans les parties ombrées, représentant les semaines où il prend du sel, l'accroissement global (trait plein) et l'accroissement par kilogramme (ligne pointillée) sont plus forts que dans les parties claires, où le sel est supprimé.

Jusqu'ici je n'ai envisagé que les rations alimentaires du nourrisson âgé de plus d'une semaine. **Chez le nou-**

veau-né, les conditions physiologiques sont différentes et les considérations, qui viennent d'être émises, ne sont pas valables. Ce qu'il importe, c'est de donner des rations d'abord faibles, puis de les augmenter progressivement pour atteindre, du 7e au 10e jour, celles que j'ai mentionnées. La chose est facile quand l'enfant est nourri par sa mère, car la sécrétion lactée, d'abord médiocre, s'accroît à mesure que l'on s'éloigne de la naissance. Elle nécessite plus de soins, si on a affaire à une nourrice mercenaire; dans ce cas, en effet, la suralimentation est fréquente.

D'une façon générale, le premier jour on ne donne rien ou on ne donne que quelques grammes de lait. Les jours suivants, on laisse prendre environ *autant de fois 80 g. que l'enfant a de jours*, jusqu'au moment où la ration atteint le taux approprié au poids de l'enfant. Les chiffres obtenus par ce calcul correspondent approximativement, au moins jusqu'au sixième jour, aux quantités de lait prises, en moyenne, d'après Budin et Perret, par des nouveau-nés allaités par leur mère, et qui sont les suivants :

1er jour.	0 g.	par 24 heures	
2e —	160	—	(80 × 2 = 160 g.)
3e —	285	—	(80 × 3 = 240)
4e —	360	—	(80 × 4 = 320)
5e —	430	—	(80 × 5 = 400)
6e —	470	—	(80 × 6 = 480)
7e —	490	—	(80 × 7 = 560)
8e —	500	—	
9e —	515	—	
10e —	540	—	

*
* *

Il ne suffit pas de donner au nourrisson une quantité convenable de lait dans les vingt-quatre heures. Il faut la répartir en un certain nombre de repas ou de tetées. Des opinions diverses ont été émises relativement à ce nombre. Autrefois, Natalis Guillot (1852) laissait prendre 20, 30 ou 40 tétées et une quantité totale de lait qui pouvait atteindre 2 kg. Quelques années plus tard, Bouchaud (1864) diminuait notablement leur nombre ainsi que le volume des rations. Actuellement certains médecins allemands, tels que MM. Czerny, Siegert, Thiemich, etc., en conseillent seulement cinq.

Ici, comme toujours, la vérité est dans un juste milieu. Les données que nous possédons sur la capacité de l'estomac des nourrissons et sur la durée de la digestion gastrique constituent d'ailleurs des bases précieuses.

La *capacité de l'estomac*, d'après les moyennes relatées par le Pr Marfan et par M. Borie, est la suivante :

A la naissance.	30- 50 cm³.
A 1 mois.	60- 75 —
3 —	100-110 —
5 —	130-200 —
12 —	200-300 —

La *durée de la digestion gastrique* est d'une heure et demie à deux heures, comme l'ont confirmé, il y a quelques années, MM. Leven et Barret par la radioscopie. Voici des images radioscopiques (fig. 10) que j'emprunte à ces auteurs. Vous voyez l'estomac, au début de la tétée (I), plein de gaz et ayant acquis d'emblée toute sa capacité; plus tard (II), il s'est rempli progressivement de bas en haut et à mesure le gaz est sorti par l'œsophage; enfin, une fois plein, il s'est contracté brusquement (III) et il reste contracté jusqu'à l'évacuation.

On peut donc conseiller, et c'est la méthode généralement adoptée en France, la *répartition suivante des tétées :*

Naissance à 3 mois.	8 tétées	espacées de	2 h. 30	(6 h. de repos la nuit).
— 3 à 6 — .	7 —	—	3 h.	(6 — —
— 6 à 9 — .	6 —	—	3 h.	(9 — —

D'ailleurs, si le lait est abondant et si l'enfant tète vigoureusement, il n'y a aucun inconvénient à *supprimer une tétée*. Comme le faisait encore remarquer dernièrement M. Rietschel, la technique de l'allaitement naturel doit varier avec chaque bébé.

Je ne vous indique pas les quantités qu'il convient de laisser prendre à chaque repas ; elles sont faciles à calculer d'après la ration totale. Il ne faut

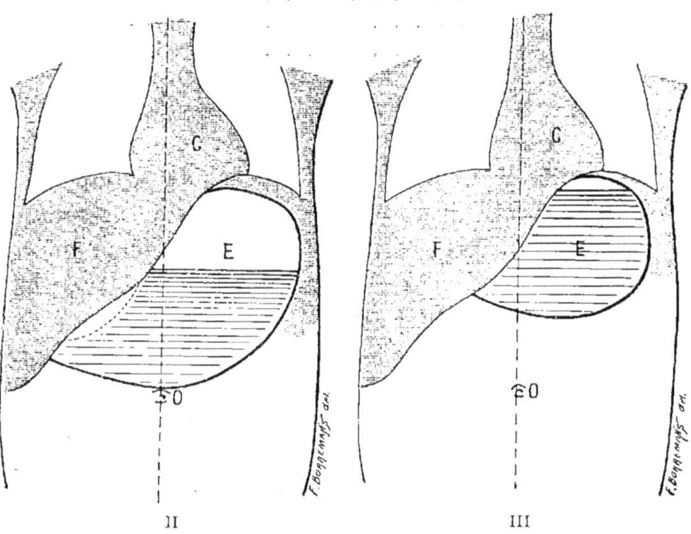

Fig. 10. — Radioscopie de l'estomac du nourrisson. — I, après ingestion de 15 g. de lait ; — II, après ingestion de 100 g. de lait ; — III, en état de contraction.

pas s'attacher à donner chaque fois une quantité immuable. Quand le bébé est normal et se développe régulièrement, il importe moins de se préoccuper de la ration que de fixer le nombre et les intervalles des tétées.

*
* *

Il me reste à vous dire quelques mots sur la **technique de la tétée**.

Pour mesurer les quantités de lait prises par le nourrisson, il faut *peser les tétées*. L'opération est très simple. On place l'enfant sur la corbeille de la balance et, sur l'autre plateau, on ajoute les poids nécessaires pour établir l'équilibre. Puis, au bout d'un temps variable suivant la rapidité de la tétée, on replace l'enfant sur la balance; les poids, qu'il faut ajouter pour rétablir l'équilibre, correspondent à la quantité de lait ingéré.

La pesée des tétées est indispensable au début de l'allaitement. Ultérieurement, quand l'enfant digère bien et se développe régulièrement, elle est inutile, car il est impossible de fixer avec précision les rations de lait de femme, pour les raisons que j'ai énoncées. Il faut se garder des abus auxquels conduit souvent la pratique exagérée des pesées.

La *première tétée après la naissance* peut être donnée soit au bout de huit ou dix heures, soit seulement après vingt ou vingt-quatre heures, si la mère est fatiguée par l'accouchement. Il n'est pas utile de donner de l'eau ou du lait, quand la montée du lait se fait en temps voulu; si elle est retardée, on fait prendre un peu de lait d'ânesse ou de lait de vache coupé, comme je l'indiquerai à propos de l'allaitement mixte. Dans le cas de l'allaitement par une nourrice mercenaire, dont les seins sont gonflés de lait, il faut être attentif et éviter d'en laisser prendre une trop grande quantité au nouveau-né.

Les premières tétées données par la mère le sont dans le décubitus horizontal. L'enfant est couché parallèlement à elle, du côté du sein qu'il doit prendre. Elle se soulève un peu sur le côté, fait couler quelques gouttes de lait dans la bouche du bébé, qui saisit alors le mamelon et commence les mouvements de succion.

Quand la nourrice est levée, elle s'assied sur une chaise basse et place sur un tabouret le pied du côté correspondant au sein donné; l'enfant est couché en travers sur les genoux, la tête reposant sur l'avant-bras. La nuit, elle ne doit jamais donner la tétée dans son lit, crainte d'accident.

Avant de donner le sein la nourrice *lave le mamelon* avec de l'eau bouillie tiède.

La *durée des tétées* varie suivant l'abondance du lait et la force de l'enfant. Elle est en général d'une dizaine de minutes et ne doit pas dépasser quinze ou vingt minutes; il ne faut pas laisser l'enfant s'endormir en mâchonnant le mamelon. En principe, il vaut mieux ne donner qu'un sein chaque fois, en alternant d'une tétée à l'autre. Mais ce n'est pas là une règle absolue. Souvent la sécrétion d'un sein est insuffisante et, en particulier, dans le cas d'asymétrie, elle peut être deux ou trois fois moindre pour le plus petit que pour l'autre; pour l'augmenter, il est utile de ne pas trop espacer les succions, qui en sont le stimulant physiologique. Quand les seins sont asymétriques, M. Variot conseille de donner d'abord le plus petit.

La nourrice doit veiller à ce que l'enfant tète convenablement, le stimuler s'il ne met pas assez d'activité, le modérer dans le cas inverse.

L'ACTE DE TÉTER comprend deux temps, la *succion* et la *déglutition*. Pour la succion, la bouche est close en avant par les lèvres appliquées sur le mamelon de la nourrice, en arrière par la base de la langue collée au voile du palais; la langue se rétracte en bas et en arrière, fait le vide à la façon du piston dans une seringue et aspire le lait. Après un ou plusieurs mouvements de succion, la bouche est pleine et les joues sont gonflées. A ce moment, il se produit un mouvement de déglutition, accompagné d'un bruit de glou-glou caractéristique et d'une élévation du larynx appréciable avec le doigt. Un nourrisson normal effectue, avec une bonne nourrice, 40 à 90 succions par minute et presque autant de déglutitions.

Pendant la succion, la respiration se fait par le nez; pendant la déglutition elle est suspendue. Tout obstacle au passage de l'air par les fosses nasales et le pharynx gêne ou empêche la tétée : il en est ainsi dans les malformations nasales, les rhinites, les végétations adénoïdes, les abcès rétro-pharyngiens, etc.

*
* *

Pour mener à bien l'allaitement naturel il importe de se rappeler les notions suivantes :

1° La *ration alimentaire* nécessaire à l'*entretien* et à la *croissance* doit fournir théoriquement 15 calories utiles par décimètre carré de surface et 1 cal. 9 par gramme d'augmentation du poids. *Par rapport à l'unité de poids, elle est d'autant moins forte que l'enfant pèse davantage.*

2° *Il n'y a pas d'enfant type ni de lait type;* dans aucun cas la physiologie de l'un et la composition de l'autre ne correspondent mathématiquement aux moyennes adoptées comme point de repère. Il ne faut donc pas prescrire des rations trop strictes de lait, mais laisser prendre à l'enfant les quantités nécessaires pour assurer un développement régulier et compatibles avec un bon fonctionnement du tube digestif. Pour fixer les idées, on peut se reporter au tableau contenant les quantités de lait rapportées à 100 g. du poids du corps, calculées en tenant compte des surfaces cutanées et de l'accroissement.

3° Les *tétées* doivent être régulièrement, espacées et leur nombre diminuer avec l'âge.

4° La nourrice doit, au début de l'allaitement, mesurer les quantités de lait ingérées par l'enfant en pesant les tétées; mais elle ne doit pas le rationner d'une façon trop sévère. Elle doit placer l'enfant convenablement pour qu'il puisse téter facilement et lui donner chaque fois soit un seul sein, soit les deux. Elle doit surveiller la durée des tétées, ainsi que la façon dont l'enfant suce et déglutit le lait.

QUATRIÈME CONFÉRENCE

ALLAITEMENT MATERNEL ET ALLAITEMENT MERCENAIRE

L'allaitement maternel est un devoir : intérêt de la mère, intérêt de l'enfant; faible mortalité des enfants nourris par leur mère.

OBSTACLES ET CONTRE-INDICATIONS A L'ALLAITEMENT MATERNEL. — *Causes locales.* Amastie, anomalies des mamelons, absence d'un sein, asymétrie des seins. Agalactie, hypogalactie. Affections des seins : cancer, fissures, crevasses, lymphangites, abcès sous-cutanés, galactophorites, abcès glandulaires. — *Causes générales.* Age de la mère. Menstruation. Grossesse. Maladies organiques du cœur, des reins, du foie, etc. Maladies infectieuses aiguës. Tuberculose. Syphilis.

ALLAITEMENT PAR UNE NOURRICE MERCENAIRE. — *Choix d'une nourrice* : âge, nombre de nourriture, ancienneté du lait, examen des seins, examen général, examen de l'enfant.

CONCLUSIONS.

L'allaitement naturel peut être pratiqué par la mère ou par une nourrice mercenaire.

La mère a le *devoir* d'allaiter son enfant. Son rôle n'est pas terminé avec l'accouchement : de même qu'elle a assuré le développement du nouvel être pendant la vie intra-utérine, de même elle doit l'assurer, après la naissance, en lui fournissant le seul aliment qui lui convienne. C'est là une loi naturelle, à laquelle il ne lui est pas permis de se soustraire sans raison majeure.

En dehors des arguments d'ordre biologique et d'ordre philosophique, trop évidents pour qu'il soit nécessaire d'y insister, il n'est pas sans utilité de mentionner les inconvénients et les dangers que peut entraîner l'abstention, et pour la mère et pour l'enfant.

La mère, qui nourrit, est, d'après l'avis des accoucheurs, plus vite remise de l'accouchement et moins sujette aux affections de l'appareil génital que celle qui n'allaite pas. Souvent elle voit disparaître des troubles dyspeptiques et des migraines invétérées De plus, au dire de Bollinger, de Lehmann et de divers médecins, le cancer du sein se développerait plus rarement chez les femmes qui ont été nourrices que chez les autres; ainsi s'expliquerait son peu de fréquence dans les pays où l'allaitement maternel est la règle, en Bavière, par exemple.

D'autre part, l'enfant nourri par sa mère est, en général, mieux portant que celui élevé artificiellement ou même que celui allaité par une nourrice mercenaire. Sans doute, les faits particuliers, qui paraissent contredire cette notion, ne sont pas rares; mais ils ne sauraient s'inscrire en faux contre cette donnée générale. La statistique de MM. Variot et Bourdeau de Fontenay, établie en 1908 et 1909 est très démonstrative : sur 4 520 enfants de nourrices de la campagne, venant de diverses régions, allaités par leur mère, ils n'ont relevé qu'une mortalité de 4,14 p. 100 pendant la première année, bien inférieure à la mortalité infantile moyenne des pays les plus favorisés.

C'est donc notre devoir, à nous médecins, de conseiller l'allaitement maternel.

* * *

Le principe de l'allaitement maternel est admis par tous. Mais il n'y a pas de règles sans exceptions. Il y a des circonstances où la mère ne peut pas et même ne doit pas nourrir, où il existe des obstacles et des contre-indications à l'allaitement maternel.

Je ne m'occupe pas pour le moment des OBSTACLES D'ORDRE SOCIAL ; nous verrons dans une autre leçon qu'ils ne devraient pas exister et nous passerons en revue les moyens qu'il convient de mettre en œuvre pour les supprimer.

Je ne retiens ici que les OBSTACLES et les CONTRE-INDICATIONS D'ORDRE PHYSIOLOGIQUE OU PATHOLOGIQUE. Ils peuvent tenir à des *causes locales* ou à des *causes générales*. Certaines d'entre elles sont fondamentales, d'autres sont occasionnelles.

Les *causes locales* sont multiples.

Je ne fais que mentionner l'absence des glandes mammaires, l'*amastie*, la *micromastie* et certaines *anomalies des mamelons*, qui sont *plats*, *ombiliqués* ou *hypertrophiés*. Ces malformations doivent faire renoncer à l'allaitement ; mais elles sont exceptionnelles : M. Duru n'a pas trouvé de mamelons ombiliqués chez 457 femmes qu'il a examinées. Le plus souvent, l'extrémité seule du mamelon est un peu ombiliquée ou à peine saillante ; il suffit alors, pendant les derniers mois de la grossesse, de faire chaque jour des manœuvres de déplissement et d'étirement avec les doigts enduits de vaseline ou de glycérine, pour rendre possible l'allaitement. Quant à l'*absence d'un sein* ou à l'*inégalité de volume* des deux seins, dont je vous ai dit la fréquence, elles ne suffisent pas pour empêcher la mère de nourrir.

Très rare est l'*hyperesthésie douloureuse des mamelons*, que M. Marfan a eu l'occasion de rencontrer ; elle peut empêcher l'allaitement.

Plus importantes sont l'*absence* ou l'*insuffisance de la sécrétion lactée*. L'*agalactie* vraie est exceptionnelle et ne se rencontre que de loin en loin. L'*hypogalactie* est commune, mais sa fréquence est diversement appréciée. Elle se manifeste, soit dès les premiers temps de la lactation, soit à une époque plus ou moins avancée, ce qui explique en partie les différences d'opinions. Dans les services d'accouchements, où les femmes ne sont guère suivies que pendant une dizaine de jours, on admet que la plupart peuvent allaiter : c'est ce que montrent les statistiques de Mme Dluski (1904) et de M. Duru (1909) recueillies dans les services du Pr Pinard et de M. Boissard ; mais, à leur lecture, on se rend déjà compte que, dans un assez grand nombre de cas, 8 p. 100 environ, la quantité de lait sécrétée au dixième jour est médiocre et rend nécessaire l'allaitement mixte. Dans la suite, à mesure que l'on s'éloigne de l'accouchement, la proportion des femmes présentant de l'hypogalactie va en augmentant. Si donc, on peut admettre, avec le Pr Pinard et le Pr Marfan, que 90 p. 100 des femmes peuvent allaiter, il est certain que beaucoup d'entre elles sont des nourrices insuffisantes. Il semble même que, dans d'autres pays que Paris, l'hypogalactie soit plus commune : c'est ainsi qu'en Allemagne certaines statistiques relatent l'insuffisance de la sécrétion lactée chez 50 p. 100, chez 70 p. 100 des mères et même davantage. Peut-être, comme l'ont dit Pajot, Rouvier, Bunge, etc., l'activité des glandes mammaires diminue-t-elle dans les familles où les femmes ont perdu l'habitude de nourrir depuis plusieurs générations.

Il est impossible, pendant la grossesse, de prévoir l'hypogalactie ; les modifications des seins et la sécrétion du colostrum, qui se produisent habituellement, peuvent être nulles ou tardives, et cependant le lait être suffisamment abondant au cours de l'allaitement.

D'ailleurs l'abondance du lait, toutes choses égales, est en rapport avec l'ardeur que met le nourrisson à téter. La succion est le véritable excitant de la sécrétion lactée. Si le nouveau-né est vigoureux, le lait augmente rapidement; s'il est chétif, sa quantité reste faible. La succion peut faire réapparaître une sécrétion suspendue depuis une quinzaine de jours et même davantage; c'est ainsi qu'une femme, observée par M. R. Villette, qui n'avait pas allaité depuis trois mois, a pu, au bout de cinq semaines, fournir 800 g. de lait par jour.

J'en aurai fini avec les obstacles à l'allaitement dus à des causes locales en mentionnant les *affections des seins*. Parfois une affection, telle qu'un cancer du sein, constatée pendant la grossesse, doit le faire défendre sans conteste. Plus souvent, il s'agit de lésions apparues au début ou au cours de l'allaitement : ce sont des *fissures* ou des *crevasses*, qui se produisent au sommet ou à la base du mamelon et sont extrêmement douloureuses ; des *lymphangites* du sein apparaissant un peu plus tardivement et se compliquant parfois de petits *abcès sous-cutanés* ; des *galactophorites* et des *abcès glandulaires*. Ces diverses affections se développent surtout pendant les huit ou dix premiers jours de l'allaitement, plus rarement à une période tardive ; par les douleurs qu'elles causent ou par le danger des infections qu'elles peuvent occasionner chez le nourrisson, elles entraînent l'interruption de l'allaitement par le sein malade; suivant leur gravité, celle-ci sera passagère ou définitive; d'après M. Andérodias, l'allaitement peut être repris, après la guérison des abcès mammaires, dans 18 p. 100 des cas.

Les *causes d'ordre général*, susceptibles d'entraver l'allaitement, méritent d'être exposées avec quelques détails, car la plupart d'entre elles comportent des discussions. Il convient d'envisager certaines conditions physiologiques, l'âge, la menstruation, la grossesse, et surtout des états pathologiques existant avant l'accouchement ou apparaissant pendant l'allaitement.

L'*âge de la mère* importe peu : des femmes de quinze ans peuvent être d'aussi bonnes nourrices que des femmes de quarante ans. J'aurai à revenir sur cette question de l'âge à propos du choix d'une nourrice mercenaire.

La *menstruation*, contrairement à une opinion courante, est fréquente chez les nourrices, comme l'établissent de nombreuses statistiques; elle s'observe dans plus de la moitié des cas. La proportion des nourrices réglées diminue avec la répétition des grossesses : d'après M. Ponsoyve elle est de 64 p. 100 au cours de la première nourriture et seulement de 22 p. 100 au cours de la sixième. Les règles réapparaissent à une époque variable, dans 37 p. 100 des cas au courant du premier mois ou du deuxième mois, au dire de M. Ossian Surdin. Malgré certains troubles éprouvés par les nourrissons au moment des périodes menstruelles, il n'y a qu'exceptionnellement lieu de suspendre l'allaitement; déjà Baudelocque s'élevait, à juste titre, contre l'opinion répandue dans le public qu'une femme réglée est une mauvaise nourrice.

La *grossesse*, qui survient chez une nourrice, peut ne pas constituer d'obstacle à l'allaitement. D'après M. Poirier, l'allaitement par une femme enceinte n'a déterminé aucun trouble chez le nourrisson dans 72 p. 100 des cas, a provoqué des accidents et nécessité le sevrage dans 20 p. 100 des cas. Cependant bien souvent la mère ou l'enfant pâtissent et il faut interrompre la nourriture du quatrième au sixième mois. D'ailleurs la grossesse détermine des modifications morphologiques du lait : MM. Alesi et Carapelle ont constaté, dès le huitième ou dixième jour, la réapparition des éléments du colostrum, et, vers le sixième mois, une sécrétion à peu près inactive.

Les *états pathologiques* de la mère peuvent avoir une double influence : ils peuvent rendre dangereux l'allaitement et pour elle-même et pour son enfant.

Les *maladies organiques* du cœur, des reins, du foie, de l'estomac, les anémies, etc., constituent, dans bien des cas, des contre-indications à l'allaitement maternel. Il y a toutefois des questions d'espèces. La formule bien connue de Peter, s'adressant aux cardiopathes : « Fille, pas de mariage; femme, pas de grossesse; mère, pas d'allaitement », comporte des restrictions : si la maladie du cœur est bien compensée, on peut autoriser la mère à nourrir, en la tenant sous une surveillance attentive. De même, s'il s'agit d'une néphrite caractérisée avec insuffisance rénale, il convient de défendre l'allaitement, bien que, dans certains cas, il ait pu être pratiqué sans inconvénients; si, au contraire, il s'agit d'une néphrite légère ou d'une simple albuminurie gravidique, on peut l'autoriser, avec l'espoir de le voir se poursuivre régulièrement, comme en témoigne nombre d'observations. L'*éclampsie puerpérale* elle-même n'est pas, d'après Budin, une contre-indication. L'*infection puerpérale* est un obstacle, si elle est sévère.

Je ne puis entrer dans le détail de toutes les maladies en présence desquelles le médecin peut se trouver. C'est, dans chaque cas particulier, affaire d'appréciation clinique. Telle femme atteinte d'une maladie chronique bien caractérisée, mais bien supportée, pourra nourrir; à telle autre, qui, sans présenter une affection bien nette, est de santé délicate, il faudra déconseiller l'allaitement : bien des jeunes femmes dyspeptiques, constipées, névropathes, anémiques, sont de détestables nourrices.

Je dois surtout insister sur les *maladies infectieuses* et sur les dangers de contagion qu'elles créent pour le nourrisson.

L'apparition au terme de la grossesse ou chez une nourrice d'une *maladie infectieuse aiguë* n'entraîne pas forcément l'interdiction de l'allaitement. Une nourrice atteinte d'un érysipèle, d'une rougeole, d'une scarlatine, des oreillons, peut continuer de donner le sein, tout au moins une fois la période fébrile passée, car les bébés présentent une certaine immunité naturelle et ne contractent guère ces affections ; il suffit de ne mettre l'enfant en contact avec sa mère qu'au moment des tétées, de laver avec soin les seins et de protéger le bébé par un voile contre les mucosités buccales et pharyngées. Toutefois, si ces maladies sont sévères et compliquées, il faut interrompre la nourriture. On la suspend également en présence d'une fièvre typhoïde et même d'une pneumonie, quitte, dans cette dernière, à la reprendre après la disparition de la fièvre. En règle générale, le lait d'une femme dont la température est élevée peut être nuisible pour l'enfant et il vaut mieux éviter de faire prendre le sein, en recourant aux précautions nécessaires pour ne pas tarir la sécrétion lactée, si la maladie doit être de courte durée.

Les maladies aiguës modifient plus ou moins la composition du lait : d'après M. Francis Marre, il est moins abondant, plus pauvre en sucre, plus riche en beurre, en caséine et en sels.

La *tuberculose pulmonaire* est une contre-indication formelle à l'allaitement maternel ; les faits que j'ai observés jadis à la Maternité, alors que j'étais interne de Charrin, et ceux que j'ai vus depuis, tant en ville qu'à l'hôpital, m'ont fait adopter cette opinion soutenue depuis longtemps par nombre de cliniciens. La lactation, en effet, d'après la majorité des médecins, et malgré quelques opinions contraires, accélère en général sa marche et aggrave son pronostic; elle favorise même son éclosion chez une femme atteinte de tuberculose latente, et il faut être prudent, quand il s'agit de permettre de nourrir à une mère suspecte d'être tuberculisée. D'autre part, l'allaitement par une mère tuberculeuse facilite la contamination du nourrisson : celle-ci se fait presque toujours par les voies respiratoires ; quelquefois elle peut s'effectuer par le lait, mais celui-ci est rarement bacillifère; les recherches de la plupart des auteurs ont donné des résultats négatifs, contrairement à celles de M. Patron, qui, 4 fois sur 12, a tuberculisé des cobayes par l'injection de 2 ou 3 cm^3 de lait dans le tissu cellulaire souscutané. Le bacille n'est d'ailleurs pas seul à craindre ; en pareil cas, l'allaitement a une action défavorable par le passage de toxines tuberculeuses et par les modifications de la composition chimique du lait : l'injection de 5 cm^3 de lait bouilli de femme tuberculeuse à un cobaye tuberculeux provoque, d'après MM. Rappin et Fortineau, la même réaction thermique qu'une injection de tuberculine.

Par contre, si les poumons sont indemnes, s'il s'agit de *tuberculoses osseuses*, *articulaires*, *ganglionnaires*, *pleurales*, guéries depuis longtemps, si la santé est satisfaisante, on peut autoriser l'allaitement.

La *syphilis*, à l'opposé de la tuberculose, loin d'être une contre-indication à l'allaitement maternel, est une raison de plus pour le conseiller. On le défend seulement dans le cas où la mère, profondément débilitée, est mauvaise nourrice : souvent, en effet, la syphilis revêt une évolution particulièrement grave du fait de la lactation, ainsi que l'ont montré MM. Hutinel et Vitry.

Deux éventualités cependant peuvent se présenter, qui sont susceptibles d'entraîner des hésitations.

1° Il arrive que la mère soit nettement syphilitique alors que l'enfant paraît sain. On pourrait craindre alors de le contaminer, s'il était réellement indemme. Mais, d'après la *loi de Profeta*, dans ces conditions la mère n'infecte jamais son nourrisson. Cette immunité apparente tient à ce que ce dernier est en réalité atteint d'une syphilis latente; l'existence d'une réaction de Wassermann positive, constatée par MM. Knœpfelmacher et Lehndorf, par MM. Thomsen et Bauer, par M. Boas et par d'autres, le prouve. Toutefois la loi de Profeta comporte d'assez nombreuses exceptions. Elle n'est vraie que si la syphilis maternelle a été contractée avant la grossesse ou pendant les cinq premiers mois de la gestation : le fœtus est alors presque certainement contaminé. Quand la mère n'a été infectée qu'après le cinquième mois de la gestation et surtout après le septième, il n'est que plus rarement et même n'est presque jamais syphilisé : il est sage, comme le conseille le Pr Gaucher, d'interdire l'allaitement à une mère qui a contracté la syphilis pendant la grossesse, à quelque période que ce soit; on le permettra toutefois si l'enfant a une réaction de Wassermann positive.

2° L'enfant, porteur de manifestations syphilitiques, peut avoir été procréé par une mère saine en apparence. On peut alors permettre l'allaitement, car, d'après la *loi de Baumès-Colles*, l'enfant n'infecte jamais sa mère. Cela tient à ce qu'elle est atteinte d'une syphilis atténuée et latente, décelable par une réaction de Wasserman positive; MM. Kœpfelmacher et Lehndorf l'ont rencontrée en effet dans 78 p. 100 des cas. Il existe d'ailleurs dans la littérature, un certain nombre d'exceptions à la loi de Baumès-Colles.

Quoi qu'il en soit, la mère syphilitique sera soumise au traitement spécifique par le mercure ou par l'arsénobenzol. Le traitement de la mère ne doit pas empêcher celui de l'enfant. Les anciens médecins, Swediaur, Bertin admettaient le passage du mercure dans le lait et préconisaient le traitement indirect de l'enfant par la mère; mais ce passage est inconstant et ne se produit, au surplus, qu'au bout de dix ou quinze jours de traitement, d'après les analyses de M. Ségalas et de M. Dupouy. Les mêmes tentatives ont été faites avec l'arsénobenzol; le Pr Ehrlich a d'abord conseillé ce traitement indirect; mais, si des effets favorables ont été parfois constatés, ils sont exceptionnels et, en tout cas, ne paraissent pas dus au passage de l'arsenic dans le lait; sa recherche par plusieurs auteurs a en effet été négative; dans un cas cependant M. Jésionek a constaté sa présence. Quant à l'iodure de potassium, il faut être assez réservé dans son emploi : il passe dans le lait et peut nuire au nourrisson, qui est très sensible à ce médicament; il a été accusé en outre de diminuer la sécrétion lactée et même de la tarir en un ou deux mois.

*
* *

Nombreux sont les cas où l'allaitement maternel n'est pas possible. Si, pour des raisons que nous aurons à apprécier, on ne veut pas avoir recours à l'allaitement artificiel, on est obligé de s'adresser à une **nourrice mercenaire**, soit dès la naissance, soit ultérieurement. La seule contre-indication d'ordre médical est l'existence de la syphilis dans la famille; le fait de donner à une nourrice un nourrisson syphilitique soulève des problèmes intéressants que je traiterai plus tard.

L'allaitement par une nourrice mercenaire peut se faire *à distance*, la femme emmenant l'enfant chez elle, ou *sur lieu*, la femme venant se fixer chez les parents.

Je ne veux pas discuter pour le moment les motifs qui président au choix entre ces deux modes d'allaitement, non plus que sur les avantages et les inconvénients qu'ils comportent. Je me borne à indiquer les CONDITIONS DE SANTÉ que doit remplir une nourrice présentée au médecin chargé de l'examiner. L'interrogatoire et l'examen doivent porter sur certains points principaux.

Bien que, nous l'avons vu, les femmes de tout âge peuvent allaiter, il vaut mieux choisir une nourrice âgée de *20 à 30 ans*, car les femmes plus âgées ou plus jeunes sont exposées à avoir une lactation de moindre durée. En outre, d'après M. Guiraud, la quantité de beurre augmente progressivement dans les laits entre 25 et 35 ans.

Une femme, qui a fourni les preuves de son aptitude à nourrir dans *une* ou *deux nourritures antérieures*, est préférable à une femme, qui en est à sa première; d'ailleurs la sécrétion lactée est, en général, plus abondante chez celle-là que chez celle-ci.

Autant que possible, la nourrice doit *être accouchée* depuis deux ou trois mois, car elle est mieux remise des suites de son accouchement et à l'abri d'une syphilis ignorée. Du reste, la loi Roussel interdit à la mère de cesser l'allaitement de son enfant avant qu'il n'ait sept mois révolus, sauf sous certaines conditions que je vous exposerai plus tard. Sans doute, il serait préférable, théoriquement tout au moins, d'avoir un lait du même âge que l'enfant; mais, en pratique, les différences de composition des laits aux diverses périodes de la lactation ne sont pas si marquées qu'il faille attacher trop d'importance à cette question; toutefois, comme les différences, que je vous ai indiquées, entre les laits jeunes et les laits âgés s'accentuent à mesure que l'on s'éloigne de l'accouchement. il vaut mieux ne pas donner à un nouveau-né un lait trop vieux qui, d'ailleurs, risquerait de se tarir bientôt.

La *menstruation* n'est pas un motif d'exclusion pour les raisons que j'ai déjà données.

Ces points élucidés, on fait déshabiller la femme et on procède à l'*examen des seins*. On refuse une femme qui n'a qu'un sein utile ou qui présente une asymétrie trop marquée des seins; bien que ces conformations ne soient pas des obstacles à l'allaitement, on peut craindre que le lait ne devienne insuffisant quand l'enfant grandira. On se rend compte du volume des seins, de l'importance du lacis veineux sous-cutané, qui sont généralement en relation avec l'activité de la sécrétion, du développement de la glande mammaire; celui-ci n'est pas toujours en rapport avec des seins volumineux, à tissu adipeux abondant; il faut apprécier, par la palpation, la grosseur et la consistance des acini glandulaires. On regarde enfin si le mamelon est bien conformé : des mamelons plats ou ombiliqués, difficiles à saisir par l'enfant, sont un motif d'élimination.

Une pratique très ancienne, puisque M. Soalhat l'a trouvée décrite par Alebrand de Florence, qui vivait au XIIIe siècle, consiste à faire couler sur l'ongle une goutte de lait, à apprécier sa couleur et sa consistance par la façon dont elle tombe : elle n'a aucune valeur. Il vaut mieux faire une analyse chimique du lait; mais les difficultés techniques sont trop grandes pour qu'on y ait habituellement recours.

Après avoir apprécié la valeur de la nourrice, on passe à son examen général et à l'exploration de ses organes, y compris les organes génitaux pour dépister la blennorragie, en se conformant aux règles de la clinique. Il faut se montrer beaucoup plus sévère vis-à-vis d'une nourrice mercenaire que d'une mère : elle ne doit présenter aucune maladie organique; ses fonctions digestives doivent être bonnes. Il faut rechercher avec un soin particulier la tuberculose et la syphilis; toute femme suspecte de bacillose doit être refusée.

On termine enfin par l'EXAMEN DE L'ENFANT DE LA NOURRICE, qui doit toujours être présenté. On se rend compte, par son embonpoint et son état général, de la valeur alimentaire du lait. D'autre part, on peut, le cas échéant, constater chez lui des signes de syphilis, alors que la mère paraît être indemme de cette maladie.

Somme toute, si la femme est saine, si ses glandes mammaires sont bien développées, si son enfant est beau, on donne son consentement. Si, au contraire, sa santé laisse à désirer, si ses seins sont mal développés, si son enfant est chétif, on le refuse.

C'est toujours une chose délicate que le choix d'une nourrice; le médecin ne doit prendre cette responsabilité qu'à son bon escient.

*
* *

Le médecin doit, en principe, *conseiller l'allaitement par la mère* et celui-ci est possible dans la majeure partie des cas. Mais il est des *circonstances dans lesquelles la mère ne peut pas* ou *ne doit pas nourrir*, soit parce que sa sécrétion lactée est insuffisante, soit parce que ses seins sont malades, soit parce que sa santé générale s'y oppose; parmi les maladies qui contre-indiquent l'allaitement maternel, une mention toute spéciale doit être faite de la tuberculose.

Quand l'allaitement maternel est impossible, on peut avoir recours à l'*allaitement par une nourrice mercenaire*. L'examen de celle-ci nécessite une attention toute particulière de la part du médecin : il doit rechercher, d'une part, si elle est capable de faire une bonne nourrice, d'autre part, si sa santé est bonne; il doit se montrer beaucoup plus difficile pour lui donner son consentement que pour autoriser une mère à nourrir.

CINQUIÈME CONFÉRENCE

HYGIÈNE DES NOURRICES. TROUBLES PROVOQUÉS PAR UN ALLAITEMENT NATUREL DÉFECTUEUX

HYGIÈNE DES NOURRICES. — *Hygiène générale.* Bains. Genre de vie. Alimentation : rations alimentaires; aliments autorisés; boissons. Constipation; laxatifs. Médicaments galactagogues. — *Hygiène locale.* Soins de propreté. Gerçures et crevasses. Bouts de sein. Téterelles, tire-lait.
TROUBLES PROVOQUÉS PAR UN ALLAITEMENT NATUREL DÉFECTUEUX. — *Facteurs dépendant de l'alimentation.* Mauvaise réglementation de l'allaitement : tétées irrégulières, tétées trop fréquentes; suralimentation; hypoalimentation par insuffisance de la sécrétion lactée, par rationnement volontaire. Mauvaise qualité du lait : teneur anormale en beurre, en caséine, en lactose, en sels; émotions, menstruation, alimentation défectueuse, abus des boissons alcooliques; médicaments; intoxications professionnelles; maladies générales ou locales. — *Facteurs tenant à l'enfant.* Idyosyncrasie, anaphylaxie.
CONCLUSIONS.

Une femme qui allaite, que ce soit la mère ou une nourrice mercenaire, doit se soumettre à une hygiène sévère, pour conserver sa santé et produire du bon lait. L'hygiène est d'autant plus nécessaire que, du fait de la lactation, elle se trouve dans des conditions physiologiques particulières. Comme l'ont montré Charrin et Vitry, la nourrice a une nutrition ralentie et est, très probablement, une hyperglycémique ; son organisme présente bien des analogies avec celui du diabétique. Si, à ces facteurs, on joint les déperditions qui résultent de la sécrétion lactée, la suppression des éliminations toxiques qui se font par le flux menstruel, la stéatose hépatique, on se rend compte des conditions de réceptivité dans lesquelles elle se trouve et du terrain favorable qu'elle offre à l'évolution des maladies.

J'envisagerai : 1° l'*hygiène générale*; 2° *l'hygiène locale.*

Au point de vue de l'**hygiène générale**, vous conseillerez les *bains* fréquents, une *vie* calme et régulière, exempte de fatigues et d'émotions, un *exercice* modéré; c'est une erreur d'immobiliser la femme qui allaite, surtout la nourrice mercenaire, généralement habituée au travail manuel et au grand air des champs.

Vous insisterez sur le RÉGIME ALIMENTAIRE. L'alimentation doit fournir à la nourrice, non seulement la *ration normale d'entretien*, mais encore une *ration supplémentaire*, destinée à couvrir les pertes résultant de la sécrétion du lait : rappelez-vous qu'un litre de lait contient, en chiffres ronds, 70 g. de lactose, 35 g. de beurre, 14 g. de substances azotées, 2 g. de sels minéraux et dégage une chaleur de combustion de 700 calories. Les aliments devront être faciles à digérer, agir favorablement sur la composition du lait et ne pas contenir de substances nocives, susceptibles d'être éliminées par les mamelles.

D'une façon générale, et avec les réserves que je ferai tout à l'heure, on peut dire, avec M. H. Barbier, que, *toutes choses égales*, une alimentation convenable et suffisante fournit un lait de bonne qualité, une alimentation insuffisante appauvrit le lait, une alimentation abondante l'enrichit.

La *ration alimentaire* est diversement appréciée par les auteurs.

D'après le Pr Armand Gautier, elle doit contenir,

pour une nourrice pesant 65 kg. et ne fournissant qu'un travail modéré, comparativement à la ration de la femme normale, les substances suivantes :

	Femme normale.	Nourrice.
	—	—
Albuminoïdes.	84 grammes.	150 grammes.
Graisses	53 —	100 —
Hydrates de carbone. .	333 —	450 à 600 —
Soit	1 950 calories.	3 135 à 3 525 calories.

Pour Forster et pour M. Marcel Labbé, la ration de la nourrice doit fournir environ 3 000 calories.

Il n'est d'ailleurs pas utile, ni désirable, pour beaucoup de raisons, d'imposer une alimentation rigoureusement calculée. Je ne vous mentionne ces chiffres que pour vous montrer qu'il convient de réagir contre cette notion trop répandue dans le public, qu'une nourrice doit beaucoup manger ; en se suralimentant, elle contracte des troubles digestifs et, souvent, devient obèse. Or rappelez-vous le dicton populaire : « Quand les nourrices engraissent, les nourrissons maigrissent ».

Voici, à titre d'exemple, comment peut être compris le régime des nourrices, pour les vingt-quatre heures.

Le Pr Gautier conseille :

Pain.	600 g.
Viande.	400 —
Fèves, pois ou lentilles	100 —
Pommes de terre	150 —
Beurre.	60 —
Bière	1 l. 5

ce qui fournit 160 g. d'albumine, 91 g. de graisses, 411 g. d'hydrates de carbone et 2 960 calories.

M. Labbé autorise :

Pain	400 g.
Viande	300 —
Légumes secs ou riz	100 —
Légumes verts ou salade	200 —
Entremets, tarte	100 —
Fruits crus	100 —
Fromage	30 —
Beurre	30 —
Lait	0 l. 5
Bière	1 litre.

ce qui fournit 120 g. d'albumine et 3 050 calories.

Il convient de *varier les aliments*, en choisissant ceux qui entrent dans l'alimentation habituelle : lait; viande de boucherie et de volaille, jambon, lard, œufs, poissons frais; farines, semoule, tapioca, macaroni, nouilles; pommes de terre, pois secs, lentilles, haricots blancs et rouges; riz; haricots verts, pois frais, chicorée, épinards; fromages non fermentés; bouillon de viande.

Certains aliments, que nous retrouverons plus tard en signalant leur action nocive pour le nourrisson, doivent être défendus.

L'alimentation est répartie en quatre *repas*, dont deux grands et deux petits.

Comme *boissons*, permettez l'eau, la bière peu alcoolisée (bière pour nourrices) à raison de 1 l. 1/2 par jour, le cidre, le vin, à raison de 1/2 litre, et, après un des repas, un peu de thé ou de café. Entre les repas, donnez de l'infusion de tilleul, de camomille ou de feuilles d'oranger, de la décoction d'avoine torréfiée ou d'orge diastasée. Au total, il ne faut pas dépasser 2 litres à 2 l. 1/2 de liquide par vingt-quatre heures.

S'il survient de la *constipation*, insistez sur les légumes verts et sur les compotes, auxquelles on peut incorporer de l'agar-agar pulvérisé. Au besoin prescrivez des suppositoires et des lavements. Évitez les purgatifs, généralement contre-indiqués dans la constipation habituelle et accusés de diminuer le lait. Comme laxatifs, vous pouvez donner sans inconvénients, aux doses habituelles, *l'huile de ricin, le cascara sagrada, la magnésie.*

Si la sécrétion lactée baisse, insistez sur les farineux, auxquels on attribue une action favorable, et conseillez, sans trop de confiance, les MÉDICAMENTS GALACTAGOGUES. Leurs liste est longue. Je ne vous citerai que le *galega officinalis*, légumineuse employée comme fourrage pour les vaches laitières, préconisé par M. Carron de la Carrière et Mlle Grieniewitsch, et la *graine de cotonnier.* On prescrit :

L'*extrait de galega* (1 à 5 g. par jour), sous forme de pilules ou de sirop :

Extrait aqueux de galega	50 g.
Teinture de vanille	XX gouttes.
Sirop d'écorces d'oranges amères. . .	200 g.
Sirop simple	Q. S. pour 1 000 g.

1 à 4 cuillers à soupe par jour.

L'*extrait de graines de cotonnier* (12 à 15 g.), poudre blanche, insipide, qui se trouve en pharmacie mélangée à du sucre et que l'on prend délayée dans du lait.

Comme je vous l'ai dit, le plus puissant galactagogue est la succion. Il ne faut pas hésiter, surtout si l'enfant est faible et incapable d'exercer des succions énergiques, à recourir au massage et au trayage manuels.

L'hygiène locale comprend les soins destinés à assurer la *propreté* et *l'intégrité des seins.*

Pour éviter les gerçures et les crevasses du mamelon, si communes au début de l'allaitement, il faut faire pendant les dernières semaines de la grossesse, chaque jour, un savonnage à l'eau chaude, puis une lotion avec de l'eau additionnée d'un tiers d'alcool et un léger pétrissage avec les doigts enduits de vaseline.

Pendant l'allaitement, on lave le mamelon, avant et après chaque tétée, avec de l'eau bouillie, de l'eau boriquée ou de l'eau oxygénée diluée au quart. Entre les tétées, on le recouvre d'un linge fin pour éviter les frottements.

Si des fissures et des crevasses apparaissent, on continue les mêmes soins de propreté et, entre les tétées, on applique une compresse imbibée de la mixture suivante, préconisée par M. Marfan :

Eau de roses	40 g.
Glycérine.	20 —
Borate de soude.	8 —
Teinture de benjoin.	12 —

On peut encore les badigeonner avec une solution de bleu de méthylène à 5 p. 100 ou de nitrate d'argent à 1 p. 150, suivant les conseils de M. Dresch et de M. Bonnaire.

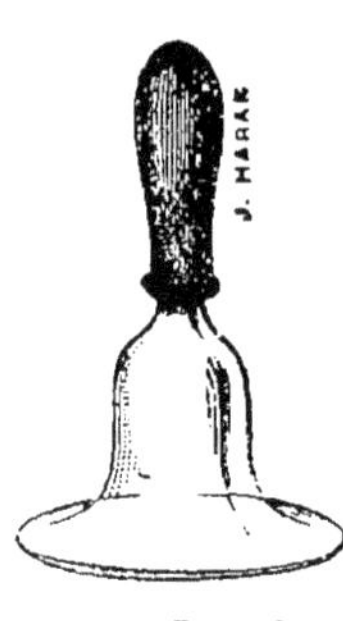

Fig. 11. — Bout de sein de Bailly.

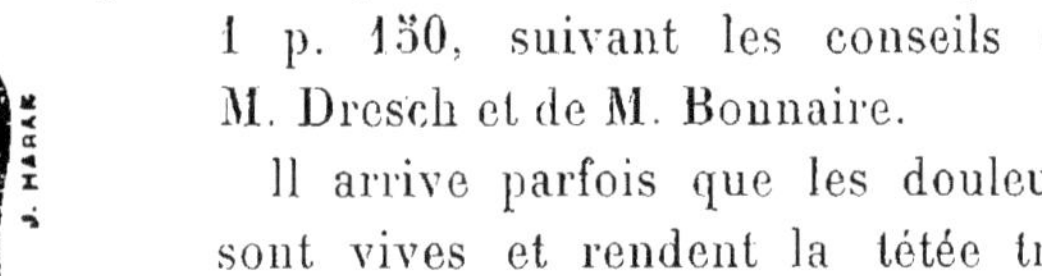

Il arrive parfois que les douleurs sont vives et rendent la tétée très pénible. On a conseillé dans ces cas l'emploi d'anesthésiques locaux, tels que la cocaïne. Il est préférable de ne pas y avoir recours et de se servir d'instruments, qui permettent d'éviter la succion directe. Il en existe différents modèles. Le *bout de sein* de Bailly (fig. 11), consiste en une capsule en verre, dont le rebord s'applique sur le sein et dont le sommet perforé est muni d'une tétine en caoutchouc. Les *téterelles* ou

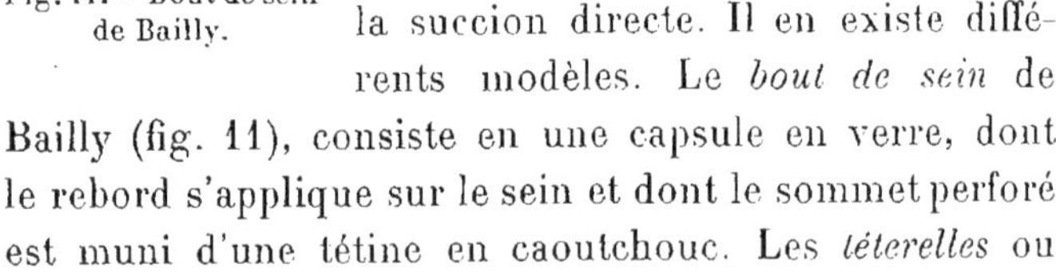

tire-lait de Bailly de Smester, d'Auvard (fig. 12), de Budin (fig. 13) de Mathers (fig. 14), etc., en diffèrent par

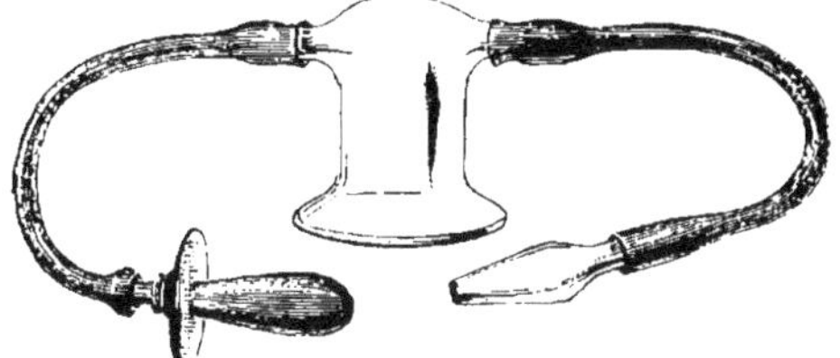

Fig. 12. — Tire-lait d'Auvard.

l'existence de deux orifices, où aboutissent des tubes de caoutchouc munis de tétines : la nourrice aspire

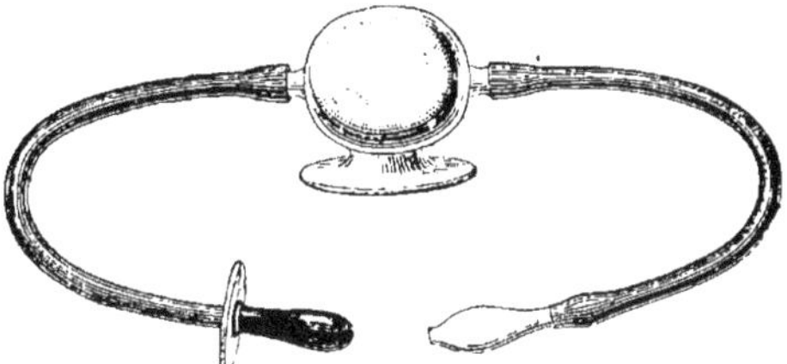

Fig. 13. — Téterelle de Budin.

par l'une d'elles et aide ainsi l'enfant qui tête l'autre.

Divers appareils permettent de vider le sein, quand la

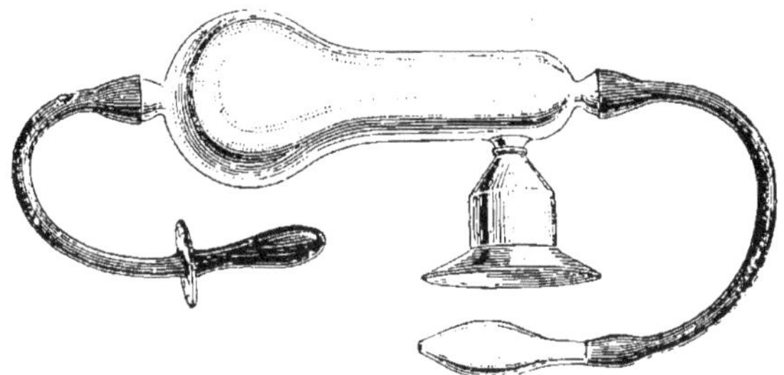

Fig. 14. — Tire-lait de Mathers.

tétée est impossible. Les uns, consistent dans une sorte de ventouse où on fait le vide à l'aide d'une balle de caoutchouc, comme le *tire-lait atmosphérique* (fig. 15). Les autres, bien supérieurs car ils ne provoquent pas de douleur, sont formés d'un récipient de verre s'adaptant sur le mamelon, dans lequel, avec une pompe spéciale, on retire et on laisse rentrer l'air alternativement : ce sont le *succi-pompe* de de Rohan et le *lacto-pompe* de Bru-

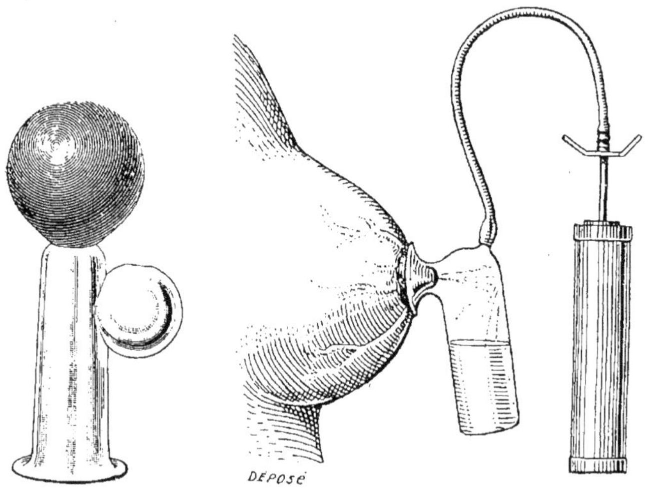

Fig. 15. — Tire-lait atmosphérique.

Fig. 16. — Lacto-pompe.

daine (fig. 16); ils permettent d'extraire 150 à 200 cm^3 de lait, que l'on donne ensuite à l'enfant.

Il faut avoir soin de nettoyer et de faire bouillir ces instruments chaque fois qu'ils ont servi.

*
* *

L'enfant sain, né de parents bien portants, allaité par une femme, qui suit les règles d'une bonne hygiène, se développe régulièrement en poids et en taille. Ses chairs sont fermes. Son sommeil est calme. Ses cris sont rarement persistants. Ses digestions sont régulières. Il a chaque jour une, deux ou trois selles caractéristiques, homogènes, demi-molles, d'odeur fade, nullement fécaloïde, de coloration jaune d'or, due à la bilirubine; parfois celle-ci s'oxyde à l'air et se transforme en biliverdine, leur donnant tardivement une teinte verte, qui n'a aucune signification pathologique.

Mais, pour que le nourrisson se porte bien, il faut qu'il tète régulièrement, qu'il prenne une quantité convenable de lait et que ce lait soit de bonne qualité. Trop souvent ces conditions font défaut, et il en résulte des troubles plus ou moins importants de la digestion et de la nutrition. Parfois enfin, bien que l'allaitement soit pratiqué dans les meilleures conditions possibles, l'enfant ne tolère pas le lait de femme.

Je dois vous donner quelques détails sur les **troubles provoqués par un allaitement naturel défectueux**.

Il y a *deux ordres de facteurs* susceptibles de troubler le cours de l'allaitement naturel : les uns *tiennent à l'alimentation*, les autres *à l'enfant*. Dans les deux cas, les symptômes sont de nature assez banale. L'enfant a des régurgitations, des vomituritions et même de véritables vomissements. Ses selles, de fréquence variable, deviennent plus ou moins liquides, grumeleuses, glaireuses, panachées de vert, de jaune et de blanc, ou franchement vertes. D'autres fois il est constipé. Tantôt son poids continue d'augmenter, tantôt, au contraire, il reste stationnaire ou diminue; ses chairs deviennent molles, sa peau moins élastique; il pâlit. Aussi c'est un interrogatoire portant sur toutes les circonstances de l'alimentation, plutôt que la constatation des phénomènes morbides eux-mêmes, qui permet d'en préciser l'origine;

ne craignez pas d'entrer dans les petits détails, d'être trop minutieux.

Les FACTEURS DÉPENDANT DE L'ALIMENTATION sont la *mauvaise réglementation de l'allaitement* et la *mauvaise qualité du lait.*

Souvent les femmes donnent le sein d'une façon très irrégulière, dès que l'enfant crie; d'autres, au contraire, fidèles aux règles édictées pour le nouveau-né, continuent à faire téter un enfant de quatre ou cinq mois strictement toutes les deux heures. L'estomac ne se vide jamais et la digestion gastrique se trouble par un mécanisme bien précisé par M. Tobler. Tôt ou tard les vomissements et la diarrhée apparaissent.

Souvent c'est un bébé à qui on laisse prendre autant de lait qu'il veut, que l'on pousse même jusqu'à réaliser un véritable gavage; il est *suralimenté* ou *hyperalimenté.* Pendant quelque temps, il assimile plus ou moins complètement l'excès d'aliment, il est en état de *surnutrition* : il profite, il est un gros enfant, dont la mère est fière. Mais un jour il devient dyspeptique, il vomit, a des selles mal digérées; il présente de l'eczéma ou des éruptions urticariennes; son poids augmente moins régulièrement, reste stationnaire ou même diminue, malgré de fortes doses de lait. Alors la famille s'inquiète.

Parfois c'est un nouveau-né qui prend le sein d'une nourrice mercenaire vigoureuse, sans qu'on ait la précaution de peser les tétées; aussi il vomit, ses selles sont liquides et verdâtres.

Sachez découvrir ces erreurs de technique, et, par leur suppression, vous guérissez rapidement l'enfant, si elles ne durent pas depuis trop longtemps. Pour prévenir la suralimentation du nouveau-né et la baisse du lait qui peut être la conséquence des petites tétées qu'il prend, il est utile de garder pendant les premiers jours, avec sa mère, l'enfant de la nourrice; celui-ci, mis au sein le second, achèvera de le vider.

Dans d'autres circonstances, vous découvrez que l'enfant prend de trop petites quantités de lait, est un *hypoalimenté*. Le tableau est assez caractéristique et, à la fin du XVIIIe siècle, Desessartz l'a peint d'une façon exacte : le bébé n'augmente pas de poids ou maigrit; il pousse des cris incessants, des cris de famine, mange ses poings, se jette avec avidité sur le sein et se remet à crier dès qu'on l'en sépare; ses selles sont rares, peu abondantes, en général vertes et glaireuses; souvent il a des vomissements. Il faut le bien connaître, pour éviter l'erreur trop commune de diagnostiquer une gastro-entérite, et, en conséquence, de réduire l'alimentation ou même d'ordonner la diète. Il s'observe dans deux circonstances principales qui ont été précisées par M. Variot, par M. Filliozat, par M. Prosper Merklen, par M. Jules Lemaire et par d'autres : ou bien la nourrice est insuffisante, ou bien la ration de lait est volontairement trop restreinte. L'*insuffisance de la nourrice* se rencontre à toutes les périodes de l'allaitement, mais surtout dans les débuts et au bout de quelques mois, alors que la sécrétion tend à s'épuiser. J'ai vu, il y a quelques années, avec M. Roger Voisin, un nouveau-né que sa mère voulait à tout prix allaiter malgré une sécrétion lactée presque nulle; il avait des vomissements et des selles vertes muqueuses; un traitement intempestif le conduisait à l'inanition. La *restriction volontaire* s'observe, quand on prend à la lettre certaines prescriptions relatives aux rations de lait : on voit des enfants qui meurent de faim alors que leur nourrice, pleine de santé, ne sait que faire de son lait. Suivant le cas, on change de nourrice, ou on donne du lait de vache, ou bien on laisse prendre davantage de lait : on assiste bientôt alors à la guérison des troubles digestifs et à l'augmentation du poids.

Quand l'enquête étiologique ne permet pas d'incriminer une technique défectueuse, il faut penser à la *mauvaise qualité du lait* et rechercher les causes capables de la déterminer. Tantôt l'analyse quantitative de ses composants en décèle une proportion anormale, tantôt elle reste muette et il faut accuser des substances nuisibles ou des microbes.

Il y a des *laits pauvres* qui contiennent une proportion insuffisante de beurre ou de caséine et qui, par suite, ont une valeur alimentaire médiocre. Ils peuvent entraîner les symptômes de l'hypoalimention décrits tout à l'heure; mais, en pareil cas, d'après M. Gaujoux, la diurèse paraît normale, au lieu d'être diminuée comme dans les autres.

Il y a des *laits riches* qui, inversement, renferment trop de beurre, ou de caséine, ou même de lactose et de sels : on accuse ces anomalies, surtout l'excès de beurre, de provoquer des troubles digestifs, des arrêts de croissance pondérale ou de l'amaigrissement, de l'eczéma, de l'urticaire. Un certain nombre de médecins, Guiraud, Jemma, Budin, Barbier, Combe, etc., ont rapporté des faits qui plaident dans ce sens. Il est possible qu'un lait trop riche, surtout si les rations sont un peu fortes, soit mal toléré. Encore ne faut-il pas se hâter de conclure : rappelez-vous les difficultés du prélèvement des échantillons à analyser et ne tenez compte que des examens faits dans de bonnes conditions; songez, d'autre part, que des enfants peuvent prendre, sans en être incommodés, des laits contenant jusqu'à 70 et 80 g. de beurre par litre, comme, par exemple, le Pr Morquio, l'a fréquemment constaté.

Tout en tenant compte de ces réserves, quand la composition d'un lait diffère trop de la moyenne, il y a intérêt à essayer de la modifier. On peut le faire dans une certaine mesure en changeant le régime alimentaire de la nourrice. Cette influence de l'alimentation est très discutée et nous retrouverons les mêmes discussions à propos du lait de vache; elle n'est pas admise par bien des médecins; elle serait à peu près nulle d'après l'opinion émise récemment encore, dans leur étude sur le beurre du lait de femme, par MM. Plauchu et Robert Rendu. Cependant MM. Barbier et Boinot, en réduisant la ration d'albumine et en augmentant celle des hydrates de carbone, ont obtenu la diminution de la caséine, l'augmentation du lactose et du beurre; en instituant un régime hyperazoté, ils ont augmenté la caséine et le beurre, mais peu modifié le lactose. La graisse alimentaire, n'a pas d'action manifeste sur la teneur du lait en beurre, d'après Engel et Plaut. Malagodi, etc. Au dire de M. Barlerin, l'extrait de graines de cotonnier accroît la caséine et le beurre.

Ce qui complique la question du régime des nourrices ayant des laits trop riches, c'est que l'excès de caséine et l'excès de beurre sont, en général, simultanés. On se bornera donc à prescrire des viandes maigres en petite quantité, des poissons blancs, des légumes verts, des fruits, et à restreindre les farineux, les graisses, les sucres.

Je ne m'arrête pas plus longtemps sur ce sujet; j'y reviendrai en étudiant l'alimentation des enfants malades.

D'autres facteurs peuvent également modifier la composition chimique du lait; mais les modifications, qu'ils entraînent, sont en général, inconstantes et assez minimes; ils paraissent agir surtout par des mécanismes différents. En voici un certain nombre choisis parmi les plus communs.

On voit parfois des vomissements, une diarrhée verte passagère, de l'érythème fessier, à la suite des *émotions morales* ressenties par la nourrice, d'une frayeur, d'une colère, d'une mauvaise nouvelle, d'un chagrin. Les mêmes phénomènes, accompagnés ou non d'une élévation thermique signalée par le Pr Weill, sont fréquents au moment des *périodes menstruelles*; ils apparaissent déjà dans les jours qui précèdent l'apparition des règles; ils n'ont en général aucune importance et disparaissent avec elles.

Souvent intervient une *alimentation défectueuse* de la nourrice. Je ne parle plus de l'influence d'un régime mal compris, sur laquelle je me suis suffisamment expliqué. J'ai en vue seulement le rôle de certains aliments. Des troubles digestifs passagers ou persistants, une stagnation des poids peuvent être la conséquence de l'ingestion d'huîtres, de coquillages, de choux, d'aliments avariés, etc.; à l'hospice des Enfants Assistés, comme l'ont signalé Sevestre et Lesage, et comme je l'ai souvent observé, les enfants ont de la diarrhée verte le jour où les choux entrent dans le menu des nourrices. Tantôt on peut incriminer le passage dans le lait de substances nuisibles ingérées avec les aliments : par exemple, dans le lait d'une nourrice qui abusait du chocolat et dont le nourrisson présentait des troubles digestifs inquiétants, M. Brandeis a trouvé de très nombreux cristaux d'oxalate de chaux. Tantôt ces causes agissent d'une façon indirecte, en provoquant chez la femme de la constipation ou de la diarrhée, phénomènes susceptibles d'intervenir pour leur propre compte. On ne saurait trop insister, je vous le répète, sur la régularité du régime et du fonctionnement de l'intestin chez les femmes qui allaitent.

Un facteur important est l'*abus des boissons alcooliques*. L'alcool passe en effet dans le lait. Sans doute il ne s'y retrouve qu'en petite quantité, 0 cm³, 25 environ pour 100 g. d'alcool ingéré, d'après les expériences de M. Nicloux. Mais l'ingestion d'une forte dose ou l'usage quotidien de faibles doses peuvent entraîner l'intoxication alcoolique du nourrisson. Bien des observations ont démontré son existence : l'enfant est agité, dort mal, présente de la rougeur du visage, de l'hyperesthésie générale; souvent il a des convulsions; il vomit, a de la diarrhée et maigrit. Découvre-t-on la cause, ce qui demande parfois beaucoup de perspicacité, et la supprime-t-on, les phénomènes ne tardent pas à disparaître.

Certains *médicaments*, pris par les nourrices ont une influence nuisible sur les nourrissons : la rhubarbe, le séné, les bromures, le chloral, les sels de quinine, l'opium, le chloroforme, l'arsenic, etc. Il faut être réservé dans leur emploi; s'il est indispensable, il est prudent, pour ceux surtout qui s'éliminent rapidement, de laisser un intervalle de trois ou quatre heures entre leur administration et la première tétée, et de vider le sein auparavant avec un tire-lait. Chaque médicament se comporte d'ailleurs à sa façon, comme l'ont établi de nombreuses recherches sur l'élimination des diverses substances par les glandes mammaires : par exemple, l'antipyrine, le salicylate de soude peuvent être donnés sans inconvénients. Je vous ai déjà parlé, dans ma dernière conférence, du mercure, de l'iodure de potassium, de l'arsénobenzol, à propos de la syphilis.

Interviennent également certaines *intoxications professionnelles* par le plomb, le mercure, le tabac.

Enfin les *maladies générales* ou *locales* ont une influence variable suivant leur nature, leur gravité et leur durée. Je vous l'ai déjà signalée en traitant des contre-indications qu'elles peuvent apporter à l'allaitement. Je vous mentionne les infections intestinales à staphylocoques, étudiées par M. Moro, que peut provoquer l'allaitement par une femme atteinte de galactophorite ; elles sont dues à l'ingestion des microbes virulents contenus dans le lait.

Jusqu'à présent, j'ai laissé de côté les FACTEURS DÉPENDANT DE L'ENFANT et je n'ai envisagé que l'influence exercée sur le nourrisson par la quantité et par la qualité du lait qu'il ingère. Celles-ci jouent un rôle important, mais il ne faut pas toujours l'exagérer. Des enfants prospèrent et ont des fonctions digestives régulières avec des quantités de lait très différentes des rations types que j'ai indiquées, avec des laits dont la composition s'éloigne notablement de celle du lait moyen que j'ai adoptée. Comme l'a exposé fort justement le Pr Maurel, il n'y a pas de rations normales, mais des *rations conventionnelles moyennes*, appropriées à des sujets donnés dans des conditions convenues ; la ration est « toujours personnelle, de plus, même pour une personne, elle ne correspond qu'à une période de temps divisée et quelquefois très courte ». Quand on parle de rations trop fortes ou de laits trop riches, il faut tenir compte des modalités particulières à chaque enfant. Tous n'ont pas la même capacité digestive ni la même activité nutritive, même à conditions égales d'âge, de taille ou de poids. « Chaque organisme, écrit M. A. Lesage, a sa personnalité, son coefficient de fixation. Chaque nourrisson tire un parti différent d'un même aliment. Vouloir identifier tous les enfants est une utopie. » A s'en tenir à la digestion des graisses, par exemple, facile à évaluer par les analyses des fèces, on voit, comme je l'ai constaté avec Prosper Merklen et Chahuet, comme l'a montré également M. Barbier, qu'il existe de grandes variations individuelles : tel enfant peut absorber des quantités de graisse supérieures aux quantités habituelles, tel autre est incapable d'absorber des quantités relativement faibles.

Il faut penser à ces faits dans la pratique. A côté des *suralimentations absolues*, que j'ai envisagées tout à l'heure, il y a des *suralimentations relatives*; à côté des troubles dus à l'excès de beurre ou de caséine dans le lait, il y a ceux, beaucoup plus fréquents, qui dépendent de la trop faible activité des organes du nourrisson. Nombre de bébés présentent des troubles digestifs, ont de l'eczéma et de l'urticaire, tant qu'on ne remplace pas une partie de la ration de lait de femme nécessaire par un autre aliment pauvre en graisse. La raison des phénomènes se trouve dans le *terrain organique*, que conditionnent des tares héréditaires, l'hérédité hépatique notamment, et des diathèses, les diathèses neuro-arthritique et lymphatique, admises depuis longtemps par les médecins français, la diathèse exsudative du Pr Czerny, la diathèse neuropathique du Pr Finkelslein.

Dans certains cas, le rôle de l'organisme est particulièrement évident et tient une place nettement prépondérante. Certains nourrissons ont de l'*intolérance pour le lait de leur mère* ou même *pour le lait de femme en général*. Cette intolérance peut survenir dans deux circonstances, être congénitale ou acquise.

L'*intolérance congénitale* apparaît plus ou moins tôt après la naissance. Elle se présente à des degrés divers.

Le plus souvent on constate des phénomènes analogues à ceux que j'ai pu observer chez un bébé de la ville.

Cet enfant est né le 1er octobre 1911, pesant 3 kg. 600, de parents bien portants; la mère a pu nourrir à peu près convenablement les trois aînés. Dès les premiers jours, il vomit facilement et a des selles assez fréquentes, demi-liquides, vertes; malgré une réglementation attentive, ces symptômes persistent et la croissance se fait mal; à la fin de novembre, ils augmentent et je dois instituer la diète hydrique. L'analyse du lait, faite le 16 novembre par M. Bidot, révèle 40 g. 50 de beurre, 12 g. 60 d'albuminoïdes, 74 g. 10 de lactose, 2 g. 40 de sels. Il ne s'agit donc pas de troubles attribuables à la composition du lait et d'ailleurs la restriction des doses n'avait donné aucun résultat. Après la diète hydrique, je donne du bouillon de poulet, puis du lait de vache écrémé. Les digestions deviennent bonnes. Mais, deux fois, des tentatives de reprise de lait maternel sont suivies de vomissements et de diarrhée, et il faut renoncer à le poursuivre. Dès lors, l'enfant, alimenté avec du lait de vache coupé d'eau sucrée, se développe régulièrement et digère bien.

Dans quelques cas, les symptômes sont plus menaçants. Un nouveau-né, observé par le Pr Bar, après chaque tétée de lait maternel, devient très pâle et a des évacuations vert foncé, mêlées d'un peu de sang. Après avoir essayé deux nourrices sans succès, il faut suspendre l'allaitement au sein. Plus de trois mois après, une nouvelle tentative, faite avec une autre nourrice, est suivie de baisse de poids et de pâleur, et ne peut être poursuivie.

L'*intolérance acquise* est plus habituelle. Elle ne survient, en général, qu'après une période de suralimentation ayant entraîné des troubles gastro-intestinaux plus ou moins sérieux. L'ingestion de petites doses de lait suffit parfois à provoquer des vomissements, de la diarrhée, des éruptions érythémateuses ou urticariennes, et même des phénomènes syncopaux.

L'intolérance peut porter également sur les laits d'autres espèces; nous retrouverons ces faits à propos de l'allaitement artificiel.

L'intolérance pour le lait observé chez le nourrisson ne relève pas toujours du même mécanisme. Tantôt, comme chez le nouveau-né, il s'agit d'une véritable *idiosyncrasie*, analogue à celle que l'on rencontre à tous les âges pour certains aliments; pour le Pr Finkelstein elle serait due à la *diathèse* ou *prédisposition neuropathique*. Tantôt, comme chez les enfants suralimentés, il s'agit d'une véritable *anaphylaxie*, ainsi que l'a montré le Pr Hutinel; les troubles gastro-intestinaux, qui permettent la pénétration dans la circulation d'albumines insuffisamment modifiées, en sont la condition; MM. Lesné et Dreyfus l'ont confirmé par leurs expériences.

* * *

Pour que l'allaitement naturel réussisse, il ne suffit pas que la mère soit en bonne santé ou que la nourrice mercenaire ait été bien choisie. Il faut qu'elles se soumettent à une *hygiène sévère, générale* et *locale*; le médecin doit s'assurer de son observation.

L'allaitement naturel, bien qu'il soit incontestablement le meilleur, *ne met pas*, en effet, le *nourrisson à l'abri des troubles de la digestion et de la nutrition*. Les uns sont la conséquence soit d'une *mauvaise direction des tétées*, soit d'une *adultération du lait* occasionnée par une hygiène défectueuse ou par la mauvaise santé de la femme qui allaite. Les autres sont dus à des *prédispositions particulières* de l'organisme de l'enfant; parfois il existe une susceptibilité spéciale, congénitale ou acquise, du nourrisson à l'égard du lait de femme.

Il importe de connaître les dangers que peut entraîner l'allaitement naturel mal conduit, pour les prévenir, et, dans chaque cas particulier, de reconnaître les fautes commises, pour les corriger.

SIXIÈME CONFÉRENCE

ALLAITEMENT ARTIFICIEL. LE LAIT DE VACHE

Problèmes posés par l'allaitement artificiel. — Définition du lait destiné à l'alimentation.
Le LAIT DE VACHE. — *Propriétés physiques.* — *Composition chimique.* Influence de la race, de l'alimentation. Beurre. Lactose. Matières azotées. Matières extractives. Matières minérales. — *Ferments solubles.* — *Valeur énergétique.*
Analyse pratique du lait. Densité; dosage du beurre, de la caséine, du lactose. — Appréciation de la qualité d'un lait.
Sophistications. Mouillage, écrémage.
Importance de *l'origine du lait* destiné aux nourrissons.
CONCLUSIONS.

Quand le nourrisson, au lieu d'être élevé au sein, est alimenté avec du lait de vache, de chèvre, d'ânesse ou de toute autre espèce animale, il est soumis à l'*allaitement artificiel.*

Nombreuses sont les circonstances où l'allaitement naturel est impossible et où l'allaitement artificiel s'impose. La conduite de ce dernier constitue un des points les plus délicats de l'hygiène infantile. Il exige, pour être couronné de succès, de la part de toutes les personnes qui y collaborent, une attention et un soin extrêmes. Le médecin doit en connaître tous les détails, pour pouvoir lui imprimer une direction utile et faire l'éducation des mères ou des nourrices.

Dans la pratique, c'est le *lait de vache* qui est le plus communément utilisé. C'est de lui dont je m'occuperai tout d'abord.

Une série de sujets doivent retenir notre attention; tous importent également à l'allaitement du nourrisson. Nous verrons quelle est la composition du lait de vache et sa valeur alibile; comment sa production et sa conservation doivent être assurées; de quelle façon enfin il doit être donné à l'enfant.

Au point de vue qui nous occupe, il ne faut pas se borner à dire que le lait est le produit de sécrétion des glandes mammaires de la vache. Il faut introduire dans la définition la notion du but qu'il doit remplir. Cette définition, le *Congrès de l'aliment pur*, tenu à Genève en septembre 1908, l'a faite de la façon suivante : « *Le lait est le produit intégral de la traite totale et ininterrompue d'une femelle laitière bien portante, bien nourrie et non surmenée. Il doit être recueilli proprement et ne pas contenir de colostrum...* » Si on ne tient pas compte de ces *desiderata*, on s'expose à utiliser des laits dangereux pour le nourrisson.

* * *

Le lait de vache est un liquide blanc ou blanc jaunâtre, de consistance légèrement crémeuse, de saveur douce, d'odeur fade.

Par le repos ou par la centrifugation, il se divise en une couche supérieure, la *crème*, et une couche inférieure, le *lait écrémé*.

Sa *réaction* est amphotère au tournesol, c'est-à-dire que le papier rouge bleuit légèrement et le papier bleu rougit légèrement; elle est légèrement acide à la phénolphtaléine. D'après Vaudin, l'acidité correspond à 1 g. 10 d'acide phosphorique par litre.

Sa *densité* à + 15° varie de 1 030 à 1 036; elle est en général de 1 031 à 1 033.

Son *point de congélation* Δ est compris entre — 0°54 et — 0°58. D'après M. Winter et M. Hamburger, il est de — 0°55 ou — 0°56.

Son *point d'ébullition* est au voisinage de 101°. Pendant le chauffage, il *monte* à + 80°; il se forme à ce moment une pellicule d'albumine coagulée, la *frangipane*.

Sa COMPOSITION CHIMIQUE est assez variable, car de nombreux facteurs peuvent intervenir pour la modifier. Aussi les moyennes adoptées par les auteurs diffèrent-elles sensiblement les unes des autres. Voici deux analyses assez concordantes qui établissent la composition d'un litre de lait :

	Conseil d'hygiène de Paris.	Michel-Perret.
	—	—
Densité	1 033	1 031
Eau	»	870 g.
Extrait sec	130 g.	130 —
Beurre	40 —	40 —
Lactose	50 —	47 — (anhydre)
Azote total	»	5 — 58
Matières azotées (caséine et albumines)	34 —	36 —
Sels	6 —	7 —

Somme toute, le lait de vache ne présente pas, au point de vue des rapports qui existent entre ses principaux éléments, les mêmes écarts que le lait de femme : en effet, il renferme, en chiffres ronds, 35 g. de matières azotées, 40 g. de beurre et 50 g. de lactose, au lieu de 14 g., 35 g. et 70 g.

Toutefois cette composition moyenne est loin d'être celle de tous les laits. Parmi les causes qui sont susceptibles de l'influencer, je retiendrai l'influence de la *race* et celle de l'*alimentation*.

La *race* joue un rôle particulièrement intéressant. Pour ne prendre que deux exemples dans les races françaises, voici, aux extrêmes, la composition des laits de la vache normande et de la vache morvandelle, d'après M. Gautrelet :

	Normande.	Morvandelle.	
	—	—	
Beurre	51 g. 1	36 g. 1	par litre.
Lactose	58 — 5	46 — 2	—
Matières azotées	34 — 0	28 — 5	—
Matières minérales	7 — 7	5 — 3	—

Le rôle de l'*alimentation* est discuté ; rappelez vous, à ce sujet, ce que je vous ai dit pour le lait de femme. Beaucoup d'éleveurs le considèrent comme capital. Mais il ne semble pas que cette opinion soit justifiée, à condition, naturellement, que la nourriture soit suffisante et que l'animal ne pâtisse pas. Les nombreuses expériences instituées conduisent à cette conclusion, formulée par M. Wauters dans sa communication au *Congrès international de laiterie* tenu à Stockholm en juillet 1911 : « Par une alimentation appropriée on peut arriver à augmenter la production du lait, mais il n'est guère possible d'en modifier la composition d'une façon durable ». C'est ainsi que l'ingestion d'eau ou d'aliments aqueux, tels que le fourrage vert, augmente la sécrétion lactée, mais diminue la quantité d'extrait et de beurre et réalise ce que l'on appelle le *mouillage au ventre*.

Je parlerai dans une autre leçon de l'action de *certains aliments*, qui, éliminés, par les glandes mammaires, donnent au lait des propriétés nuisibles pour les nourrissons, ainsi que des modifications apportées du lait par divers *états physiologiques* et par les *maladies* des vaches laitières.

Les autres influences, telles que celles du *moment de*

la traite, du *nombre des traites*, de l'*âge* de l'animal et du *nombre de vélages* sont d'une portée beaucoup moindre.

Passons maintenant en revue les PRINCIPAUX ÉLÉMENTS constitutifs du lait de vache. Après ce que je vous ai dit à propos du lait de femme, je puis être assez bref.

Le *beurre* est formé par les *globules gras* visibles au microscope; ils sont de dimensions assez petites; il n'y en a pas d'aussi gros que dans le lait de femme. Comme dans ce dernier, il est formé par des *éthers de la glycérine*; l'acide oléique s'y trouve en proportion moindre.

Le *lactose*, quoiqu'on en ait dit, est identique au point de vue chimique à celui du lait de femme, comme l'ont montré MM. Denigès, Porcher, Bonamartini.

Les *matières azotées* sont constituées principalement par la *caséine*. Elle présente les mêmes caractères chimiques que celle du lait de femme, mais en diffère par des propriétés biologiques, dont je vous parlerai plus tard. En outre le coagulum formé par l'action des acides étendus ou de la présure est dense et compact, englobe des globules gras et ne se redissout que lentement, à l'inverse de ce qui se passe pour la caséine du lait de femme.

En plus de la caséine, il existe de la *lactalbumine* et de la *lactoglobuline*, dont l'existence est mise en doute par M. Arthus, comme nous l'avons vu en étudiant le lait de femme. Je ne veux pas d'ailleurs m'étendre sur la chimie des albumines du lait, encore insuffisamment élucidée.

Les albumines ne constituent pas toutes les matières azotées du lait. L'azote total comprend encore une série de *matières extractives*. Nous les avons déjà rencontrées à propos du lait de femme. Je vous mentionnerai seulement la moindre teneur du lait de vache en *lécithines* (1 g. 13 par litre, d'après M. A Gautier) et en *nucléones* (0 g. 57 par litre).

Les *matières minérales* sont les mêmes que celles du lait de femme. Mais leur quantité diffère; elle varie d'ailleurs suivant la race de la vache laitière, comme le montrent les analyses de Pagès. Ce chimiste a dosé en moyenne :

Potasse K^2O	2 g. à 2 g. 50	par litre.
Soude Na^2O	0 — 50 — 0 — 90	—
Chaux CaO	1 — 20 — 2 —	—
Magnésie MgO	0 — 20	—
Chlore Cl	0 — 60 — 1 — 30	—
Acide phosphorique P^2O^5 . . .	1 — 40 — 2 — 50	—

Il faut noter la faible teneur en fer, qui peut jouer un rôle dans la production de l'anémie, si commune chez les enfants allaités artificiellement, et enfin la présence d'acide citrique à la dose de 1 g. à 1 g. 50.

Je dois enfin vous mentionner la présence des FERMENTS SOLUBLES déjà signalés dans le lait de femme. Le point le plus intéressant, en ce qui les concerne, est l'absence d'amylase et de ferment dédoublant le salol, la proportion de monobutyrinase moins grande que dans ce dernier, l'existence d'une oxydase, qui ne se rencontre nettement dans le lait de femme qu'à la période colostrale ou dans des conditions anormales.

Le lait de vache, ayant une composition chimique différente de celle du lait de femme, a également une VALEUR ÉNERGÉTIQUE autre. Le litre de lait contenant 130 g. d'extrait sec et 40 g. de beurre dégage 760 *calories brutes*, qui se décomposent ainsi :

Beurre	$40 \times 9{,}25 =$	370 cal. brutes.
Matières azotées	$36 \times 5{,}67 =$	204,12 —
Lactose	$47 \times 3{,}96 =$	186,12 —
		760,24 —

Mais le lait de vache n'est utilisé que dans la proportion de 90 p. 100 environ; aussi le nombre de *calories utiles* dégagées par un litre de lait est seulement de 690.

La valeur énergétique des laits varie naturellement suivant leur composition chimique. Les différences peuvent être très importantes. Par exemple, en nous reportant aux analyses données plus haut, nous voyons que le lait de la vache normande fournit 985 calories et celui de la vache morvandelle en fournit seulement 676.

De tout ce qui précède résulte la nécessité de connaître exactement la composition des laits destinés à l'alimentation des nourrissons. Les rations ne peuvent être établies que pour un lait de composition définie, ayant une valeur énergétique connue. Si ces renseignements font défaut, on s'expose, tout en faisant prendre une quantité de lait qui paraît convenable, à alimenter l'enfant trop ou trop peu.

* * *

L'analyse complète du lait est une opération trop compliquée pour être entreprise par le médecin. Il peut cependant faire quelques recherches simples et, de plus, il doit connaître les procédés utilisés pour pouvoir apprécier les résultats des analyses fournies par les chimistes. Je vous donnerai donc quelques indications à ce sujet; elles s'appliquent aussi bien au lait de femme qu'au lait de vache.

La DENSITÉ s'obtient à l'aide d'appareils appelés *lacto-densimètres*. Leur tige porte des chiffres qui indiquent les densités comprises entre 1014 et 1042. Ils sont gradués pour une température de + 15°; les corrections nécessitées par les différences de température sont faites à l'aide d'une table spéciale.

Les renseignements fournis par les lacto-densimètres n'ont qu'une valeur médiocre. Ils exposent à des erreurs dues aux méthodes employées pour leur graduation. De plus l'écrémage et l'addition d'eau habilement combinés peuvent ne pas modifier la densité, car, si la première opération l'augmente, la seconde la diminue; il est toujours nécessaire de doser le beurre pour déceler ces fraudes.

Si on n'a qu'une petite quantité de lait à sa disposition, s'il s'agit de lait de femme par exemple, on utilise, pour rechercher la densité, la *méthode du flacon*. Dans un flacon spécial à col étiré, on pèse successivement le lait et de l'eau distillée à la température de 15-17°. Le rapport des deux poids indique la densité.

Le DOSAGE DU BEURRE peut être fait par divers procédés. Le plus utilisé est celui d'Adam.

On se sert d'un *galactotimètre* d'Adam : c'est un appareil en verre, composé d'un tube muni d'un robinet et d'un réservoir. On y lit deux graduations correspondant à des capacités de 10 cm³ et de 32 cm³.

On introduit par aspiration le lait jusqu'au trait 10, puis on ajoute de la liqueur d'Adam jusqu'au trait 32.

La *liqueur d'Adam* se compose de :

Ammoniaque pure	30 cm³.
Alcool à 90°	833 —
Eau distillée.	Q. S. pour 1 000 cm³.
Éther à 65°	1 100 cm³.

Le lait et la liqueur d'Adam une fois introduits, on bouche, on mélange en retournant à plusieurs reprises et on laisse reposer sur un support.

Après un quart d'heure, on décante à l'aide du robinet le liquide inférieur, en laissant la couche supérieure, qui est constituée par l'éther tenant en solution le beurre. On introduit de l'eau distillée, qu'on soutire après quelques instants de repos.

Enfin l'éther est versé dans une capsule et évaporé. Le résidu est pesé; il représente le beurre contenu dans 10 cm³ de lait.

Le dosage du beurre est facile et peut être fait partout. Dans la pratique, c'est lui qui donne, en tenant compte des réserves que je formulerai tout à l'heure, les résultats les plus précis sur la valeur du lait.

Le DOSAGE DE LA CASÉINE est plus compliqué et ne peut être pratiqué que dans un laboratoire.

Pour le *lait de vache*, on mélange :

Lait	10 cm³.
Eau distillée	50 —
Acide acétique cristallisable	II gouttes
Et, avec de l'eau, on complète	100 cm³.

Un précipité se forme. On le recueille sur un filtre taré. On le lave successivement à l'eau très légèrement acidulée par l'acide acétique, à l'alcool et enfin à l'éther, pour enlever le beurre. On sèche à 100° et on pèse. La différence entre le poids trouvé et le poids initial du filtre donne le poids du précipité.

Ce poids représente celui de la caséine et des sels, qui ne sont pas dissous. On incinère dans un creuset de platine et on pèse. Le poids des sels, qui seuls sont restés, retranché du poids total, donne le poids de la caséine pure.

Pour le *lait de femme*, cette méthode ne peut servir, car la caséine n'est qu'imparfaitement précipitée. Il faut employer des procédés plus délicats, que je ne vous décrirai pas.

Le DOSAGE DU LACTOSE se fait avec une liqueur de Fehling titrée par rapport à une solution de lactose de concentration connue. On emploie soit le lait privé de beurre par la méthode d'Adam, soit le lait préalablement traité par des méthodes assez compliquées. Le dosage du lactose ne constitue pas une opération utilisable en clinique.

Pour le dosage du lactose dans le lait de vache, on peut se servir du *polarimètre* ; je rappelle que ce sucre est dextrogyre. Mais, pour doser le lactose du lait de femme, cet instrument ne peut être utilisé à cause de la présence d'une substance lévogyre.

Le DOSAGE DES AUTRES SUBSTANCES contenues dans le lait est du ressort de la chimie pure.

Dans la pratique, *pour apprécier la qualité d'un lait*, il est d'usage de tenir compte surtout de la teneur en beurre. On distingue souvent les laits de vache en :

Très bons . . .	contenant plus de	40 g.	de beurre	par litre.
Bons.	—	35 à 40	—	—
Médiocres . . .	—	30 à 35	—	—
Mauvais	— moins de	30	—	—

Mais c'est là une estimation insuffisante, quand il s'agit d'un lait destiné à des nourrissons. Des laits, provenant d'une race peu beurrière, peuvent être utilisés avec succès pour leur alimentation. D'autre part, il ne faut pas négliger les autres substances, qui sont au moins aussi importantes ; or les variations du lactose et de la caséine ne sont pas toujours parallèles à celles du beurre.

Il convient donc de demander des analyses complètes.

Celles-ci sont également nécessaires, comme l'a montré le Pr Porcher, pour dépister les deux SOPHISTICATIONS du lait les plus communes : le *mouillage* et l'*écrémage*. Elles sont extrêmement nuisibles aux enfants, d'une part, par l'addition d'eaux malpropres qui le souillent, d'autre part, par la diminution de sa valeur alimentaire. Nous en verrons les conséquences dans une prochaine leçon.

Des règlements officiels fixent la *quantité minima de beurre* que doit contenir un lait pour être considéré comme apte à l'alimentation : on considère comme douteux un lait qui contient moins de 30 g. de beurre par litre. Mais, d'après M. Porcher, cette appréciation est critiquable pour deux raisons. « La fixation d'un minimum est un encouragement, une prime à la fraude, et a pour conséquence immédiate et certaine la vente de laits dont la richesse en beurre ne dépasse jamais la limite exigée. Elle peut être, d'autre part, la source d'erreurs fâcheuses; elle peut éloigner de la consommation des laits sains, purs, qui n'ont pas le taux voulu de matière grasse. »

Dans les conditions actuelles de l'approvisionnement des grandes villes cette mesure n'en est pas moins un *mal nécessaire*. Il faut souhaiter que ce mal disparaisse, quand ces conditions auront été modifiées et que la production du lait sera soumise à une surveillance effective.

Il convient, avant tout, *de se préoccuper de l'origine du lait destiné aux nourrissons*, pour éviter l'emploi d'un lait sophistiqué. Malheureusement, si la chose est assez facile dans la classe aisée, qui peut payer le lait un prix élevé, elle l'est beaucoup moins dans la classe ouvrière, qui achète, moyennement une somme modique, le lait au hasard. J'étudierai dans les leçons suivantes les moyens pratiques d'obtenir un lait de bonne qualité et à la portée de tous.

* * *

Il importe, en résumé, pour pratiquer l'allaitement artificiel dans de bonnes conditions, d'avoir un *lait de composition précise.*

Un bon lait de vache a la *composition chimique* moyenne suivante par litre : extrait sec, 130 g., beurre 40 g., lactose 50 g., matières azotées, 35 g. Sa *valeur énergétique* est de 760 calories brutes ; le nombre de calories utiles n'est toutefois que de 690.

Tous les laits n'ont pas forcément cette composition moyenne. Il y a d'excellents laits, dont la teneur est très différente. La *principale cause des variations* résulte de la race de l'animal producteur ; l'influence de l'alimentation est discutable. Ces laits peuvent servir à l'alimentation ; le tout est de connaître leur composition.

L'*analyse du lait*, pour avoir quelque valeur, doit être complète ; elle comporte le dosage des divers éléments et ne doit pas se borner à celui du beurre. Elle ne peut être faite que par un chimiste expérimenté.

Les *sophistications* les plus communes, l'écrémage et le mouillage, ont des conséquences nuisibles. Elles sont difficiles à mettre en évidence dans les conditions actuelles de la vente du lait. Aussi doit-on s'attacher à *n'utiliser qu'un lait d'origine connue.*

SEPTIÈME CONFÉRENCE

PRODUCTION ET CONSERVATION DU LAIT DE VACHE DESTINÉ AUX NOURRISSONS

Conditions requises pour un lait destiné aux nourrissons.

PRODUCTION DU LAIT DE VACHE. — *Choix des vaches laitières.* Races, aptitudes individuelles, âge et nombre de vêlages; lait colostral, lait de vache en état de gestation, en période de rut. — *Alimentation.* Aliments permis, aliments à éviter. — *État de santé.* Épreuve de la tuberculine. — *Hygiène de l'étable.*

TRAITE. — Absence habituelle de soins. Précautions à prendre. Lait aseptique. Traite mécanique. Santé du trayeur.

MICROBES DU LAIT. — *Microbes saprophytes.* Pullulation, influence de la température ambiante; agents de la fermentation lactique ou microbes acidifiants; agents de la fermentation butyrique; ferments de la caséine ou bactéries protéolytiques; oïdium lactis. — *Microbes pathogènes.*

PROCÉDÉS DE CONSERVATION. — *Procédés chimiques.* Addition d'antiseptiques, de bicarbonate de soude; acide carbonique, oxygène sous pression. — *Procédés mécaniques.* Centrifugation, filtration. — *Procédés physiques.* Froid : refroidissement, congélation. Chaleur : stérilisation relative ou absolue. Ébullition; chauffage au bain-marie à 100°, appareils du type Soxhlet; pasteurisation; tyndallisation; surchauffage. — *Fixation* ou *homogénéisation.*

CONCLUSIONS.

Donner aux nourrissons un lait de bonne qualité est indispensable pour le succès de l'allaitement artificiel. Un *bon lait* n'est pas seulement celui qui *possède la composition chimique voulue*; c'est celui qui, de plus, *est produit* et *conservé dans certaines conditions*. Il faut que la santé et l'hygiène de la vache laitière soient irréprochables pour éviter le passage de substances nuisibles à travers les mamelles. Il faut que la traite soit faite avec des précautions particulières pour réduire au minimum la souillure du lait à ce moment. Il faut enfin que la conservation du lait soit assurée à l'abri des pullulations microbiennes jusqu'au moment de sa consommation.

Tous ces problèmes doivent retenir notre attention. J'étudierai donc :

1° La *production du lait de vache.*

2° La *traite.*

3° La *conservation du lait.*

* * *

Le médecin ne doit pas se désintéresser de la **production du lait de vache**. Sans doute, il n'est pas de son ressort d'entrer dans tous les détails que comporte cette importante question. Mais il lui faut connaître les principes généraux qui lui permettront de choisir à bon escient le lait à prescrire.

Le CHOIX DES VACHES LAITIÈRES n'est pas indifférent.

Je vous ai signalé les différences considérables qui peuvent exister dans la teneur des laits en beurre, en lactose, en caséine et en matières minérales, suivant les *races*, et j'ai pris comme exemple, deux types extrêmes, la vache normande et la vache morvandelle. D'une façon générale, en tenant compte du beurre. car les autres éléments ne varient pas forcément dans le même sens, certaines races, la normande, la bretonne. la jersiaise, la flamande, la suisse, fournissent des laits riches, contenant 40 g., 50 g. et même 60 g. de beurre par litre, tandis que d'autres, la charolaise, la morvandelle, la hollandaise donnent des laits plus pauvres renfermant 35 à 37 g. de beurre par litre. Les rations de lait et les coupages doivent donc varier suivant qu'on utilise le lait de telle ou telle espèce. Si le lait provient de grandes exploitations, il est à souhaiter que le troupeau soit composé d'animaux de diverses races pour obtenir, par le mélange des laits, un produit de composition moyenne; d'après M. Lucas, deux tiers de vaches normandes et un tiers de vaches flamandes constituent une bonne proportion.

Pour les vaches d'une même race, il faut tenir compte des *aptitudes individuelles* : il y a de bonnes et de mauvaises laitières. L'influence se fait surtout sentir quand le lait provient d'un seul animal ou d'un petit nombre de laitières.

Bien que l'*âge de l'animal* et le *nombre des vêlages* n'aient qu'une influence minime sur la composition du lait, on utilise de préférence des animaux de cinq ou six ans, qui en sont à leur troisième vêlage; mais on peut très bien employer les laits d'animaux dont l'âge est compris entre deux ans et demi environ et huit ou neuf ans, et qui sont de leur premier à leur sixième vêlage.

Il faut éviter le *lait colostral*, sécrété pendant la semaine qui suit la parturition ; le lait d'une *vache en état de gestation*, car dès le début apparaissent des altérations histologiques, bien étudiées par MM. Alessi et Carapelli, de Palerme; le lait des animaux en période de *chaleur* ou de *rut*. Dans ces états divers, le lait peut contenir des substances nuisibles pour l'enfant. Pour éviter le dernier de ces facteurs, on a souvent recours à la *castration*, qui rend la lactation régulière, sans modifier la composition du lait.

L'ALIMENTATION doit être l'objet d'une surveillance toute spéciale. Sans doute, comme nous l'avons vu, il ne semble guère possible de modifier d'une façon durable la composition chimique d'un lait par le régime alimentaire; mais un régime convenable n'en est pas moins indispensable pour entretenir la santé de l'animal et, par conséquent, pour lui permettre de fournir un bon lait. Les meilleurs aliments sont le foin sec, les farines d'orge, d'avoine, de maïs, la menue paille, le son de blé et de seigle. D'après un certain nombre d'auteurs, il vaut mieux ne donner que des aliments secs; pour d'autres, il n'y a pas d'inconvénients et il y a même avantage, pour assurer le fonctionnement régulier de l'intestin, à leur associer des aliments frais, de la luzerne et du fourrage vert pendant l'été, de la betterave et des pommes de terre pendant l'hiver. Il faut se méfier de l'herbe verte et de toute une série de substances souvent employées, drèches, tourteaux, etc., qui communiquent au lait des propriétés dangereuses; je reviendrai sur ce sujet en étudiant les troubles qu'elles peuvent provoquer chez les nourrissons.

Comme l'usage de l'herbe verte entraîne souvent des inconvénients, l'opportunité de la *mise au pâturage* est discutée. Certains médecins et agronomes la déconseillent et préfèrent garder les vaches à l'*étable*, ne permettant que des sorties régulières et de durée limitée.

La SANTÉ des vaches doit être bonne. Il faut exclure les animaux malades, qui peuvent fournir un lait mauvais, soit par une composition chimique défectueuse, soit par la présence de microbes ou de toxines. En particulier, il faut rechercher d'une façon systématique la *tuberculose*, qui est extrêmement fréquente chez les bovidés et qui constitue une source de contagion, dont je vous montrerai plus tard l'importance. Toutes les vaches laitières doivent être soumises à l'épreuve de la tuberculine; il serait à désirer que les animaux donnant une réaction positive fussent exclus, car les vétérinaires sont d'accord sur la difficulté d'apprécier cliniquement l'étendue et la diffusion des lésions. Il convient toutefois de ne pas accorder à l'épreuve de la tuberculine une confiance trop absolue : des vaches atteintes de tuberculoses avancées peuvent ne pas réagir; les vaches réagissant à une première injection perdent la propriété de réagir pendant un temps plus ou moins long à une seconde, fait bien connu des fraudeurs.

Enfin l'HYGIÈNE DE L'ÉTABLE doit être bien comprise, au point de vue de l'éclairage, de l'aération, du nettoyage. Les vaches seront tenues dans un grand état de propreté.

En résumé, la production d'un bon lait pour l'alimentation des nourrissons exige : 1° une vache de bonne race et en bonne santé, ne réagissant pas à la tuberculine; 2° une alimentation choisie; 3° une étable judicieusement construite et proprement tenue.

Pour obtenir la réalisation de ces desiderata, les hygiénistes demandent depuis longtemps l'*inspection obligatoire des vacheries* et le contrôle de la production du lait.

*
* *

La traite n'est en général l'objet d'aucun soin. Le pis de l'animal reste sale, le trayeur ne se lave pas les mains, les vases ne sont soumis qu'à un nettoyage succinct. Aussi trouve-t-on dans le lait un grand nombre d'impuretés, qui peuvent atteindre jusqu'à 22 cg. par litre, et des microbes variés.

Il convient de demander pour la traite des précautions particulières. Autant que possible on la fera dans une salle spéciale et non pas dans l'étable, où voltigent toujours de nombreuses poussières; en tout cas, avant de traire, on évitera tout mouvement dans l'étable. On lavera à l'eau tiède et au savon les mamelles et les trayons. Le trayeur se brossera et se savonnera les mains. Les vases seront lavés avec de l'eau propre contenant 1 p. 100 de carbonate de soude, puis passés à l'eau bouillante. Les premiers jets de lait, chargés des microbes qui vivent à l'extrémité des canaux galactophores, seront recueillis à part. Enfin on pourra recevoir le lait sur un filtre constitué par un linge propre.

Malgré toutes les précautions le lait contient toujours des germes; mais, quand elles sont prises, ceux-ci sont beaucoup moins nombreux que dans le lait trait dans les conditions ordinaires. Dans la pratique, il est à peu près impossible d'obtenir un lait dépourvu de germes.

Il existe cependant des établissements, où, avec des soins spéciaux, on obtient un *lait aseptique* ou pratiquement tel, qui ne contient pas de bactéries ou n'en contient qu'un très petit nombre. On en trouve quelques-uns dans la région parisienne. La traite est faite avec les mêmes précautions qu'une opération chirurgicale : désinfection du local affecté à la traite, désinfection du pis de la vache, désinfection des mains du trayeur, désinfection des vases. De plus, le lait est refroidi immédiatement après la traite; ce refroidissement a, en effet, nous le verrons, une grande utilité pour la conservation.

Pour éviter la souillure des trayons par les mains, on emploie quelquefois la *traite mécanique*. Elle se fait avec des appareils consistant essentiellement en des cylindres de caoutchouc que l'on fixe sur chacun des trayons et dans lesquels on fait le vide avec une pompe pneumatique. La plupart de ces appareils présentent des inconvénients, qui, d'après M. Drouineau, n'existent plus avec telle machine à traire de construction récente : ils sont difficiles à stériliser, ne vident pas complètement la mamelle et entraînent assez rapidement l'affaiblissement de la sécrétion lactée.

Une dernière recommandation à faire, c'est que *le trayeur soit en bonne santé* et ne soit pas convalescent d'une maladie infectieuse. On a vu, par exemple, la fièvre typhoïde se transmettre par l'ingestion d'un lait qu'avait contaminé un trayeur porteur de bacilles.

Somme toute, il faut exiger que le lait soit trait proprement et recueilli dans des vases propres. Dans certains cas spéciaux, on demandera un lait aseptique. Mais celui-ci est un *lait de luxe*, qui se vend cher, et qui, par conséquent, ne peut être utilisé que pour un petit nombre de nourrissons. Nous aurons d'ailleurs à discuter ultérieurement si l'emploi d'un tel lait s'impose par des qualités particulières.

*
* *

A moins de précautions très minutieuses, le lait de vache contient toujours des **microbes** après la traite. Ces microbes proviennent des canaux galactophores, du pis de la vache, des mains du trayeur, des vases, de l'air.

Il est d'usage de les distinguer en microbes *saprophytes* et en microbes *pathogènes*.

Les MICROBES SAPROPHYTES se rencontrent en plus ou moins grand nombre dans tous les laits. Ils y provoquent des processus de fermentation ou de putréfaction, en en décomposant les éléments constitutifs.

Peu nombreux au moment de la traite, ils pullulent avec une extrême rapidité dans l'excellent milieu nutritif qu'est le lait. Leur pullulation est d'autant plus considérable que la température est plus chaude. Un même lait, conservé à des températures différentes, contient au bout de 15 heures, d'après les analyses de M. Miquel :

100 000	bactéries par centimètre cube,	s'il a été	conservé à	+ 15°
72 000 000	—	—	—	+ 25°
165 000 000	—	—	—	+ 35°

Les *espèces saprophytes* sont nombreuses. En 1903, MM. Henri Tissier et Gasching, dans leurs recherches sur la fermentation du lait, en ont isolé 13, qui se rencontrent plus ou moins constamment.

Avec Pasteur et Duclaux, on peut les ranger en trois groupes.

Le *premier groupe* de microbes comprend les *agents de la fermentation lactique, microbes acidifiants du lait* ou *microbes saccharolytes*. Ils transforment le lactose en acide lactique, suivant la formule que je vous ai déjà donnée; certains d'entre eux poussent plus loin leur action; ils forment des acides, acétique, formique, succinique, et des produits cétoniques. Parmi les plus constants sont le *Bacillus lacticus* de Pasteur, qui n'est pas le plus commun, des *microcoques* divers, des *streptocoques*, le *Bacterium coli*, le *Bacterium lactis aerogenes* d'Escherich, le *Bacillus acidiparalactici*, le *Bacillus lactopropylbutyricus*.

Dès que l'acide lactique atteint le taux de 7 ou 8 p. 1 000, la caséine, qui n'est soluble que grâce à la présence des phosphates alcalins, se précipite; le lait se caille. La précipitation se produit même avec une acidité moindre, quand on chauffe le lait; c'est là un fait d'observation courante, bien connu des ménagères.

Lorsque l'acide lactique atteint le taux de 16 à 20 p. 1 000, la fermentation lactique s'arrête; cet arrêt a lieu généralement au bout de 8 ou 10 jours.

Le *deuxième groupe* de microbes comprend les *agents de la fermentation butyrique*. Elle est due au *Bacillus butyricus* de Pasteur, avec lequel on identifie le *Bacillus amylobacter* de Trécul et Van Tieghem, et à d'autres microbes. D'après MM. Tissier et Gasching, son agent est surtout le *Bacillus lactopropylbutyricus*.

Ces microbes agissent sur l'acide lactique qu'ils transforment en acide butyrique. Ils commencent à agir et deviennent inactifs avant la fin de la fermentation lactique. La fermentation butyrique s'arrête, d'après Tissier et Gasching, avec une acidité de 4 p. 10 000.

La fermentation butyrique donne au lait une odeur désagréable de beurre rance.

Le *troisième groupe* de microbes enfin est constitué par les *ferments de la caséine* ou *bactéries protéolytiques*. Ce sont notamment le *Bacillus subtilis* ou bacille du foin, le *Bacillus mesentericus vulgatus* ou bacille de la pomme de terre, les *Tyrothrix* de Duclaux. Ils sécrètent un ferment, analogue à la présure, qui coagule la caséine en milieu neutre ou alcalin, et un second ferment, la *caséase* de Duclaux, qui la liquéfie et la peptonise.

Bien d'autres espèces peuvent se rencontrer. MM. Flügge et Lübbert en ont isolé seize dans du lait bouilli : douze étaient des aérobies ou des anaérobes facultatifs, quatre des anaérobes obligatoires exerçant une véritable action putréfiante. M. Jemma, il est vrai, n'a pu obtenir les mêmes résultats.

Ces divers microbes ne se développent que tardivement. Il faut, pour qu'ils puissent pulluler, l'intervention préalable d'un champignon, l'*Oïdium lactis*, qui vit en milieu acide et alcalinise le milieu.

Ces microbes possèdent des spores, qui ne sont pas détruites à 100°. Ils peuvent donc germer quand, par le chauffage à cette température, on a détruit les agents de la fermentation lactique. J'aurai l'occasion d'en parler à nouveau à propos de certains procédés de stérilisation.

Les MICROBES PATHOGÈNES du lait qui, pour la plupart, ne se distinguent des saprophytes que d'une façon toute théorique, peuvent provenir de la vache ou de l'extérieur. Parmi les premiers, je citerai les *streptocoques* et les *staphylocoques pyogènes*, au cas d'infection des mamelles, le *micrococcus enteritis*, le *bacille tuberculeux*, l'*agent de la fièvre aphteuse* ; parmi les seconds, le *bacille typhique*, le *vibrion cholérique*, etc. Les uns et les autres ne se rencontrent que d'une façon occasionnelle.

* * *

Il était nécessaire de vous exposer ces quelques notions relatives à la bactériologie du lait, pour vous convaincre de la nécessité des mesures destinées à sa conservation. Elles se proposent, soit de s'opposer à la pullulation des germes, soit de les détruire. Je grouperai les unes et les autres et vais passer en revue les procédés mis en œuvre. On peut les classer en *procédés chimiques*, en *procédés mécaniques* et en *procédés physiques*.

Je ne fais que signaler les PROCÉDÉS CHIMIQUES. Ils consistent dans l'addition au lait de *substances antiseptiques* : acide borique, borax, acide salicylique, chromates alcalins, formol, eau oxygénée. Ils doivent être interdits, car les substances employées peuvent être toxiques pour le nourrisson, même à petites doses. Le bicarbonate de soude doit être également défendu, parce qu'il n'empêche pas la pullulation des microbes, mais, en s'opposant à l'acidification, retarde la coagulation et masque leur développement.

Dans ce groupe, on peut ranger l'emploi de l'*acide carbonique* ou de l'*oxygène sous pression*. Le lait soumis à l'oxygène conserve la couleur et le goût du lait frais.

Dans les PROCÉDÉS MÉCANIQUES rentrent la *centrifugation*, préconisée par Hueppe en 1891, et la *filtration* sur coton hydrophile stérilisé et imbibé d'eau stérile, proposée par Siebert. Il ne privent pas le lait de microbes.

Les PROCÉDÉS PHYSIQUES sont les seuls à retenir. Ils consistent dans l'utilisation du *froid* ou de la *chaleur*.

Le *froid* empêche le développement des microbes, mais ne les détruit pas.

Le lait ne se refroidit que lentement après la traite et la température élevée qu'il garde facilite le développement des germes. Aussi le refroidissement rapide, obtenu aussitôt après la traite en plongeant le récipient dans de l'eau froide ou de la glace, retarde les pullulations microbiennes. C'est une bonne précaution à prendre, même si le lait doit être stérilisé ultérieurement par la chaleur. De même le transport dans des wagons frigorifiques ou dans des vases entourés de glace est à recommander; il suffit d'une température inférieure à + 12° pour assurer la conservation.

La *congélation* du lait à — 10° et au-dessous permet sa conservation et son transport à longues distances. On lui reproche de ne pas fournir, au moment du réchauffement, un liquide parfaitement homogène.

La *chaleur* constitue le procédé de choix pour la conservation du lait, car elle détruit les microbes et le *stérilise*.

La stérilisation est plus ou moins complète suivant les conditions où la chaleur est utilisée. Les *microbes asporulés*, tels que les agents de la fermentation lactique, sont détruits par l'exposition à 60° pendant 30 minutes, à 80° pendant 20 minutes, par l'ébullition pendant 5 ou 6 minutes. Les *microbes sporulés*, tels que les ferments de la caséine, le sont seulement par l'exposition à 105° pendant une heure, à 108° pendant 30 minutes, à 110° pendant 15 minutes. Suivant les modalités, la stérilisation est donc *relative* ou *absolue*.

La stérilisation relative s'obtient par *l'ébullition*, le *chauffage au bain-marie* à 100°, la *pasteurisation*.

La stérilisation absolue se fait par la *tyndallisation* ou par le *surchauffage*.

L'*ébullition* est un procédé de stérilisation domestique d'usage courant. Le lait, chauffé à l'air libre, monte vers 80°, par suite de la formation d'une mince pellicule d'albumine coagulée, la frangipane; on doit la briser, pour pouvoir atteindre la température d'ébullition, 100°-101°, et laisser bouillir pendant 5 ou 6 minutes.

Il existe des vases spéciaux, munis d'une plaque perforée qui brise la pellicule.

Le lait bouilli doit être refroidi assez rapidement et conservé dans le même vase; on le protège avec un couvercle, pour éviter les souillures. Il peut être gardé plusieurs heures, surtout s'il est mis au frais.

L'ébullition modifie la composition du lait : la teneur en beurre est plus élevée, par suite de l'évaporation de l'eau; les matières albuminoïdes sont diminuées par suite de la formation de la pellicule; le lactose reste assez fixe. Voici des analyses de M. Girard :

	Avant l'ébullition.	Après l'ébullition.
	—	—
Eau	882,7	864,5
Beurre	38,1	44,7
Caséine et albumine	44,6	34,2
Lactose	49	50

Le *chauffage au bain-marie à 100°* a été préconisé par Soxhlet, de Munich, en 1886, et par Escherich, en 1890.

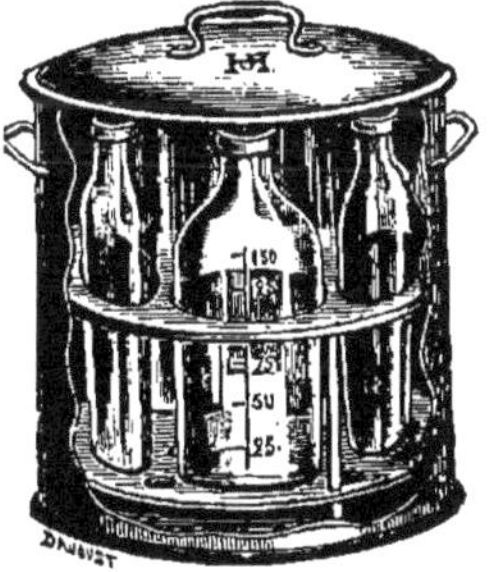

Fig. 17. — Appareil Soxhlet-Budin.

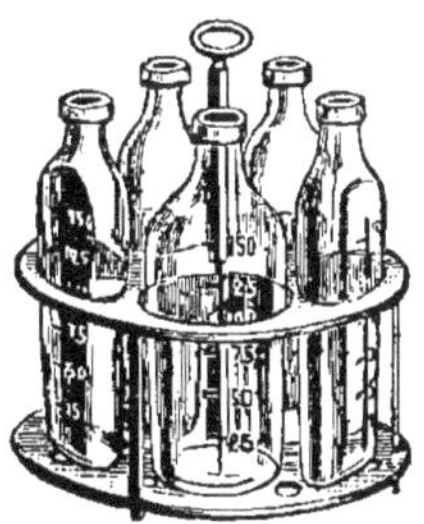

Fig. 18. — Appareil Soxhlet-Budin.

On se sert en général de l'appareil imaginé par Soxhlet; il en existe des types divers, dus à Soltmann, à Budin et Gentile (fig. 17 et fig. 18), etc.

L'appareil se compose :

1° d'une marmite de dimension variable, en métal, portant un couvercle la fermant hermétiquement;

2° d'un porte-bouteilles pour 8 ou 10 flacons et même plus;

3° de flacons en verre très solides, portant des graduations, d'une contenance de 50 à 200 cm^3 ;

4° d'obturateurs en caoutchouc de formes diverses : les uns ont la forme d'un disque, dont la face inférieure porte un cône s'enfonçant dans le goulot, et sont maintenus en place par un petit cylindre métallique; les autres, imaginés par Budin, sont des capuchons de caoutchouc, percés d'une petite ouverture latérale.

Pour faire fonctionner l'appareil, on met dans les flacons la quantité de lait voulue; on les dispose dans le porte-bouteilles et on place le tout dans la marmite. On verse dans celle-ci de l'eau jusqu'au niveau du lait contenu dans les flacons. On met sur le feu, puis, quand la vapeur d'eau commence à se dégager, on couvre. On laisse bouillir pendant 45 minutes.

On enlève alors le couvercle et on sort le porte-bouteilles. A mesure que le refroidissement se fait, la vapeur contenue dans les flacons se condense et, par suite du vide, les bouchons s'appliquent hermétiquement.

Un appareil, construit sur les indications de MM. Bickel et Rœder, permet de faire suivre la stérilisation d'un refroidissement rapide, ce qui assure une conservation plus durable du lait.

La *pasteurisation* consiste dans le chauffage du lait à 75°-80° pendant une vingtaine de minutes, suivi du refroidissement brusque. Elle est surtout utilisée par l'industrie pour permettre le transport du lait. L'emploi des appareils pour l'usage domestique ne s'est pas généralisé.

Certaines méthodes associent la pasteurisation et la conservation sous pression d'oxygène à 3 atmosphères.

La *tyndallisation* ou *chauffage discontinu* consiste dans le chauffage à 100° pendant quelques minutes, répété durant trois jours consécutifs. C'est un procédé industriel peu utilisé.

Le *surchauffage* est couramment employé par l'industrie. Il se fait dans des étuves à vapeur sous pression ou autoclaves; il n'y a donc pas d'ébullition. La température est maintenue à 108° ou 110° pendant 45 minutes. Il existe d'ailleurs des techniques variables suivant les marques.

Généralement on pratique d'abord la filtration et le chauffage à l'air libre pour désoxygéner le lait.

Le lait est réparti en bouteilles de 100, 125, 150 cm^3 et plus. Le bouchage doit être l'objet de soins spéciaux; on le pratique généralement avec des bouchons de liège placés sur le goulot avant l'introduction dans l'autoclave et enduits de parafine après refroidissement. Parfois on utilise le système dit à canette ou d'autres procédés qui sont plus compliqués.

Le lait surchauffé se conserve indéfiniment. A la longue, il subit cependant des transformations qui peuvent être nuisibles. Il ne faut donc pas employer de laits trop vieux.

Le surchauffage apporte au lait certaines modifications et en particulier lui donne un goût spécial. D'après M. Amège, on atténuerait notablement ces conséquences en facilitant le départ des gaz grâce à une instrumentation spéciale.

Un des inconvénients des laits surchauffés est que leur émulsion n'est plus parfaite; la crème surnage sous forme de blocs plus ou moins compacts. On y obvie par la FIXATION OU HOMOGÉNÉISATION, pratiquée avant le surchauffage. Elle a été préconisée par M. Garlin, en 1900; la technique a été beaucoup perfectionnée dans ces dernières années.

L'opération consiste à projeter le lait, sous une pression de 250 kg., à travers des ajutages de 8 dixièmes de millimètre de diamètre, sur des clapets d'agathe. Les globules de beurre sont brisés et réduits en fragments de 2 ou 3 millièmes de millimètre; par suite, ils perdent leur force ascensionnelle et le lait reste indéfiniment à l'état d'émulsion parfaite. Une particularité intéressante, signalée par M. Lavialle, est que les globules, ainsi fragmentés, présentent des mouvements browniens.

Tels sont les principaux procédés de conservation du lait, employés dans l'industrie laitière ou d'usage domestique. Les uns et les autres ne peuvent donner de bons résultats, cela va sans dire, que si le *lait est recueilli dans de bonnes conditions et soumis à leur action rapidement après la traite.* Dans une prochaine conférence, je vous exposerai les avantages et les inconvénients de chacun d'eux.

*
* *

Il importe de retenir les points suivants :

1° La *production du lait de vache* doit être surveillée, relativement au choix des vaches laitières, à leur alimentation, à leur santé, à leur hygiène.

2° La *traite* doit être faite avec les précautions nécescessaires pour restreindre le plus possible la souillure du lait.

3° Les microbes pullulant rapidement dans le lait et l'adultérant, il faut *assurer sa conversation* en empêchant leur développement ou en les détruisant. Les procédés physiques consistant dans l'emploi du froid et de la chaleur sont les seuls à retenir; seule la chaleur entraîne la *stérilisation*, qui, suivant son mode d'application, est relative ou absolue.

HUITIÈME CONFÉRENCE

PROCÉDÉS DE CORRECTION DU LAIT DE VACHE DESTINÉ A L'ALLAITEMENT ARTIFICIEL

Infériorité de l'allaitement artificiel sur l'allaitement naturel. Une des causes est la différence de composition chimique; comparaison du lait de femme et du lait de vache.
Teneur trop élevée du lait de vache en matières albuminoïdes et en sels. Addition d'eau pour l'abaisser. Inconvénients de la faible quantité de beurre et de lactose dans les laits coupés.
COMPENSATION PAR L'ADDITION DE SUCRE. — *Addition d'une quantité de sucre suffisante pour que le mélange ait la même teneur en sucre que le lait de femme* : procédés de Biedert, d'Escherich, de Heubner. — Mélanges de Baginsky contenant pour la plupart moins de sucre que le lait de femme. — *Addition de sucre en proportion telle que le mélange soit isodyname au lait de femme* : procédés de Marfan, de Variot. — Les *sucre utilisés* : lactose, saccharose, maltose. — La faible teneur en beurre est un inconvénient des coupages précédents.
PROCÉDÉS DE CORRECTION NE DIMINUANT PAS LA TENEUR EN BEURRE. — Mélanges de Biedert. Laits dits humanisés ou maternisés : procédés de Dufour (de Fécamp), de Gaertner, de Winter-Vigier, de Monti.
Milk-laboratories d'Amérique; méthode de Morgan Rotch.
MÉTHODES DIVERSES. — Méthodes de Knœpfelmacher (jaune d'œuf), de Rieth, de Hesse (blanc d'œuf), d'Epstein (lipanine), de Lehmann.
Laits peptonisés de Backhaus, de Budin et Michel. — *Lait pegniné* de vo Dungern.
LAIT CONDENSÉ.
LAIT DESSÉCHÉ OU LAIT EN POUDRE.
CONCLUSIONS.

Depuis longtemps, les médecins ont été frappés des inconvénients qu'entraîne l'allaitement artificiel : les enfants élevés avec du lait de vache ont plus fréquemment des troubles digestifs, du rachitisme et une croissance défectueuse que ceux nourris au sein; leur mortalité est plus grande. Quand on a commencé à employer du lait stérilisé, on a pu croire un moment que ces inconvénients disparaîtraient par l'usage d'un aliment privé de germes. De fait, un progrès considérable était réalisé, dont les heureux effets n'ont pas tardé à se faire sentir. Mais on s'est vite aperçu que, malgré l'usage d'un tel lait, la perfection était loin d'être obtenue. Il n'est pas indifférent de substituer l'allaitement artificiel à l'allaitement naturel.

Nombreuses sont les *raisons de l'infériorité du lait de vache sur le lait de femme*. J'aurai l'occasion de vous les exposer ultérieurement. Je ne veux retenir, pour le moment, que celles qui tiennent aux *différences de composition chimique*. Ce sont ces différences que l'on a invoquées les premières et auxquelles on attribue encore actuellement, à juste titre, un rôle important; elles ont eu pour corollaire l'introduction dans la pratique d'un certain nombre de *procédés de correction du lait de vache*. Je dois vous donner à leur sujet quelques indications.

Il semble que l'on se soit ingénié, comme à plaisir, à compliquer cette partie de l'hygiène alimentaire du nourrisson. Se basant sur des vues théoriques et sur des interprétations souvent contradictoires des faits, certains médecins sont arrivés à conseiller l'emploi, à la place du lait, de mixtures plus ou moins complexes, qui ne le rappellent que de loin. C'est surtout en Allemagne, en Amérique, en Angleterre, que ces préparations ont le plus de vogue. En France, nous avons conservé, en général, des méthodes plus simples et cherché, autant que possible, à nous rapprocher des conditions de l'allaitement naturel. J'insisterai naturellement surtout sur nos méthodes; mais je ne négligerai pas de vous signaler les autres, tout au moins les principales d'entre elles; il ne faut pas qu'on puisse attribuer notre abstention à notre ignorance.

Nous connaissons déjà les *différences quantitatives* qui existent entre les principales substances constituant les laits de femme et de vache; elles sont faciles à constater par la lecture des tableaux que voici :

	Lait de femme.		Lait de vache.	
	—		—	
Extrait sec	123 g. 80 par litre.		130 g.	par litre.
Beurre	34 — 68	—	40 —	—
Lactose anhydre. . . .	69 — 84	—	47 —	—
Azote total	1 — 84	—	5 — 58	—
Caséine et albumines .	12 — 35	17 g. 35	36 — = reste azoté.	
Matières extractives indéterminées.	5 — 03			
Sels	1 — 90 par litre.		7 — par litre.	
Calories brutes	700	—	760	—

Le lait de vache contient donc un peu plus d'extrait sec et de beurre, beaucoup plus (le double environ) de matières albuminoïdes et extractives, dont l'ensemble constitue le reste azoté, beaucoup plus de sels; par contre il est notablement moins riche en lactose (un tiers environ en moins). Sa valeur calorique est plus grande.

Je rappelle en outre, que le nombre de calories utiles est, en chiffres ronds, pour un litre de lait de femme de 670, pour un litre de lait de vache de 690.

Il va sans dire que, dans tout ce qui va suivre, les données ne sont vraies que pour des laits de composition chimique définie. L'analyse chimique des laits utilisés s'impose dans la pratique et les corrections à faire doivent varier avec la proportion de leurs éléments constitutifs.

* * *

Les procédés de correction du lait de vache sont nombreux.

La teneur du lait de vache en matières albuminoïdes a été considérée, il y a longtemps déjà, comme la cause principale de l'infériorité de l'allaitement artificiel; ses inconvénients se trouvent d'ailleurs augmentés par les qualités différentes de la caséine du lait de femme et de la caséine du lait de vache; cètte dernière, a-t-on dit, est un véritable poison pour le nourrisson.

C'est Biedert, qui, le premier, en 1874, a formulé la théorie de la nocivité des albumines du lait de vache; depuis, elle a été adoptée par un grand nombre de médecins. Il est certain qu'elle contient une grande part de vérité.

Elle avait conduit Biedert à composer cinq mélanges, où entraient, en proportions déterminées, de la crème, du lait écrémé, de l'eau et du lactose; il les employait tour à tour, à mesure que le bébé grandissait.

Dans ces dernières années, on a fait jouer un rôle à la *forte proportion de sels* que contient le lait de vache; M. Barbier notamment insiste sur les conséquences fâcheuses de cette hyperminéralisation.

Le moyen proposé pour restreindre la proportion des substances en excès, principalement de l'albumine, a été l'addition d'eau, le COUPAGE. Des procédés nombreux de coupages ont été utilisés. Leurs auteurs ont eu surtout en vue de *compenser*, par l'addition de certaines substances, l'*insuffisance*, qui en résulte, *dans la teneur en beurre et en lactose*. On a ajouté, soit du sucre, soit des graisses, ou on s'est livré à des préparations plus ou moins compliquées.

Étudions tout d'abord les COUPAGES AVEC ADDITION DE SUCRE.

Au début, on s'est surtout attaché à ajouter aux

mélanges une *dose de sucre telle que la quantité totale fût sensiblement analogue à celle contenue dans le lait de femme.* C'est ce qu'ont cherché Escherich, le Pr Heubner et d'autres; suivant les cas ils ajoutaient au lait 1,2 ou 3 parties d'eau et des quantités différentes de sucre.

Voici, à titre d'exemple, la technique actuelle du Pr Heubner : il emploie trois variétés de coupages avec de l'eau lactosée; chacun d'eux est destiné à des enfants d'âges différents :

	Lait.	Eau lactosée.
	—	—
1er mois	33 p.	à 8 p. 100 = 66 p.
2e et 3e mois	50 —	à 10 — = 50 —
Après 3 —	66 —	à 12 — = 33 —

Chacun de ces mélanges contient environ 70 p. 100 de lactose.

La préoccupation d'obtenir une telle proportion de sucre n'est cependant pas générale. C'est ainsi qu'elle est notablement inférieure dans certains coupages utilisés par le Pr Baginsky; il préconise les cinq mélanges suivants :

	Lait.	Eau.	Sucre.	Quantité de sucre dans 100 cm³ du mélange.
	—	—	—	—
I.	25 cm³	75 cm³	3 g. 5	4 g. 1
II	35 —	65 —	3 — 5	5 — 0
III	40 —	60 —	3 — 5	5 — 3
IV	50 —	50 —	3 — 5	5 — 7
V.	75 —	25 —	4 —	7 — 3

La teneur en sucre de ces mélanges est donc, sauf pour le dernier, notablement inférieure à celle du lait de femme.

Dans les mélanges précédents, la teneur en caséine est évidemment beaucoup moindre que dans le lait de vache. Elle est comprise entre 0 g. 9 et 1 g. 8 p. 100 dans ceux de M. Heubner, entre 0 g. 8 et 2 g. 4, dans ceux de M. Baginsky; elle n'est équivalente à celle du lait de femme que pour un certain nombre d'entre eux, tandis que, pour les autres, elle est inférieure ou supérieure.

D'autre part, la quantité de beurre se trouve notablement réduite et est toujours inférieure à celle contenue dans le lait de femme.

Il en résulte que la valeur alimentaire de ces mélanges est inférieure à celle du lait de vache et même à celle du lait de femme. Au lieu des 700 calories que dégage la combustion d'un litre de lait de femme, des 760 calories dégagées par le litre de lait de vache, ces mélanges fournissent seulement, ceux de M. Heubner de 400 à 600 calories, ceux de M. Baginsky de 284 à 647 calories.

Cette faible valeur calorique constitue un grave inconvénient. Pour l'éviter, on a, *en vertu du principe de l'isodynamie, augmenté les quantités de sucre dans la proportion voulue pour suppléer à l'insuffisance de beurre* : comme, en chiffres ronds, d'après Rubner, 1 g. de beurre fournit 9 calories, et 1 g. de lactose, 4 calories, il suffit de remplacer 1 g. du premier par un peu plus de 2 g. du second pour avoir l'équivalent calorique.

On peut arriver, par exemple, d'après Soxhlet, à obtenir un produit ayant la même valeur calorique que le lait de femme, en mélangeant à parties égales du lait et de l'eau lactosée à 12 p. 100.

Il convient cependant de ne pas augmenter indéfiniment la quantité de lactose, car on provoque ainsi l'apparition de la diarrhée. Dans la pratique, les coupages moins étendus sont préférables.

Un des procédés les plus employés en France est celui du Pr Marfan. Il consiste à mélanger 2 parties de lait et

1 partie d'eau lactosée à 10 p. 100 : la caséine et le beurre sont diminués d'un tiers, le lactose ajouté, un peu plus de 3 g. p. 100, compense en partie la perte en lactose et en beurre.

D'après M. Marfan, le lait de femme, le lait de vache pur, et le lait coupé au tiers ont les compositions respectives suivantes, par litre :

	Matières albuminoïdes.	Sucre.	Beurre.	Sels.	Calories.
Lait de femme . . .	16	65	35	2,5	650
Lait de vache. . . .	33	55	37	6	700
Lait coupé au 1/3. .	22	71	25	4	620

Pour le nouveau-né, M. Marfan conseille un mélange à parties égales de lait et d'eau lactosée; à partir d'un certain âge, il préconise le mélange de 3 parties de lait et d'une partie d'eau lactosée.

M. Variot utilise également des coupages au tiers et au quart; il ajoute 3 g. de sucre (une cuiller à café) à 100 g. du mélange.

Ces divers mélanges n'ont pas exactement la même composition que le lait de femme. Ils contiennent plus d'albuminoïdes et de sels, moins de beurre, à peu près autant de sucre : leur valeur calorique est un peu moindre. Mais, dans la pratique, l'approximation est suffisante.

Toutefois, quand l'enfant pousse mal, il y a parfois intérêt à élever un peu la quantité de sucre, soit en employant pour le coupage une solution à 12 ou 13 p. 100, ce qui augmente de 7 ou de 10 g. par litre la quantité de sucre et accroît la valeur énergétique de 28 ou de 39 calories, soit en ajoutant à 100 g. du mélange, suivant le conseil de M. Variot, 5 g. de sucre.

Une question, encore en discussion, est celle du *sucre à employer*.

Le *sucre de lait*, le *lactose*, a eu d'abord la faveur : aujourd'hui encore, il possède celle d'un certain nombre de médecins. Il était conseillé par Biedert, Escherich, Heubner, etc.; M. Marfan l'a tout d'abord préconisé. Ses partisans font valoir qu'il est le sucre physiologique, qu'il forme de l'acide lactique en se décomposant sous l'action de divers microbes de l'intestin, que cet acide empêche la pullulation des bactéries de la putréfaction, facilite l'évacuation de l'intestin en diminuant la consistance de son contenu et, enfin, semble avoir une action favorable sur la rétention de l'azote. MM. Péhu et Porcher constatent qu'il a une heureuse influence sur la courbe du poids.

Mais le lactose, à dose suffisante, est un véritable laxatif. Il provoque facilement de la diarrhée; on observe souvent celle-ci chez les enfants élevés avec les coupages de M. Soxhlet et même avec ceux de M. Marfan; elle disparaît par la suppression du lactose. MM. Péhu et Porcher, tout en admettant qu'on peut ajouter au lait sans inconvénients de 18 à 24 g. de lactose, à doses réfractées, constatent qu'avec 18 g. la diarrhée n'est pas exceptionnelle.

Il faut remarquer, en outre, que le lactose commercial est souvent impur et que ces impuretés jouent probablement un rôle dans la production des troubles digestifs; que le lactose de bonne qualité est d'un prix relativement élevé (1 fr. 80 environ le kilo).

Aussi beaucoup de médecins, M. Marfan entre autres, ont-ils renoncé à l'emploi du lactose, et le réservent-ils pour les cas où apparaît de la constipation.

Le *sucre de canne*, le *saccharose*, est généralement bien

toléré par l'enfant. D'après M. Miura, la muqueuse de l'intestin grêle du nourrisson renferme le ferment inversif qui intervertit le sucre de canne en glucose et en lévulose. Dans des recherches, publiées en 1900, sur l'élimination par les urines de quelques sucres introduits par la voie digestive ou sous-cutanée chez les enfants, j'ai remarqué que, dans les mêmes conditions de dilution, la saccharosurie apparaît en général après l'ingestion de même dose de sucre de canne que la lactosurie après l'ingestion de sucre de lait. Aussi le sucre de canne est-il employé par nombre de médecins d'enfants, par M. Variot, par M. Jacobi, par M. Camerer, et actuellement par M. Marfan. C'est lui que j'utilise, réservant le lactose pour les enfants constipés. On peut lui reprocher, d'après MM. Péhu et Porcher, d'être constipant à haute dose et d'avoir une saveur forte; donné en grande quantité et en solutions trop concentrées, il peut par contre provoquer de la diarrhée, comme le remarquent M. Camerer et M. Pfaundler.

En Allemagne, on emploie assez volontiers le *sucre de malt* ou *maltose*; comme son prix est élevé, une préparation d'usage courant est le *sucre nutritif de Soxhlet*, mélange de maltose et de dextrine. Il ne semble pas avoir d'avantages bien appréciables sur le saccharose.

Quant au *glucose* et au *lévulose*, que certains médecins ont préconisé, ils sont en général mal tolérés; à doses suffisantes, ils sont laxatifs.

Tels sont les procédés de coupage les plus simples, puisqu'ils se font avec de l'eau sucrée. Convenablement établis, ils donnent un aliment dont la valeur calorique approche de celle du lait de femme. De plus, d'après divers auteurs, le sucre favorise l'assimilation de l'albumine et de la graisse, ainsi que la fixation de l'eau. Mais on a fait remarquer, à juste titre, que l'isodynamie n'est pas le seul facteur à considérer dans les aliments; il n'est pas indifférent qu'une même quantité de calories soit fournie par de la graisse ou par du sucre; l'organisme n'utilise pas de la même façon ces deux substances pour la formation du glycogène, qui est le terme important de leurs transformations. Récemment encore, M. Slolte insistait sur les inconvénients d'une ration insuffisante de graisse. Or, même dans le coupage au tiers, la quantité de beurre est manifestement plus faible que dans le lait de femme.

Il ne faudrait pas toutefois exagérer l'importance de la diminution du beurre. Divers médecins, M. Lesage entre autres, utilisent avec succès un lait *partiellement écrémé*, dont le beurre est réduit, à l'aide d'une écrémeuse à petite vitesse, à 10 ou 15 g. par litre. Le Pr Combe a pu alimenter pendant des mois des bébés avec des laits presque absolument dégraissés.

Pour éviter la pauvreté en graisse des coupages, on a proposé diverses méthodes de correction du lait de vache. Elles ont pour but de diminuer la teneur en caséine tout en laissant une QUANTITÉ SUFFISANTE DE BEURRE. Celle-ci, vous vous le rappelez, est en moyenne de 35 g. par litre de lait de femme.

Je ne fais que mentionner les *mélanges de Biedert*, qui est entré un des premiers dans cette voie, car ils ne sont guère utilisés.

Plus intéressants sont les *laits dits humanisés* ou *maternisés*, dont se servent un certain nombre de médecins. Le terme est impropre, car il s'applique également à d'autres préparations, où intervient l'action de ferments digestifs. On obtient ces laits par plusieurs procédés : procédé de Winter-Vigier, procédé de Monti, procédé de Gærtner, procédé de Dufour. Ils consistent tous à obtenir un lait privé de la moitié ou du tiers des matières albuminoïdes, mais conservant tout son beurre; on y ajoute un peu de lactose. La technique seule diffère.

Le *procédé de Léon Dufour* (de Fécamp) est à la portée de tous. On verse le lait dans un vase (fig. 19) de 2 l., fermé par un couvercle et muni à sa partie inférieure d'un orifice obturé par un bouchon de caoutchouc. On laisse reposer au frais. Au bout de quatre heures, la crème est montée à la surface; on soutire par l'orifice inférieur un tiers du lait. Le lait qui reste dans le vase contient donc la totalité du beurre, mais un tiers de moins des matières azotées et des sels. On remplace le liquide soutiré par la même quantité d'une solution de lactose à 35 p. 1000 et on ajoute 1 g. de chlorure de sodium. Enfin on répartit en bouteilles et on stérilise avec un appareil Soxhlet.

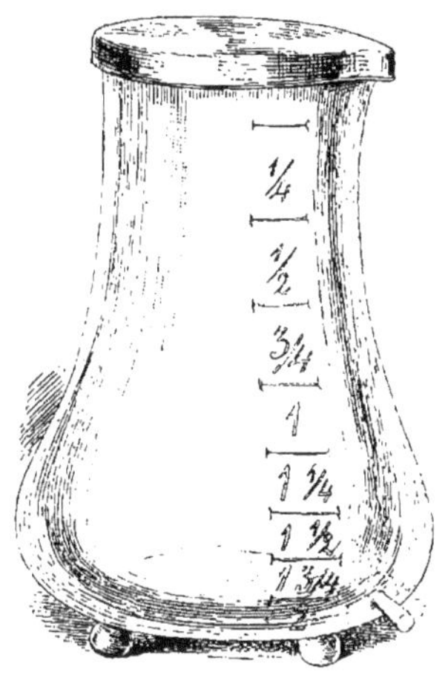

Fig. 19. — Vase utilisé pour la préparation du lait maternisé suivant la méthode de Léon Dufour.

Pour la préparation en grand, par exemple, dans une goutte de lait, M. Dufour utilise un centrifugeur ; il centrifuge le tiers de la quantité totale du lait nécessaire; il ajoute la crème ainsi obtenue aux deux autres tiers et remplace le lait prélevé pour la centrifugation par la quantité équivalente d'eau lactosée.

Le lait maternisé de Dufour donne, d'après ce dernier et d'après M. Variot, de bons résultats.

Le *procédé de Gærtner* nécessite un récipient de centrifugeur muni de deux robinets qui permettent de faire des prises à la périphérie et au voisinage de l'axe de l'appareil.

Le lait, étendu d'eau à parties égales pour diminuer de moitié la caséine, est centrifugé. Le beurre, qui constitue la partie la plus légère, s'amasse vers le centre. On soutire cette partie centrale par le robinet en regard, réglé de telle façon qu'il donne 35 g. de beurre par litre; on obtient ce que Gærtner appelle le *lait gras* (Fettmilch) et Escherich le *lait concentré*. On ajoute 20 ou 25 g. de lactose par litre et on stérilise.

Le litre de lait de Gærtner a la composition moyenne suivante :

Densité	1 017	
Caséine	22	grammes.
Lactose	60	—
Graisse	35	—
Sels	3	—

Ce lait a paru tout d'abord donner de bons résultats : Escherich, M. Boissard, M. Bolognesi, en 1895 et 1897, s'en sont déclarés satisfaits. M. Marfan, par contre, a renoncé à son emploi. Un de ses inconvénients est que les globules gras ont perdu en partie leur état d'émulsion; ils forment à la surface une couche de beurre, et, au bout de quelques jours, il est difficile de la faire disparaître par l'agitation. Les nourrissons prospèrent pendant quelque temps, puis perdent du poids et ont de la diarrhée ; certains même présentent d'emblée des troubles digestifs. Cette préparation n'est donc pas à conseiller.

Le *procédé de Winter-Vigier* est plus compliqué. On prend un demi-litre de lait, que l'on laisse reposer pour séparer la crème. Puis le lait écrémé est traité par la présure pour faire coaguler la caséine. La crème et le sérum privé de caséine sont ajoutés à un autre demi-litre de lait n'ayant subi aucun traitement. On a ainsi 1 litre de lait, contenant la totalité de la graisse et du lactose, mais seulement la moitié de la caséine. On stérilise à l'étuve à vapeur sous pression. Ce lait est assez bien digéré.

Le *procédé de Monti* n'est qu'une variante du précédent.

Les divers procédés que je viens de décrire sont d'une préparation compliquée et, par suite, assez coûteuse. En Amérique, on est allé encore plus loin dans cette voie. Il existe de véritables laboratoires (*milk laboratories*), où l'on applique la *méthode de Morgan Rotch*, dérivée de celle de Biedert.

Le lait, produit dans de bonnes conditions, est amené dans la glace au laboratoire. On sépare la crème par centrifugation, et on conserve dans des vases différents la crème et le petit-lait, dont on fait l'analyse chimique. On prépare enfin une solution de lactose.

Suivant la prescription du médecin, on mélange ces trois éléments en proportions convenables, en rapport avec l'âge de l'enfant.

Je m'arrête ici dans l'exposé des procédés de correction du lait de vache. Il en existe bien d'autres. Par exemple, Knœpfelmacher ajoute au lait coupé du lactose et du *jaune d'œuf*, destiné à suppléer à la diminution du fer dans ce lait; Rieth, Hesse utilisent le *blanc d'œuf*;

Epstein une graisse spéciale, la *lipanine*; Lehmann une émulsion d'amandes et de noix. Toutes ces méthodes ne sont pas entrées dans la pratique, au moins en France.

Quant aux laits soumis à des digestions artificielles, ils n'ont leurs indications que dans des cas spéciaux, chez des nourrissons malades. Tels sont les *laits peptonisés* de Backaus, de Budin et Michel, le *lait pegniné*, c'est-à-dire modifié par le lab ferment, de von Dungern. Je vous en parlerai à propos de l'alimentation des nourrissons malades.

* * *

Il me reste à vous dire deux mots de l'emploi du **lait condensé** et du **lait desséché** dans l'alimentation des nourrissons.

Le LAIT CONDENSÉ OU CONCENTRÉ est du lait évaporé, c'est-à-dire privé d'une partie de son eau par la chaleur et par le vide. C'est un liquide sirupeux ayant la consistance d'une bouillie épaisse, que l'on conserve dans des boîtes fermées hermétiquement.

On le dilue, au moment de s'en servir, dans la quantité voulue d'eau bouillie.

On emploie en général du *lait condensé sucré* par addition de 12 p. 100 de sacharose, après pasteurisation préalable à 80°. Il n'est pas stérile, mais la forte proportion de sucre assure sa conservation.

Le lait *condensé non sucré* contient plus d'eau que le précédent. Une fois les boîtes fermées, on les stérilise à 120°.

Il existe des *laits condensés écrémés*, sucrés ou non.

100 g. de lait condensé sucré ont la *composition moyenne* suivante :

Eau	23 g.
Extrait à 100°	77 —
Beurre	10 — 8
Caséine	8 — 5
Lactose	11 — 4
Saccharose	39 — 7
Cendres	1 - 9

et dégagent, en chiffres ronds, 350 *calories*.

Il en faut donc 200 g. pour fournir les 700 calories dégagées par 1 000 g. de lait de femme; cette quantité contient une proportion suffisante de caséine, mais trop peu de beurre et un taux trop élevé de sucre.

Le lait condensé est d'une conservation indéfinie. Il peut donc rendre des services dans certaines circonstances, dans les longs voyages, par exemple. Il a été préconisé pour l'allaitement des enfants pauvres, à défaut de bon lait, par M. de Welling, en 1891, par M. Loir, par M. Flamain, etc.

Le LAIT DESSÉCHÉ OU LAIT EN POUDRE est le résidu sec du lait privé de son eau. Il suffit de lui ajouter de l'eau pour le reconstituer.

Les procédés de fabrication sont assez nombreux : procédé Bévenot de Neveu, procédé Just-Hathmaker, procédé Mignot-Plumey et Kunick.

On prépare des *laits entiers* ou *laits gras*, des *laits demi-écrémés* ou *demi-gras*, des *laits totalement écrémés* ou *laits maigres*.

Ces laits ne sont pas stériles, mais ils ne contiennent que des microbes vulgaires en petite quantité. J'y ai constamment trouvé du *Bacillus subtilis*.

Le lait gras se conserve mal et rancit facilement. On emploie habituellement le lait demi-gras.

Le lait en poudre a été préconisé en Amérique, dès 1902, par MM. Just et Hatmaker; les résultats obtenus, à

New-York notamment, ont été satisfaisants, et il y est utilisé notamment pour l'alimentation des enfants pauvres. Son usage s'est beaucoup répandu dans ces derniers temps.

Le lait demi-gras, d'une marque souvent utilisée, a la composition chimique suivante, pour 100 g. :

Caséine	24 g.
Beurre	12 —
Lactose	54 —
Matières minérales	5 —
Eau	5 —

ce qui représente une *valeur énergétique* de 460 calories, en chiffres ronds.

Il en faut donc 150 g. pour fournir le même nombre de calories que 1000 g. de lait de femme (700 calories). Mais cette quantité contient, par rapport à ce dernier, plus de caséine (36 g. au lieu de 14 g.), plus de lactose (81 g. au lieu de 70 g.) et moins de beurre (18 g. au lieu de 35 g.).

Les essais poursuivis en France, en Angleterre, en Belgique ont montré que le lait sec pouvait rendre de grands services, non seulement aux nourrissons sains, mais encore aux bébés malades.

* * *

En matière de conclusions, on peut donc dire que :

1° Le lait de vache *ne doit pas être utilisé pur dans les premiers mois*, à cause de sa forte teneur en matières albuminoïdes et en sels. Il faut diminuer la proportion de ces substances, sans abaisser la valeur calorique du liquide employé.

2° On peut *diminuer la proportion des matières albu-*

minoïdes en *coupant le lait* avec une certaine quantité d'eau et rendre au mélange une valeur énergétique suffisante par l'*addition de sucre*. Les coupages préconisés par M. Marfan sont les plus simples et leur usage est courant : le plus habituellement utilisé consiste dans le mélange de 2 parties de lait et d'une partie d'eau sucrée à 10 p. 100, c'est-à-dire dans le mélange de 66 cm^3 de lait, de 33 cm^3 d'eau et de 3 g. de sucre.

3° L'*inconvénient du coupage précédent est la faible teneur en beurre*. Divers procédés de correction n'ont pas cet inconvénient. Un des plus recommandables est celui de M. Dufour; mais il est plus compliqué. On peut y avoir recours, si le coupage à l'eau sucrée ne donne pas des résultats satisfaisants.

4° D'*autres procédés de correction* du lait de vache existent. Ils ne sont pas de pratique courante et doivent être réservés à des cas particuliers.

5° Le *lait condensé* et le *lait sec* peuvent être utilisés, à défaut de bon lait.

NEUVIÈME CONFÉRENCE

TECHNIQUE DE L'ALLAITEMENT ARTIFICIEL. ALLAITEMENT MIXTE

CHOIX DU LAIT. — *Laits crus aseptiques* : avantages douteux; inconvénients. — *Laits stérilisés par la chaleur* : laits stérilisés à domicile et laits stérilisés industriellement; leurs indications réciproques; lait homogénéisé et stérilisé. — *Corrections* : coupage avec l'eau sucrée; procédé d'humanisation de Dufour.

BIBERONS. — Avantages pour la digestion. — *Flacon* : graduation en grammes ou centimètres cubes; graduation physiologique. — *Tétine.* Interdiction des biberons à long tube. — Nettoyage du biberon et de la tétine. — Préparation des biberons. — Précautions à prendre au moment de la tétée.

RATIONS DE LAIT DE VACHE. — *Lait coupé d'eau sucrée* et *lait pur* : rations d'après le poids, rations d'après l'âge. Nombre de biberons et intervalles des repas. Nouveau-né. Prématuré. — *Lait humanisé* de Dufour. — *Lait faiblement écrémé* : méthode de Lesage. — *Lait condensé.* — *Lait sec.* — Il faut procéder par tâtonnements.

ALLAITEMENT MIXTE. — *Causes* : hypogalactie précoce ou tardive; occupations de la mère; état de santé de la mère; troubles digestifs, troubles de croissance de l'enfant. *Technique.*

CONCLUSIONS.

Dans les précédentes conférences, j'ai étudié la composition et la valeur alimentaire du lait de vache, les conditions de production et de conservation nécessaires pour le rendre propre à l'alimentation des nourrissons, et enfin les procédés de correction proposés pour atténuer les différences de composition qu'il présente avec le lait de femme. J'ai dû entrer dans quelques détails, car chacun de ces points a donné lieu à d'importants travaux et plusieurs de ces questions comportent des solutions diverses.

Aujourd'hui je désire vous exposer la *technique de l'allaitement artificiel*, vous montrer comment il faut s'y prendre pour le réaliser dans les conditions les meilleures et les plus simples.

Nous allons passer en revue :

1° Le *choix du lait*;

2° Le *biberon*;

3° Les *rations de lait*, le *nombre* et l'*intervalle des repas*.

*
* *

Le **choix du lait** doit être guidé par un certain nombre de considérations. Il faut donner un lait de bonne qualité, privé de germes et corrigé de façon variable suivant l'âge de l'enfant.

Le meilleur moyen d'avoir un *lait de bonne qualité* est de connaître son mode de production. Il convient donc de se renseigner sur la provenance du lait, de voir s'il est toujours produit dans les mêmes conditions, de s'assurer de temps en temps, par une analyse chimique, si sa composition reste stable.

Pour avoir un lait privé de germes, plusieurs moyens peuvent être utilisés.

Tout d'abord, il y a des LAITS CRUS ASEPTIQUES. Mais, par suite des difficultés techniques que demande leur obtention, ils constituent des *laits de luxe*, qui ne sont à la portée que d'une faible minorité. En tout cas, bien que pouvant se garder assez longtemps, ces laits doivent être conservés au frais et consommés rapidement après la traite, pour que les rares microbes, qui peuvent les avoir contaminés, n'aient pas le temps de se développer. Il faut s'en défier pendant les fortes chaleurs de l'été.

Aussi bien, la supériorité du lait cru sur le lait stérilisé pour l'allaitement des nourrissons normaux n'est pas démontrée. Il n'est pas prouvé que sa digestion et son assimilation soient meilleures que celles du lait chauffé; on admet plutôt, au contraire, que les albumines, qui ont été soumises à une température élevée de courte durée, sont mieux digérées que les albumines crues. D'après MM. Marfan et Apert, le caillot, que forme le lait cru avec la présure, est plus compact et s'éloigne davantage de celui obtenu avec le lait de femme que le caillot des laits bouillis ou stérilisés par surchauffage. Les enfants ne se développent pas mieux avec lui qu'avec les autres; M. Sébilleau, qui, pendant trois ans (1907-1909), a employé l'hiver du lait cru et l'été du lait stérilisé, n'a pas constaté de différences dans les courbes de poids et dans l'état général. Les expériences faites sur les cobayes par Duclaux, sur les veaux par M. Weber, sur les jeunes chiens par M. Rodet et par M. Brüning, sur les chevreaux par M. Lassablière, confirment cette opinion; M. Claypon a constaté que, pour les animaux nourris avec le lait d'une espèce étrangère, l'avantage appartenait au lait cuit.

C'est pourquoi de nombreux médecins, parmi lesquels M. Marfan, M. Triboulet, M. Finkelstein, M. Variot, ne conseillent pas le lait cru.

Peut-être cependant le lait cru a-t-il des avantages dans des cas particuliers, chez certains nourrissons dyspeptiques et atrophiques, comme le pensaient déjà Rilliet et Barthez; en pareille circonstance, M. Guinon, M. Raimondi, M. Huré, MM. Méry et Guillemot ont en effet constaté ses bons effets. Encore faut-il tenir compte tout spécialement, chez des enfants dont les fonctions digestives sont plus ou moins troublées, de l'action néphrotoxique du lait cru, démontrée par MM. Linossier et Lemoine, action dont est dépourvu le lait chauffé.

Sauf dans des cas exceptionnels, on doit avoir recours à du LAIT SOUMIS A L'ACTION DE LA CHALEUR pour assurer la destruction des microbes. Suivant les circonstances, ou bien *on stérilise le lait à domicile*, ou bien on prend du *lait stérilisé industriellement*.

Une condition indispensable au succès de la *stérilisation à domicile* est un transport rapide et fait dans de bonnes conditions; il importe que les germes, qui souillent le lait au moment de la traite, n'aient pas eu le temps de se développer. Il faut donc qu'il n'y ait pas un intervalle trop long entre la traite et la livraison, surtout pendant la saison chaude, ou que des précautions spéciales soient prises, refroidissement ou pasteurisation. Il faut se méfier des laits achetés au hasard, transportés en bidons et transvasés, laits qui sont de plus facilement fraudés par écrémage ou addition d'eau. On n'autorisera la stérilisation à domicile que si la provenance du lait est connue. Pour la réaliser, on utilisera, soit l'ébullition, soit le chauffage au bain-marie à 100° dans un appareil du type Soxhlet. L'emploi du bain-marie doit être préféré, car, d'une part, la composition du lait n'est pas modifiée comme par l'ébullition, d'autre part, les biberons nécessaires pour la journée sont préparés immédiatement.

On a recours à du *lait stérilisé industriellement*, soit quand la stérilisation à domicile n'est pas possible, soit par principe. Les laits stérilisés les plus communément utilisés sont les *laits surchauffés*. Il en existe plusieurs marques; suivant le temps de chauffe, le mode de refroidissement, etc., ils ont des aspects et des goûts un peu différents, et sont plus ou moins volontiers admis par les enfants.

Pour la plupart des enfants, on peut utiliser indifféremment du lait stérilisé à domicile ou du lait stérilisé industriellement. Certains cependant digèrent mieux l'un que l'autre et on peut être amené, au cours de l'allaitement, à substituer le premier au second ou inversement.

Quant au *lait homogénéisé et stérilisé*, il est en général bien digéré et il ne faut pas hésiter à le prescrire aux enfants qui ne supportent pas bien le lait ordinaire. Toutefois son emploi ne doit pas être poursuivi indéfiniment, car il semble avoir une action manifeste dans la production de la maladie de Barlow. Il faut donc interrompre son usage de temps en temps. On conseille encore, pour la prophylaxie de cette affection, d'employer, à la place de l'eau pure, dans le coupage du lait, une solution de citrate de soude à 1,5 p. 100.

Les autres variétés de *laits industriels* ne sont pas d'usage courant.

Quel que soit le lait employé, on fait les *corrections* en se conformant aux règles que j'ai données : on utilise surtout le coupage avec de l'eau sucrée ou encore le lait humanisé suivant la méthode de Dufour. Malgré l'opinion de divers médecins, de Budin notamment, le lait pur ne convient pas, en général, avant quatre mois.

Quant au LAIT CONDENSÉ et au LAIT SEC, on les emploie quand il est difficile de se procurer un lait de bonne qualité.

*
* *

Pour faire prendre le lait aux nourrissons on se sert d'un **biberon**. Celui-ci est indispensable jusqu'à 6 ou 7 mois; plus tard on peut se servir de la cuiller ou de la tasse. Le biberon, en dehors de sa commodité, a certains avantages au point de vue physiologique. Il permet à l'enfant d'accomplir l'acte de téter. Or cet acte favorise la sécrétion de la salive, dont je vous ai déjà mentionné le rôle, et, d'après Spallanzani et Brown-Séquard, stimule les contractions péristaltiques de l'estomac et de l'intestin. M. Pfaundler a même constaté que la digestion gastrique est meilleure avec les biberons qui nécessitent des efforts de succion qu'avec ceux qui n'en demandent pas. Un autre avantage du biberon est la pénétration lente du lait dans l'estomac.

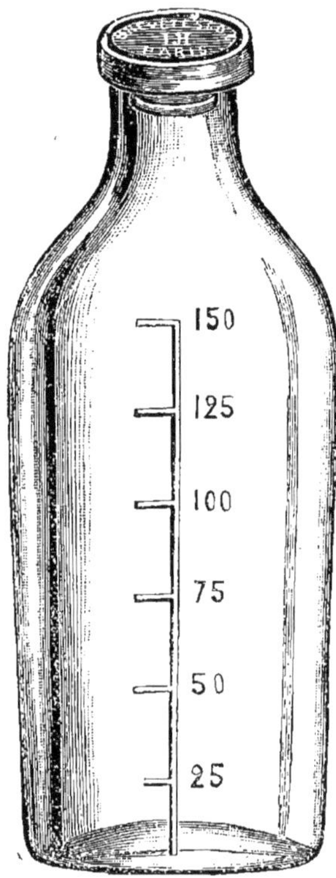

Fig. 20. — Biberon gradué en centimètres cubes.

L'usage du biberon remonte fort loin. Sa forme varie suivant les époques et suivant les pays. Au siècle dernier, on était arrivé à fabriquer des appareils compliqués.

Le biberon le plus simple est le meilleur, car il est facile à nettoyer. Il se compose essentiellement d'un flacon de verre, sur l'ouverture duquel on place une tétine en caoutchouc.

Le FLACON a en général la forme d'une fiole de pharmacie (fig. 20); sa capacité est de 100 à 200 cm³. Il doit être en verre assez résistant pour supporter le lavage à l'eau bouillante. Si on utilise un appareil Soxhlet, il sert à la stérilisation.

Il est utile d'avoir un biberon gradué pour mesurer la quantité de lait prise par l'enfant. La *graduation* est généralement faite en centimètres cubes ou en grammes.

M. Variot utilise des *biberons gradués physiologiquement* : ils portent une graduation en grammes et une graduation indiquant les rations suivant chaque âge ; en outre, sont inscrits le nombre de tétées et leur intervalle. On peut reprocher à ces appareils de donner des indications trop absolues, qui ne cadrent pas avec les variations individuelles des rations pour des nourrissons de même âge. L'allaitement artificiel ne peut en effet réussir que s'il reste sous le contrôle répété du médecin; comme je vous l'ai dit et comme nous allons le voir encore, les quantités de lait nécessaires aux enfants ne sont pas adéquates à leurs âges, elles doivent varier suivant les indications fournies par l'examen clinique.

Les TÉTINES employées aujourd'hui sont en caoutchouc. D'après M. Lutz, les meilleures sont en caoutchouc pur, vulcanisé à chaud au bain de soufre, et dites en feuilles anglaises. Les autres, préparées suivant des procédés divers, mettent en liberté, par l'ébullition dans l'eau, de l'acide chlorhydrique; ce dernier solubilise une partie du vermillon employé pour la coloration, d'où dangers d'intoxication mercurielle. C'est à juste titre qu'une proposition de loi a été déposée à la Chambre des députés pour ajouter à la loi de 1910, dont je vais vous parler, un article interdisant la vente des tétines de fabrication défectueuse.

La tétine a la forme d'un doigt de gant ou d'un mamelon de vache (fig. 21, 22, 23, 24). Son extrémité est percée d'un ou deux orifices en piqûre d'épingle; ils ne doivent pas être trop grands, pour éviter le passage trop rapide du lait. On la place directement sur le goulot du flacon.

Pendant longtemps on s'est servi de *biberons munis de*

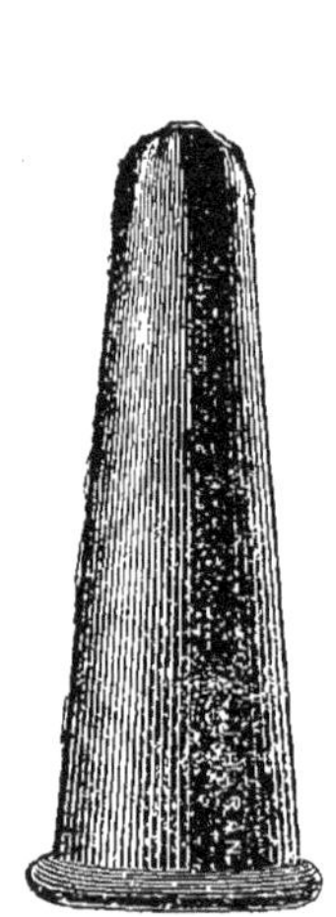

Fig. 21. — Tétine.

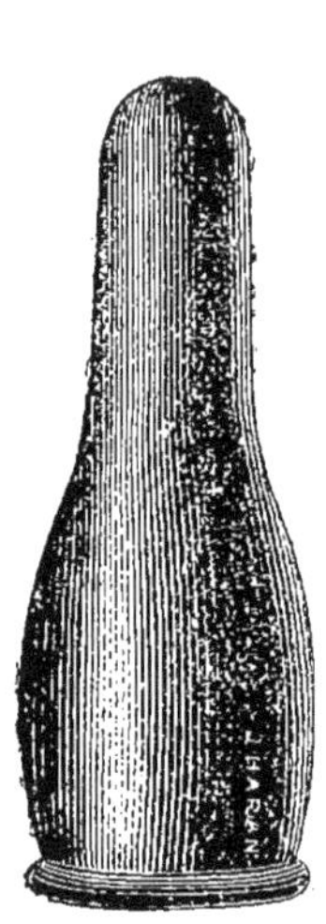

Fig. 22. — Tétine.

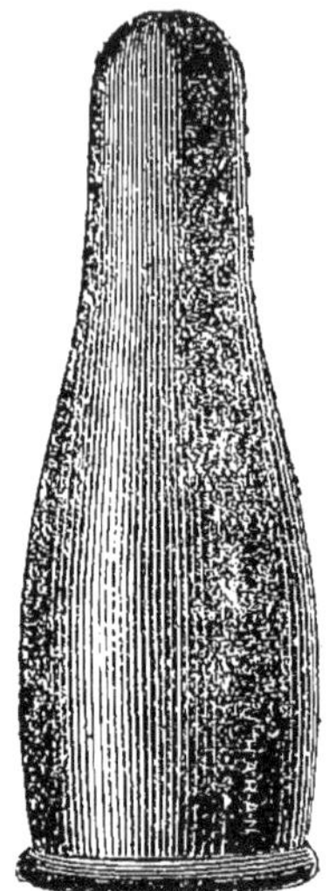

Fig. 23. — Tétine.

longs tubes, difficiles à nettoyer. Leur emploi était dangereux. Aussi la loi du 6 avril 1910 les a-t-elle prohibés. En voici le texte :

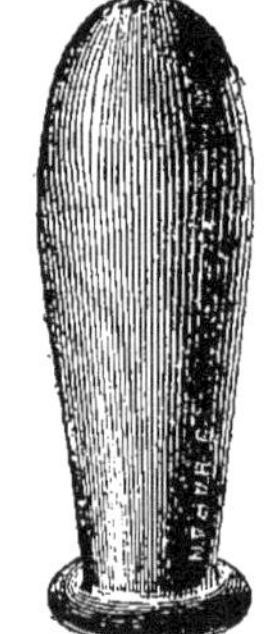

Fig. 24. — Tétine.

ARTICLE PREMIER. — La vente, la mise en vente, l'exposition et l'importation des biberons à tubes sont interdites.

ART. 2. — Les inspecteurs des pharmacies et les autorités prévues à l'article 2 du décret du 31 juillet 1906 seront chargés d'assurer l'application de la présente loi, qui ne sera exécutoire que trois mois après sa promulgation.

ART. 3. — Toute infraction aux dispositions de la présente loi est punie d'une amende de vingt-cinq à cent francs (25 à 100 fr.) et, en cas de récidive, d'un emprisonnement de huit jours à un mois. L'article 403 du Code pénal est applicable. Dans tous les cas, les tribunaux pourront prononcer la confiscation des biberons à tube saisis en contravention.

Les biberons doivent être tenus avec une *propreté minutieuse*. Après la tétée, on les nettoie à l'eau chaude additionnée de carbonate de soude ; le flacon est écouvillonné et la tétine brossée. Puis on les fait passer à l'eau bouillante et on les égoutte. Si le verre est solide, on peut les faire bouillir. On conseille même parfois de les stériliser au four à flamber. Les tétines sont conservées dans un récipient rempli d'eau bouillie.

Généralement on prépare le matin le nombre de biberons nécessaire pour la journée, On les bouche avec un tampon d'ouate hydrophile ou, au cas de stérilisation avec l'appareil Soxhlet, avec le bouchon spécial.

Au moment de la tétée on adapte la tétine et on plonge le biberon pendant deux ou trois minutes dans de l'eau chaude (50° environ), pour faire tiédir le lait.

Pendant la tétée, le biberon doit être tenu à la main, de façon à ce que le lait arrive régulièrement à la tétine et ne soit pas ingéré trop rapidement; d'autre part, si on ne prend pas cette précaution, il arrive souvent que le biberon pende, que le bébé s'épuise à sucer une tétine vide et devienne aérophage. La tétée doit durer une dizaine de minutes.

*
* *

Les **rations de lait de vache**, de même que celles de lait de femme, sont diversement établies. Les auteurs les calculent habituellement soit d'*après le poids* ou d'*après la taille*, soit d'*après l'âge* de l'enfant.

Je m'occuperai successivement du *nourrisson âgé de plus de dix jours*, du *nouveau-né* et du *prématuré*.

J'envisagerai d'abord le **cas** de l'alimentation avec du LAIT COUPÉ D'EAU SUCRÉE A 10 P. 100 et, à partir d'un certain âge, avec du LAIT PUR SUCRÉ. C'est ce mode d'alimentation qui est utilisé à la crèche de la Clinique.

Pour fixer, d'*après le poids du corps*, les rations de lait, qui conviennent au nourrisson, il faut tenir compte des notions générales que je vous ai longuement exposées : ces rations doivent augmenter à mesure que l'enfant pèse davantage, mais l'augmentation ne doit pas être proportionnelle au poids du corps. Il faut en outre se rappeler que, surtout dans les premiers mois, l'enfant digère moins bien le lait de vache que le lait de femme, et que, tout en évitant les exagérations, il vaut mieux rester un peu au-dessous de la ration nécessaire que la dépasser.

Pendant les premiers mois, on emploie du lait coupé d'abord au tiers, plus tard au quart. Pratiquement, on peut, pour simplifier, les considérer comme sensiblement équivalents au lait de femme et conseiller les mêmes rations que celles prescrites avec ce dernier. Au lieu de les indiquer en grammes, on les indique en centimètres cubes, les équivalences étant calculées pour des volumes et non pas pour des poids.

On peut régler la progression ainsi qu'il suit.

1° *Pour les nourrissons* (après la première semaine) *pesant 3 et 4 kg.*, on emploie le mélange de 2 parties de lait et d'une partie d'eau sucrée, aux doses suivantes :

Enfants de 3 kg. : 18 cm³ pour 100 g. du poids du corps = 540 cm³.
— 4 — 16 — — = 640 —

2° *Quand l'enfant pèse 5 kg.*, on donne le mélange de 3 parties de lait et d'une partie d'eau sucrée :

Enfants de 5 kg. : 15 cm³ pour 100 g. du poids du corps = 750 cm³.

3° *Quand l'enfant pèse 6 kg.* (4 mois), on donne en

général du lait pur; mais on peut, si on ne veut pas passer de suite au lait pur, utiliser un mélange de 4 parties de lait et d'une partie d'eau sucrée. On le prescrit en quantité moins forte que le lait de femme, qui, vous vous le rappelez, est donné dans la proportion de 14 p. 100 :

Enfants de 6 kg. : 13 cm³ pour 100 g. du poids du corps = 780 cm³.

4° *Chez les enfants de 6 kg. et d'un poids plus élevé*, on emploie le lait pur sucré à 2 p. 100. Il doit être conseillé à doses plus faibles que le lait de femme. Vous vous rappelez que les rations de ce dernier sont respectivement de 14 p. 100, 13 p. 100, 12,5 p. 100 et 12 p. 100 pour des poids de 6 kg. (4 mois), de 7 kg., de 8 kg. (8 mois), de 9 kg. (12 mois). On conseille :

Enfants de	6 kg. :	12 cm³	pour 100 g. du	poids du corps	= 720 cm³.
—	7 —	11	—	—	= 770 —
—	8 —	10	—	—	= 800 —
—	9 —	10	—	—	= 900 —

La ration de lait de vache pur est donc environ de 2 p. 100 plus faible que celle de lait de femme.

Mais il faut bien savoir que *ces rations théoriques ne sont pas forcément celles qui conviennent à tous les enfants.* Elles peuvent servir de base, de point de départ. Il ne faut pas hésiter à les augmenter ou à les diminuer, suivant les indications fournies par la courbe des poids et par le fonctionnement du tube digestif. Notamment, pour les nourrissons de 3 et 4 kg., elles peuvent être trop faibles, car, je vous l'ai fait remarquer dans ma dernière conférence, le lait de vache coupé au tiers a une valeur calorique un peu moindre que le lait de femme et est moins bien utilisé que ce dernier; c'est pour eux également que l'on peut augmenter légèrement la dose de sucre.

Il convient de noter, d'ailleurs, que les quantités de lait pur entrant dans les rations de lait coupé au tiers, au quart et au cinquième ne sont guère supérieures à 100 g. par kg. de poids du corps. Or cette ration théorique, adoptée comme moyenne par M. Maurel et par Budin, est considérée, à juste titre, par M. Variot, comme généralement insuffisante. Par contre, les rations de lait pur sont supérieures à cette même proportion pour les enfants de 6 et 7 kg.

Malgré ces réserves, il me paraît utile de retenir les rations que j'adopte, car, pendant les premiers mois, la suralimentation est toujours à craindre et il vaut mieux être amené à augmenter les doses, si l'enfant ne pousse pas assez, que d'avoir à les diminuer, s'il survient des troubles digestifs. Il convient de commencer par une ration relativement faible et de l'augmenter progressivement, quand il y a lieu; c'est ce que M. Lesage appelle l'*élevage à la pauvrette*.

Au lieu d'établir la ration d'après le poids de l'enfant, divers médecins la font varier *d'après l'âge*. Je ne reviens pas sur les objections que comporte cette donnée et qui me font préférer la première méthode.

Voici les règles adoptées, à ce point de vue, par M. Marfan et par M. Variot.

M. Marfan fait prendre par 24 heures :

Du 7e au 30e jour.	315 à 630 g.	Lait de vache 2 parties. Eau sucrée à 10 p. 100 1 —
Au 2e mois . . .	630 — 700 —	
— 3e — . . .	700 — 840 —	
— 4e — . . .	700 — 840 —	Lait de vache 3 — Eau sucrée à 10 p. 100 1 —
— 5e — . . .	840 — 875 —	Lait pur sucré à 2 p. 100.
Du 6e au 9e mois.	900 — 1050 —	

M. Variot conseille :

2e semaine	405 g.	Lait coupé au 1/3.
3e —	540 —	
4e —	525 —	Lait coupé au 1/4.
6e —	630 —	
9e —	735 —	
3e mois	840 —	
4e —	945 —	
5e —	800 —	Lait pur.
7e —	900 —	
9e —	1 000 —	
12e —	1 100 —	

La ration quotidienne doit être répartie en un certain *nombre de biberons*. La radioscopie ayant montré à MM. Leven et Barret que le lait de vache quitte l'estomac, en général, aussi rapidement que le lait de femme, on peut donner autant de biberons que de tétées dans l'allaitement naturel, et aux mêmes intervalles, c'est-à-dire :

De la naissance à 3 mois	8 biberons	espacés de	2 h. 30.
— 3 à 6 mois	7 —	—	3 —
— 6 à 9 —	6 —	—	3 —

En divisant la ration des 24 heures par le nombre de biberons, il est facile de calculer la quantité de lait à mettre dans chacun d'eux.

Toutefois, on admet souvent que la durée de la digestion gastrique du lait de vache est plus longue que celle du lait de femme, atteint trois heures et même quatre. Aussi beaucoup de médecins réduisent-ils le nombre des biberons en augmentant leur intervalle; il n'y a d'ailleurs pas de règle absolue : M. Marfan conseille 7 biberons jusqu'à cinq mois, 6 ensuite; M. Variot 9 biberons jusqu'à un mois, 7 biberons jusqu'à quatre mois, 5 biberons ensuite.

Pour fixer définitivement vos idées, je vous propose le *tableau suivant*, qui, je le répète, n'est qu'une base, un point de départ.

Poids du corps		VOLUME DE LAIT pour 100 g. du poids.	par 24 h.	par biberon.	Nombre de biberons par 24 h.
3 kg.	Lait coupé au 1/3.	18 cm³	540 cm³	65 à 70 cm³	8
4 —	—	16 —	640 —	80 —	8
5 —	— 1/4.	15 —	750 —	105 à 110 —	7
6 —	— 1/5.	13 —	780 —	110 —	7
	Ou lait pur sucré.	12 —	720 —	100 à 105 —	7
7 —	—	11 —	770 —	130 —	6
8 —	—	10 —	800 —	135 —	6
9 —	—	10 —	900 —	150 —	6

Pour *préparer les rations quotidiennes de lait coupé*, il suffira de mélanger :

Lait pur.	Eau sucrée à 10 p. 100.	Total.
360 cm³	180 cm³	540 cm³ lait au 1/3
430 —	210 —	640 — —
560 —	190 —	750 — lait au 1/4
625 —	155 —	780 — — 1/5

Pour les nouveau-nés, jusqu'au dixième jour, on emploie, suivant le conseil de M. Marfan, un mélange à parties égales de lait et d'eau sucrée à 10 p. 100. On le donne aux mêmes quantités que le lait de femme : le premier jour, l'enfant ne prend rien; les autres jours, il prend autant de fois 80 g. qu'il a de jours, jusqu'à ce qu'il soit arrivé à la ration convenant à son poids. On se comporte alors, comme il a été dit plus haut.

Pour les prématurés, on utilise, en principe, sauf pendant les dix premiers jours, le lait coupé au tiers, aux mêmes doses que le lait de femme.

J'ai pris comme types, pour exposer la technique de

l'allaitement artificiel, le lait coupé d'eau sucré et le lait pur. On pourra se comporter comme avec le lait de femme, si on utilise les LAITS HUMANISÉS, dont le plus simple à préparer est celui de M. Dufour; mais bien d'autres méthodes ont leurs partisans. Je ne vous mentionnerai que celle de M. Lesage, qui obtient de bons résultats avec une alimentation beaucoup moins riche.

M. Lesage emploie jusqu'à un mois et demi ou deux mois du LAIT FAIBLEMENT ÉCRÉMÉ, contenant 10 à 15 g. de beurre par litre. A chaque biberon il ajoute 2 g. de lactose ou un tiers de morceau de sucre ordinaire. Il fait prendre 6 biberons espacés de trois heures. La ration totale croît de 60 g. le deuxième jour à 540 g. dans la seconde partie du deuxième mois. A partir du troisième mois, il donne 5 biberons de 100 g. de lait de moins en moins écrémé et enfin de lait pur. Il reste à cette dose ou l'élève à 105, 110, 115 g., en se laissant guider par l'état de l'enfant.

Avec le LAIT CONDENSÉ SUCRÉ, il faut tenir compte de la grande valeur calorique. En principe, on peut calculer la quantité nécessaire pour donner une ration équivalente à celle de lait de femme. Étant donné, comme je vous l'ai dit dans ma dernière conférence, qu'à 1 g. de lait de femme correspond, au point de vue calorique, 0 g., 2 de lait condensé, il suffit de multiplier la quantité de lait de femme, que prendrait l'enfant, par 0,2 : par exemple, pour le bébé de 3 kg., $540 \times 0,2 = 108$ g. de lait condensé. On divise cette quantité par le nombre de biberons et on la dilue dans le volume d'eau voulu.

M. de Welling, conseille la technique suivante pour la preparation des biberons : pendant la première semaine, délayer une cuillerée à café dans 14 cuillerées à café d'eau bouillie refroidie à 36°; plus tard une cuillerée à dessert dans 14 cuillerées à dessert d'eau; plus tard une cuillerée à dessert et demie dans 21 cuillerées à dessert d'eau. On se laissera guider par la croissance et l'appétit.

Avec le LAIT DESSÉCHÉ on se méfiera des doses indiquées par les fabricants, car elles sont souvent trop élevées. On suit la même méthode que pour le lait condensé; on multiplie la ration de lait de femme par 0,15, puisque 150 gr. de lait sec équivalent en calories à 1 000 gr. de lait de femme.

On prépare extemporairement le biberon en délayant la poudre de lait dans de l'eau bouillie tiède.

Une cuiller à café contient environ 3 g., une cuiller à dessert 6 g. et une cuiller à soupe 9 g.

En présence des faits dissemblables que je viens de vous exposer, la conclusion déjà posée à propos de l'allaitement naturel s'impose : *il n'y a pas de règle absolue pour l'alimentation artificielle des nourrissons.* Chaque nourrisson a son individualité physiologique et demande une ration qui lui est particulière. Il faut *procéder par tâtonnements*; les règles mentionnées plus haut ne peuvent servir que de base. Ces règles ne s'appliquent, d'ailleurs, qu'aux enfants normaux; si les enfants présentent des troubles digestifs, s'ils sont hypotrophiques, d'autres procédés doivent être mis en œuvre, qu'il n'est pas dans mes intentions d'étudier en ce moment.

* * *

A côté de l'allaitement naturel et de l'allaitement artificiel, une place importante appartient à l'**allaitement mixte**, qui est une combinaison de ces deux modes.

On est fréquemment obligé d'y avoir recours, soit au début, soit dans le courant de l'allaitement.

Un certain nombre de CAUSES y conduisent.

C'est tout d'abord l'*hypogalactie*, l'insuffisance de lait. Elle peut se manifester pendant les premiers jours de la lactation, être passagère, la montée de lait étant tardive, ou définitive : je vous ai dit qu'il en était ainsi pour 8 p. 100 des femmes qui allaitent. Elle devient commune à partir de trois ou quatre mois : on constate alors que l'enfant cesse de pousser, qu'il présente des symptômes plus ou moins marqués d'hypoalimentation; en pesant les tétées, on se rend compte que la quantité de lait fournie est trop faible.

Ce sont ensuite, les *occupations de la mère*, qui ne lui laissent pas le loisir de donner régulièrement le sein. Ce facteur ne se rencontre pas seulement dans la classe ouvrière; il se retrouve aussi chez les femmes qui ne travaillent pas et qui désirent ne pas interrompre complètement leur vie mondaine.

Ce sont encore les *maladies de la mère*, qui diminuent passagèrement la sécrétion lactée, la *période menstruelle*, une *grossesse* intercurrente, etc.

Parfois c'est l'*allaitement de jumeaux*, qui demandent une quantité de lait plus forte que n'en peut fournir la nourrice.

Enfin, dans des cas relativement nombreux, ce sont des *troubles digestifs* ou des *troubles de développement* présentés par les nourrissons. Il n'est pas rare de rencontrer des enfants, qui ont des vomissements, des selles vertes ou diarrhéiques, un accroissement de poids médiocre avec le lait de femme, même s'il est de bonne qualité et si la nourrice est en bonne santé. Je vous ai déjà parlé de ces faits et j'y reviendrai encore.

La TECHNIQUE DE L'ALLAITEMENT MIXTE est simple. Il peut se réaliser de deux façons.

Ou bien on pèse toutes les tétées et, à chacune d'elles, on complète avec le biberon la quantité de lait qui fait défaut.

Ou bien on remplace un certain nombre de tétées par autant de biberons.

Le premier mode est le meilleur quand l'allaitement mixte ne doit être que passager, par exemple pendant les premiers jours, quand la montée de lait est tardive, ou, au cours de la lactation, au cas d'une hypogalactie que l'on suppose momentanée. En espaçant trop les tétées, on risquerait d'augmenter l'hypogalactie.

Le second mode est préférable quand l'allaitement mixte doit être définitif. Dans ce cas, on calcule les quantités de lait à mettre dans les biberons d'après la ration totale que doit prendre l'enfant par rapport à son poids. Suivant l'âge ou le poids, on donne du lait coupé ou du lait pur.

La supériorité de l'allaitement mixte sur l'allaitement artificiel est incontestable. Quand, pour une raison ou pour une autre, l'allaitement au sein exclusif est impossible, il faut l'encourager autant qu'on le peut. Nous verrons les mesures qu'il convient de prendre, pour faciliter sa réalisation dans la classe ouvrière.

*
* *

Pour mener à bien l'allaitement artificiel il faut se conformer à un certain nombre de règles.

Le *lait* doit être de bonne qualité, stérilisé par la chaleur, soit à la maison, soit industriellement, suivant les conditions où l'on peut se le procurer. Il doit être coupé d'eau sucrée jusque vers quatre mois, c'est-à-dire jusqu'au moment où l'enfant pèse environ 6 kg., et, ensuite, donné pur et sucré.

Les *rations* sont calculées, de préférence, d'après le poids; il n'y a pas de rations fixes convenant à tous les enfants; il faut procéder par tâtonnements en tenant compte, pour chacun d'eux, des résultats de l'examen clinique. Il existe d'ailleurs des méthodes différentes suivant les médecins.

Dans des circonstances spéciales, on peut utiliser le *lait condensé* ou le *lait sec*.

On donne le lait au *biberon*. Les flacons et les tétines doivent être tenus avec une propreté minutieuse et aseptisés.

Quand l'allaitement naturel exclusif est impossible, soit passagèrement, soit définitivement, il vaut mieux avoir recours à l'*allaitement mixte* qu'à l'allaitement artificiel.

DIXIÈME CONFÉRENCE

TROUBLES ET AFFECTIONS CAUSÉS PAR UN ALLAITEMENT ARTIFICIEL DÉFECTUEUX

Fréquence et gravité des troubles liés à l'allaitement artificiel; complexité des facteurs étiologiques. Classification correspondant à l'enquête étiologique.

FACTEURS DÉPENDANT DE L'ALIMENTATION. — *Laits contenant des substances nuisibles d'origine alimentaire* (plantes diverses, résidus industriels), provenant d'*états physiologiques* (périodes de rut, gestation, etc.), d'*états pathologiques* (maladies aiguës, mammites, fièvre aphteuse, tuberculose). — *Laits altérés et contaminés après la traite.* Addition de substances chimiques (formol), écrémage et mouillage (facteurs d'hypoalimentation). Rôle des microbes dans la production des affections gastro-intestinales d'origine ectogène : microbes vulgaires de la fermentation lactique, microbes ayant acquis des propriétés pathogènes : formation de produits toxiques et stérilisation tardive; stérilisation incomplète et bactéries protéolytiques; souillure du lait stérilisé. — *Fautes de technique.* Mauvais réglage des repas; insuffisance et exagération des rations; dyspepsie du lait de vache pur; affections gastro-intestinales d'origine endogène. — *Laits modifiés et aliments de conserve.* Maladie de Barlow.

FACTEURS DÉPENDANT DE L'ENFANT. — Intervention fréquente. Intolérance pour le lait de vache : idiosyncrasie, anaphylaxie.

CONCLUSIONS.

Au cours de l'allaitement naturel, on peut voir apparaître les troubles que je vous ai décrits dans une précédente leçon; mais ils sont relativement peu communs et, pour la plupart, assez légers. Au cours de l'allaitement artificiel, au contraire, nombreux et souvent graves sont les phénomènes morbides, qui dépendent plus ou moins directement du mode d'alimentation; ils tiennent une grande place dans la pathologie du premier âge. Bien des affections, qui se développent chez les nourrissons et qui pourront laisser leurs traces pendant des années, sont dues à un allaitement artificiel défectueux : je n'ai qu'à vous citer, comme exemples, les affections gastro-intestinales, l'athrepsie, l'hypotrophie, le rachitisme, la maladie de Barlow, l'anémie. Certaines maladies infectieuses, telles que la tuberculose et la fièvre aphteuse, peuvent également en dépendre, et j'aurai à vous indiquer les problèmes que soulève leur étiologie, au point de vue qui nous occupe ici.

Si on laisse de côté la transmission de certaines maladies spécifiques par le lait de vache, il est certain que la façon, dont intervient ce lait pour réaliser les processus morbides plus vulgaires, est complexe. Il y a quelque vingt-cinq ans, à la suite des découvertes de Pasteur et des premières recherches bactériologiques, on avait cru en trouver l'explication dans l'infection par les microbes qui le souillent et on avait espéré les supprimer par l'emploi du lait stérilisé. La stérilisation du lait a, certes, réalisé un progrès immense dans l'alimentation des nourrissons; nous devons le proclamer bien haut. Mais elle ne constitue qu'un des éléments du problème. Peu à peu un certain nombre de facteurs se sont dégagés, dont on a mieux saisi l'importance; ils nous ont permis de mieux comprendre la pathogénie des troubles observés chez les nourrissons élevés avec le lait de vache.

Cette compréhension des phénomènes n'a pas seulement un intérêt théorique et scientifique; elle a des conséquences pratiques que vous saisissez aisément.

Quand il s'agit de phénomènes aussi compliqués que ceux liés à l'alimentation, à la digestion et à la nutrition, toute *classification* est évidemment schématique et incomplète. Il est cependant indispensable d'en adopter une.

La meilleure est celle qui s'adapte aux investigations cliniques, que le médecin est amené à faire pour remonter des symptômes observés à leurs causes. Comme je vous l'ai dit en étudiant les complications de l'allaitement naturel, ces symptômes sont en général d'ordre assez banal et on ne peut guère en découvrir les causes que par une enquête étiologique systématique. Je suivrai le même ordre que pour ce dernier.

Une première division s'impose. Il y a, en effet, des *facteurs qui tiennent directement à l'alimentation* et des *facteurs qui dépendent de l'enfant*. Je dois dire que la distinction est beaucoup moins nette dans les cas où l'enfant est nourri avec du lait de vache que dans ceux où il est élevé au sein. Les faits de transition entre ces deux catégories sont nombreux, car bien des enfants tolèrent mal une alimentation qui convient parfaitement à d'autres. Il n'en est pas moins utile de maintenir cette distinction.

*
* *

Envisageons d'abord les **facteurs dépendant directement de l'alimentation.**

Tantôt le lait contient des *substances toxiques* ou des *microbes* éliminés par la glande mammaire. Tantôt il est *altéré* ou *contaminé* entre le moment de la traite et celui de l'ingestion. Tantôt il est normal, mais la *technique de l'allaitement* est mauvaise. Tantôt, enfin, paraissent intervenir des *modifications du lait* provoquées par l'emploi de certains procédés de conservation.

Une des conditions requises pour le succès de l'allaitement artificiel, vous ai-je dit en définissant le lait destiné aux nourrissons, est sa production par une vache bien portante et bien nourrie. S'il en est autrement, l'enfant se trouve exposé à des troubles plus ou moins sévères, parfois mortels, attribuables à l'ÉLIMINATION PAR LES GLANDES MAMMAIRES DE SUBSTANCES TOXIQUES OU DE MICROBES. Ces troubles sont connus depuis longtemps et ont été surtout étudiés par les médecins de campagne, mieux placés que ceux des villes pour se renseigner sur l'alimentation et l'état de santé des vaches laitières. Des importants rapports ont été écrits sur ce sujet par le Pr Moussu et par M. Aviragnet; ils sont reproduits dans les *Archives de médecine des enfants* de 1909 et de 1910; vous y trouverez des documents intéressants.

Les propriétés nocives des laits peuvent dépendre de l'*alimentation*, des *états physiologiques* et des *maladies des vaches laitières*.

Il arrive souvent que, par hasard ou d'une façon systématique, les vaches soient alimentées avec des substances qui rendent leurs laits nuisibles. Ces laits peuvent être modifiés dans leur composition chimique, et, par exemple, être plus aqueux, comme après l'ingestion d'herbe verte. Le plus souvent l'analyse chimique ne met en évidence aucune modification appréciable et permet même de les considérer comme bons; certaines de ces substances favorisent, en effet, la sécrétion des glandes mammaires. Ils n'en sont pas moins dangereux, comme le démontrent les troubles que leur ingestion provoque dans l'organisme des individus jeunes, qu'il s'agisse de nourrissons ou de jeunes animaux, veaux, chevreaux, agneaux. Ce n'est pas toujours chose facile, d'ailleurs, de préciser si ces troubles sont la conséquence directe du passage dans le lait des substances ingérées par la vache laitière, ou la conséquence indirecte des troubles digestifs qu'elles déterminent chez elle.

Je ne puis entrer dans la description clinique des phénomènes pathologiques que l'on observe et qui ont été bien étudiés par médécins et vétérinaires. Mais je dois vous dire dans quelles circonstances ils apparaissent.

La consommation par la vache d'*herbe verte*, de *trèfle* mouillé, de *navets*, de *raves*, de *feuilles de betteraves*, d'*artichauts*, de *choux*, de fourrages mêlés de *plantes purgatives* (tithymale, rhubarbe, gratiole, colchique), de *feuilles de vigne* détermine de la diarrhée chez les enfants et parfois des phénomènes toxiques assez graves.

L'alimentation avec des *résidus industriels* joue un rôle plus important, car elle se fait en grand dans certaines régions, en particulier dans le nord de la France. On utilise d'une façon courante, suivant les localités, les *pulpes de betteraves*, résidus des sucreries et des distilleries de betteraves, les *drèches de distillerie*, résidus des distilleries de grains, de pommes de terre, de genièvre, les *drèches de brasserie*, résidus des brasseries de bière, les *tourteaux*, résidus des huileries. Or les laits produits dans ces conditions sont dangereux : les enfants qui les ingèrent ont des vomissements, de la diarrhée, se cachectisent, et ces troubles les conduisent souvent à la mort. La grande mortalité des nourrissons dans certaines villes du Nord est, en partie, attribuable à cette cause. Il convient donc de ne pas introduire dans l'alimentation des vaches, dont le lait est destiné aux nourrissons, les résidus industriels qui viennent d'être énumérés. Tout au moins faut-il ne le faire qu'avec des précautions très grandes et avec une surveillance très étroite; on pourrait autoriser, à la rigueur, les drèches fraîches de brasserie, qui, d'après M. Dron, sont sans inconvénients, les drèches avariées étant seules nuisibles; par contre, les pulpes de betteraves sont toujours dangereuses, quoique moins nocives employées fraîches ou après dessication que conservées dans les silos, où elles fermentent.

Une alimentation défectueuse des vaches est donc une cause importante de troubles chez les nourrissons qui boivent leur lait. A un moindre degré, mais d'une façon manifeste, interviennent certains *états physiologiques*, le voisinage de la parturition, les périodes de rut, la gestation, dont je vous ai déjà parlé. Le lait obtenu dans les premières circonstances peut provoquer des vomissements et de la diarrhée; celui obtenu dans la dernière a souvent, surtout à partir du septième mois, une valeur alimentaire amoindrie.

Particulièrement intéressantes sont les *maladies des vaches laitières*; l'usage de leur lait peut avoir un retentissement fâcheux sur la santé des nourrissons.

Le lait de vaches atteintes de *maladies aiguës*, pneumonies, entérites, néphrites, etc., bien que ne contenant pas de germes, peut provoquer des troubles digestifs. Celui des animaux atteints de *mammites* est modifié dans sa composition chimique et contient des germes, en particulier des streptocoques, qui déterminent parfois des entérites; il faut se méfier des mammites latentes, sur lesquelles M. Trommsdorff attirait récemment l'attention, que décèle seul l'examen bactériologique et cytologique du lait. Il n'y a pas lieu toutefois d'insister, car la sécrétion lactée se tarit en général assez vite.

La *fièvre aphteuse* mérite de retenir notre attention; si, en effet, dans les formes graves, elle supprime la sécrétion lactée, elle revêt parfois une forme atténuée qui ne la diminue pas sensiblement. Sans doute, son agent pathogène n'est pas éliminé par la glande mammaire et Nocard a montré que, recueilli avec précaution, le lait n'est pas virulent; mais celui-ci peut être contaminé au moment de la traite par le contenu des vésico-pustules siégeant sur la mamelle. Or, bien que l'on discute encore à ce sujet, il est généralement admis que la fièvre aphteuse est transmissible à l'homme; il peut se produire, dans ces conditions, chez les nourrissons des épidémies de stomatite aphteuse ou de maladie aphteuse.

La *tuberculose* présente une importance spéciale, car elle fait courir au jeune enfant des risques de contagion. Contrairement à l'opinion défendue par Robert Koch, le bacille bovin peut infecter l'espèce humaine; comme l'a démontré l'école française, avec Nocard et Arloing, le bacille humain et le bacille bovin ne constituent que deux types plus ou moins nettement différenciés et non pas deux bacilles absolument distincts.

Le bacille tuberculeux peut être constaté par la bacilloscopie et par l'inoculation, non seulement dans le lait des vaches atteintes de tuberculose mammaire, mais encore dans le lait de vaches tuberculeuses à un degré quelconque, même de vaches atteintes de tuberculoses latentes, reconnues seulement par l'épreuve de la tuberculine : dans ces conditions, M. Moussu a tuberculisé le cobaye 7 fois sur 57.

La contagion par le lait est donc possible. Un certain nombre de savants ont, avec Behring, considéré qu'elle était la cause la plus habituelle de l'infection tuberculeuse chez l'enfant. Des faits observés chez les veaux et les chevreaux par les vétérinaires, ainsi que certaines expériences, sont à l'appui de cette opinion. La théorie de l'infection par la voie digestive a semblé, pendant quelque temps, supplanter la notion classique de l'infection par la voie respiratoire.

Que la transmission de la tuberculose par le lait puisse

se produire, le fait est indiscutable et les observations le prouvent. Mais il ne faut pas exagérer sa fréquence. Rappelez-vous la rareté chez le nourrisson des tuberculoses de l'intestin et des ganglions mésentériques, la fréquence du tubercule bronchique initial et de l'adénopathie médiastine similaire, démontrée par Parrot, par Hervouët, par le Pr Hutinel, par M. Küss, confirmée dernièrement par Escherich. Malgré les tentatives d'explications contraires, ces localisations anatomiques démontrent qu'habituellement la tuberculose du nourrisson est une tuberculose par inhalation; celle-ci est le résultat de la contagion directe ou indirecte d'homme à homme et plus spécialement d'une contagion familiale.

N'allez pas conclure qu'il faille négliger pour cela les mesures destinées à enrayer la tuberculose bovine et à empêcher la vente du lait provenant de vaches tuberculeuses. En matière de préservation contre la tuberculose, on ne montrera jamais trop de sévérité ; n'y eût-il qu'une chance sur cent de contamination par le lait, il faut la supprimer.

D'ailleurs le lait des vaches tuberculeuses est nuisible à d'autres titres. D'après les recherches de M. Moussu et de M. Monvoisin, il diffère par sa composition chimique du lait de vaches normales, surtout quand il existe des lésions mammaires; elle tend à se rapprocher de celle du sérum sanguin : l'acidité est abaissée, l'azote total et le chlorure de sodium sont augmentés; le beurre, le lactose sont diminués dans des proportions considérables. La diminution de l'acidité a une telle valeur, que, pour M. Monvoisin, tout lait, ayant, au sortir de la mamelle, une acidité inférieure au chiffre minimum normal, doit être rejeté de la consommation.

Qu'il s'agisse de tuberculose, de fièvre aphteuse, de

mammites, etc., il faut redouter, quand les vaches sont malades, la présence dans le lait de microbes virulents. On évite, dans une certaine mesure, les inconvénients qui en résultent, par l'ébullition ou la stérilisation au-dessus de 100°. Le bacille tuberculeux lui-même est détruit; mais il faut savoir que les températures inférieures sont insuffisantes et M. Galtier a montré qu'il ne l'était pas sûrement par un chauffage de quelques minutes entre 75° et 80°, température de la pasteurisation. D'ailleurs, le chauffage est sans action sur la plupart des substances toxiques éliminées par les mamelles.

Il faut donc défendre de donner aux nourrissons les laits venant de vaches malades ou alimentées avec des substances nocives. C'est le seul moyen d'éviter les phénomènes morbides que je viens de mentionner.

Le lait n'est pas seulement nuisible par les substances anormales ou les microbes éliminés par les glandes mammaires, il l'est égalemeut quand il est ALTÉRÉ OU CONTAMINÉ ENTRE LE MOMENT DE LA TRAITE ET CELUI DE L'INGESTION PAR LE BÉBÉ.

Ici encore les faits sont complexes.

Je ne fais que mentionner les troubles gastro-intestinaux et même les accidents d'intoxication que peut provoquer l'ingestion de *laits additionnés de substances chimiques* dans un but de conservation. Pour prendre un exemple, le formol, que Behring a proposé de mélanger au lait dans la proportion de 3 à 5 p. 100 000, est toxique ou tout au moins irritant pour la muqueuse gastrique.

Je vous signale également les dangers que font courir à l'enfant l'*écrémage* et le *mouillage du lait*. Tout d'abord, ils exposent à des contaminations microbiennes, par le bacille d'Eberth ou les bacilles de la dysenterie, par exemple. En outre, ils diminuent sa valeur alibile. Si, de plus, on coupe un tel lait à parties égales, au tiers ou au quart, on arrive à une alimentation absolument insuffisante. Ainsi s'expliquent, comme le fait remarquer M. Variot, des stagnations de poids ou même des accidents d'inanition, que l'on guérit tout simplement en changeant de lait. C'est un facteur auquel il faut toujours penser en pareille circonstance, quand on ignore la provenance du lait.

Mais je dois surtout insister sur le *rôle des microbes, qui peuvent pulluler dans le lait après la traite, dans l'étiologie des affections gastro-intestinales des nourrissons* élevés avec du lait de vache. J'aborde là un des points les plus discutés de la pathologie infantile.

Vous savez avec quelle rapidité se font les pullulations microbiennes dans le lait, surtout pendant les chaleurs de l'été.

On a attribué les affections gastro-intestinales, et notamment leurs formes aiguës, à l'ingestion de laits microbiens. De fait, très communes autrefois, elles ont diminué notablement depuis l'emploi du lait stérilisé et on les voit encore apparaître après l'usage d'un lait recueilli sans précautions et même parfois de lait cru dit aseptique.

Toutefois, si l'observation clinique reste vraie, les recherches bactériologiques et expérimentales, poursuivies depuis une trentaine d'années, n'ont conduit qu'à des conclusions bien incertaines.

Je n'entrerai pas dans l'exposé et dans la discussion de ces recherches, que nous avons faits longuement, en 1909, avec le Pr Hutinel dans son traité des *Maladies des enfants*. Nous avons pu conclure ainsi : « Dans les conditions habituelles de la pratique, les laits contenant les agents de la fermentation lactique, notamment des colibacilles et des streptocopes, ne sont ni virulents, ni toxiques pour l'animal. Les agents de la fermentation lactique ne paraissent pas avoir, d'emblée tout au moins, de propriétés pathogènes. » Il n'est pas permis non plus d'incriminer, dans les mêmes conditions, les agents de la fermentation butyrique, ni les bactéries protéolytiques.

Dans certaines circonstances spéciales, les colibacilles, les streptocoques et les autres germes, qui souillent le lait, peuvent être doués de propriétés pathogènes. M. Hutinel cite volontiers les diarrhées graves observées autrefois dans le service de Parrot, où les bébés buvaient du lait et recevaient une sucette imprégnée de sirop de gomme, l'un et l'autre conservés à l'air libre dans la salle des malades et exposés à toutes les contaminations. M. Lesage a montré que des laits, prélevés dans des salles d'hôpital et fatalement souillés par les poussières et les mains des infirmières, contenaient des colibacilles virulents pour le cobaye. Il est possible que des laits contaminés, au moment de la traite, par des microbes virulents venant de l'intestin de vaches malades, ou, dans les manipulations multiples qu'ils subissent, par les mains de gens porteurs de germes virulents, soient pathogènes. Il est possible encore, comme l'a avancé M. Metchnikoff, que le lait soit contaminé par des *Proteus* apportés par les mouches. Mais ce ne sont là que des hypothèses.

Il ne faudrait pas attribuer aux germes vulgaires, colibacilles, streptocoques, proteus, etc., un rôle trop grand dans la pathogénie des affections gastro-intestinales des nourrissons. L'étude bactériologique des fèces, l'hémoculture, la recherche des réactions humorales ne conduisent, en général, à aucune conclusion précise relativement à leur action comme agents producteurs de ces affections. Leur intervention n'est nullement prouvée, sauf dans des cas relativement rares.

Du reste, il est assez exceptionnel que le lait soit donné cru, sans être au moins bouilli; or, si les ferments lactiques ont eu le temps de l'acidifier suffisamment, le chauffage le coagule. On a dit, il est vrai, M. Marfan notamment, que ni l'ébullition, ni la stérilisation au Soxhlet, faites tardivement, de treize à seize heures après la traite, ne détruisaient les produits toxiques fabriqués par les microbes et on a attribué les accidents gastro-intestinaux à ces derniers; mais les expériences de M. Lesage et de M. Templier, celles de M. de Rothschild n'ont pu mettre en évidence la toxicité de tels laits.

Avec les laits stérilisés au Soxhlet ou par l'ébullition, un autre danger est à craindre, quand la consommation n'a pas lieu rapidement; il peut arriver, en effet, que les bactéries protéolytiques, dont les spores n'ont pas été détruites, pullulent. On a attribué à ces microbes les troubles digestifs que peuvent présenter les nourrissons alimentés avec ces laits. Mais les expériences de Flügge et de Lübbert, sur lesquelles avait été établie cette opinion, n'ont pas été confirmées par celles de M. Jemma.

Enfin du lait stérilisé dans de bonnes conditions peut être contaminé au moment où on le donne à l'enfant, si on emploie des biberons ou des tétines malpropres, si les personnes qui le manient ont les mains sales, si on laisse les bouteilles débouchées. Ces faits rentrent dans le cadre de ceux que je vous ai mentionnés il y a quelques instants.

Je me suis étendu quelque peu sur le rôle des laits chargés de microbes dans la production des affections gastro-intestinales des nourrissons. C'est d'eux que ressortissent les *diarrhées*, les *infections gastro-intestinales d'origine ectogène*, suivant la classification étiologique proposée autrefois par Escherich, par MM. Lesage et Thiercelin. Leur rôle n'est certes pas négligeable, surtout pendant l'été. Il doit être retenu, car il impose l'usage d'un lait privé de germes pour l'alimentation du nourrisson. Mais nous ne sommes plus au temps où on lui attribuait une importance capitale.

L'emploi, avec tout le soin désirable, du lait stérilisé ne met pas le nourrisson à l'abri des affections gastro-intestinales, aussi bien des formes aiguës que des formes subaiguës ou chroniques. C'est que, de même qu'au cours de l'allaitement naturel, interviennent des FAUTES DE TECHNIQUE; celles-ci sont beaucoup plus graves que dans ce dernier, par suite des différences chimiques et biologiques qui existent entre le lait de femme et le lait de vache.

Même avec un lait de composition normale, produit et conservé dans de bonnes conditions, on observe souvent des troubles digestifs et des troubles de la nutrition chez les nourrissons allaités artificiellement.

Tantôt intervient la *mauvaise réglementation des repas* : les biberons sont donnés sans régularité ou à intervalles trop rapprochés. Il en résulte de la dyspepsie gastrique et des vomissements, puis de la dyspepsie intestinale avec des selles plus ou moins liquides, mélangées de vert, de jaune et de blanc, grumeleuses.

Tantôt les *rations de lait sont défectueuses*.

Si les quantités sont *trop élevées*, les mêmes troubles dyspeptiques se produisent; à la longue, ils entraînent un arrêt dans l'accroissement du poids et même de l'amaigrissement. Parfois, au contraire, l'enfant digère convenablement, mais engraisse et devient un de ces petits obèses, à chairs molles, à peau pâle, qui sont souvent des constipés, ayant des selles fétides, qui sont sujets à l'eczéma et à l'urticaire. C'est beaucoup plus dans l'allaitement artificiel que dans l'allaitement naturel que la suralimentation réalise ces deux types cliniques, décrits par le Pr. Marfan, de *cachexie grasse* et de *cachexie vraie*.

Si les quantités de lait sont *trop faibles*, l'enfant ne se développe pas; il présente le tableau clinique de l'*hypoalimentation*, accompagné de phénomènes digestifs, vomissements, selles rares, peu abondantes, glaireuses, verdâtres, qui peuvent en imposer pour une gastro-entérite.

Tantôt enfin la *composition chimique du lait* est en cause. Si, par exemple, on donne à un nourrisson trop jeune du lait de vache pur, on voit se développer la *dyspepsie du lait de vache pur*, décrite par M. Marfan et attribuée par lui à la teneur élevée du lait de vache en caséine : l'enfant souffre d'une constipation plus ou moins opiniâtre; les selles sont fermes, pâteuses, jaune pâle, presque blanchâtres, semblables à du mastic; de temps en temps, il y a des poussées de diarrhée jaune, panachée de blanc et de vert.

Dans ce même ordre d'idées, rentre le *sucrage défectueux* du lait, soit que l'on emploie du lactose, soit que l'on utilise des doses trop fortes du sucre ordinaire.

Sous l'influence de ces divers facteurs étiologiques, se développent, sans l'intervention de germes venus du dehors, des affections gastro-intestinales aiguës, subaiguës ou chroniques, que l'on dénomme, depuis Escherich, Lesage et Thiercelin, *diarrhées, infections gastro-intestinales d'origine endogène*. Ces *affections* reconnaissent une pathogénie complexe. Entrent en jeu : les troubles des sécrétions gastriques, intestinales, biliaires, pancréatiques; les digestions imparfaites qui laissent dans l'estomac et l'intestin des résidus insuffisamment transformés; les microbes, qui pullulent dans ces résidus et fabriquent à leurs dépens des produits anormaux, irritants ou toxiques. L'organisme est intoxiqué par ces substances et la nutrition est troublée : à un moment donné, il s'agit d'une véritable maladie générale.

Quand les fautes de technique et les troubles digestifs se prolongent, ils entraînent des troubles de croissance et des cachexies : chez les nourrissons de moins de quatre mois, c'est l'*athrepsie* étudiée par Parrot, l'*atrophie infantile* des médecins allemands; chez les nourrissons plus âgés, c'est l'*hypotrophie*, décrite par M. Variot. Ils sont également la cause la plus importante du *rachitisme* et de certaines *anémies*. Dans la production de ces dernières, la faible teneur en fer du lait de vache joue également un rôle important.

A l'allaitement artificiel est lié, d'une façon intime, le *scorbut infantile* ou *maladie de Barlow*, affection caractérisée par de l'anémie, des douleurs osseuses, des hémorragies sous-périostiques. Rare au-dessous de cinq mois, il est surtout fréquent de cinq à dix-huit moins; il coïncide souvent avec le rachitisme. D'après l'opinion courante, probablement sujette à revision, il est exceptionnel chez les enfants nourris au sein ou avec du lait de vache frais; il est rare également chez ceux qui reçoivent du lait stérilisé par surchauffage; il apparaît surtout, chez les enfants alimentés pendant longtemps avec des laits modifiés dans leur composition chimique ou physique, laits homogénéisés, laits peptonisés, ou avec des préparations de conserve, farines lactées, aliments divers pour nourrissons. Dans 8 cas que j'ai observés, les 3 derniers avec L. Tixier et Maillet, l'alimentation consistait 2 fois (chez des enfants de neuf et dix mois) dans du lait homogénéisé; 2 fois (chez des enfants de dix et seize mois) dans du lait stérilisé par surchauffage; 2 fois (chez des enfants de douze et vingt-trois mois) dans des farines de conserves; 1 fois (chez un enfant de onze mois) dans du lait homogénéisé, puis dans une farine commerciale complexe; 1 fois (chez un enfant de neuf mois) dans du lait ordinaire. C'est en Angleterre, en Amérique, en Allemagne, où, depuis longtemps, on utilise pour les nourrissons des aliments de conserve que le scorbut infantile a été d'abord observé et est le plus commun.

* * *

Jusqu'ici, je n'ai envisagé, dans la production des troubles provoqués par l'allaitement artificiel, que le rôle du lait, de l'aliment. Mais à côté de ce facteur, interviennent, comme au cours de l'allaitement naturel, **des facteurs qui dépendent de l'enfant.**

Je me suis suffisamment étendu, à propos de ce dernier, sur les considérations générales que comporte cette question. Le rôle de l'organisme est beaucoup plus manifeste quand l'enfant est nourri avec du lait de vache que quand il est au sein, car ce lait d'espèce différente exige un travail de digestion et d'assimilation bien plus grand que le lait de femme.

Les facteurs dépendant de l'enfant entrent en jeu, d'une façon occasionnelle, dans nombre de circonstances : c'est ainsi que les *chaleurs de l'été*, qui jouent un rôle si important dans la production des affections gastro-intestinales aiguës, agissent bien plus en diminuant les défenses de l'organisme qu'en augmentant la virulence des microbes intestinaux ou en favorisant les altérations du lait.

Dans d'autres cas, leur rôle est plus permanent et plus apparent. Il y a des enfants qui, alimentés avec un bon lait, donné à doses convenables et avec les coupages voulus, ne le digèrent pas. Malgré des tentatives diverses, ils n'augmentent pas de poids, ils pâlissent, ils ont des vomissements, des mauvaises selles, ils présentent des toxidermites, de l'eczéma. Par contre, le lait de femme, le lait d'ânesse ou même le lait de chèvre sont souvent bien tolérés ; cependant parfois aucun lait n'est supporté. Le plus habituellement ces faits s'observent chez des débiles, des prématurés, des hérédo-syphilitiques, des hérédo-tuberculeux, chez des enfants présentant ces diathèses dont je vous ai parlé; tous ces enfants ont, en général, des tares hépatiques et pancréatiques, pour ne parler que des mieux connues.

Dans des cas extrêmes, il existe une véritable *idiosyncrasie* pour le lait de vache, ou, encore, ce que M. Barbier appelle une *anaphylaxie congénitale*.

Ces faits doivent être distingués, comme je vous l'ai dit à propos de l'allaitement naturel, de ceux qui relèvent d'une *anaphylaxie acquise*. Celle-ci n'apparaît que tardivement, après une période de suralimentation et de troubles digestifs plus ou moins sévères; elle exige, en effet, pour se manifester, des troubles de la digestion et de l'absorption, qui permettent aux albumines de pénétrer en nature ou insuffisamment modifiées dans l'organisme.

Je pourrais vous citer des observations assez nombreuses de MM. Finkelstein, Schlossmann, Hutinel, Barbier, Halberstadt et de bien d'autres. Je tenais seulement à vous montrer qu'en présence d'un enfant qui tolère mal le lait de vache vous ne devez pas borner votre enquête étiologique à l'étude du lait et de la technique de l'allaitement, mais étendre vos investigations à l'enfant lui-même. C'est de ce côté que vous trouverez souvent la clef de maints états morbides.

*
* *

L'allaitement artificiel expose donc, beaucoup plus que l'allaitement naturel, à des phénomènes pathologiques. Ceux-ci relèvent de facteurs complexes, qu'il n'est pas toujours facile de préciser, et qui, souvent, s'associent.

1° Il y a des *facteurs qui dépendent directement de l'alimentation*. Suivant les cas, interviennent :

L'usage de laits provenant de vaches nourries avec des substances nocives, de vaches en état de rut, ayant récemment vêlé, ou en état de gestation, de vaches malades ; la tuberculose mérite une mention spéciale.

L'alimentation avec des laits additionnés de substances toxiques, avec des laits écrémés ou mouillés, avec des laits contaminés et dans lesquels ont pullulé des microbes.

Une mauvaise réglementation des tétées, l'hypoalimentation ou la suralimentation, la composition chimique du lait.

L'usage de laits modifiés ou d'aliments de conserve.

2° Il y a des *facteurs qui dépendent de l'organisme de l'enfant*. Très souvent, ils s'associent à ceux du groupe précédent. Parfois, ils prédominent, et alors il s'agit, soit d'une véritable idiosyncrasie, soit d'un état d'anaphylaxie.

Quoi qu'il en soit, ces divers facteurs, par des processus pathogéniques pour la plupart encore assez mal connus ou discutés, réalisent des troubles digestifs, des troubles de la nutrition, des troubles de la croissance, des cachexies, le rachitisme, la maladie de Barlow, des anémies.

ONZIÈME CONFÉRENCE

LAIT DE CHÈVRE. LAIT D'ANESSE
COMPARAISON DE L'ALLAITEMENT NATUREL
ET DE L'ALLAITEMENT ARTIFICIEL

LAIT DE CHÈVRE. — Composition chimique; valeur énergétique; ferments. Différences suivant les races et l'alimentation. Tuberculose des chèvres. Mélitococcie. Lait de chèvre cru. Différences de composition des laits de chèvre, de vache et de femme. Laits de chèvres sélectionnées. Digestion du lait de chèvre. Résultats de l'alimentation des nourrissons avec le lait de chèvre.

LAIT D'ANESSE. — Composition chimique; valeur énergétique; ferments. Comparaison avec le lait de femme. Difficulté de la production. Précautions pour l'alimentation de l'animal et pour la traite.

COMPARAISON DE L'ALLAITEMENT NATUREL ET DE L'ALLAITEMENT ARTIFICIEL. — Différences dans la digestion gastrique (caractères du caséum) et dans la digestion intestinale; caractères des selles (aspect macroscopique, composition chimique, bactérioscopie); absorption du beurre, de la caséine, des sels minéraux. — Différences dans la courbe des poids, dans la taille, dans l'apparition de la première dent, dans le début de la marche, dans l'habitus extérieur.

Morbidité : affections particulières aux enfants élevés au biberon; leur moindre résistance aux infections. — *Mortalité pendant la première année* : influence du mode d'alimentation; statistiques de L. Petit, de Luling, de Variot et Thierry, de W. Howart. — *Influence du milieu* (Hutinel).

RAISONS DE L'INFÉRIORITÉ DE L'ALLAITEMENT ARTIFICIEL. — *Réalisation défectueuse de l'allaitement. Facteurs inhérents à l'emploi d'un lait animal* : spécificité du lait de chaque espèce; différences de composition chimique quantitative et qualitative; excès de travail digestif avec le lait de vache; teneur en enzymes et enzymoïdes. — *Rôle des facteurs individuels.*

CONCLUSIONS.

Le lait de vache est le plus communément utilisé pour l'allaitement artificiel des nourrissons. Mais on peut avoir recours aux laits d'autres espèces animales. Je ne m'occuperai que du *lait de chèvre* et du *lait d'ânesse.*

Le *lait de brebis*, bien rarement utilisé, est plus riche

que le lait de chèvre en matières azotées, en graisse, en sels, il a à peu près la même teneur en lactose.

Le *lait de jument* se rapproche du lait de femme par sa teneur en lactose et en matières azotées, du lait d'ânesse par son peu de beurre.

* * *

Le **lait de chèvre** est d'usage courant dans certains pays, dans lesquels les vaches font défaut ou sont rares, en particulier dans plusieurs régions montagneuses. D'autre part, on a essayé à plusieurs reprises dans les villes de le substituer au lait de vache ; à Paris, notamment, une tentative de ce genre a été faite, vers 1900, par MM. Barbellion, Boissard, J. Toussaint, etc.

Sa COMPOSITION CHIMIQUE est assez variable, à en juger par les différences qui existent entre les analyses que nous possédons. M. Ch. Michel, dans un rapport à la *Ligue contre la mortalité infantile*, en 1909, comparant les analyses de plusieurs chimistes, admet que la composition moyenne d'un litre de lait de chèvre, en dehors de la période colostrale, est approximativement la suivante :

Densité	1 030		
Extrait sec	140 g.		
Cendres	8 —		
Lactose anhydre	47 —		
Beurre	48 —		
Matières protéiques et extractives	37 —	Caséine	28 g.
		Albumines	9 —

Sa *valeur énergétique* est par suite :

Lactose	$47 \times 3,96 = 186,12$
Beurre	$48 \times 9,25 = 444$
Protéiques	$37 \times 5,67 = 209,79$
	839,91 calories brutes.

Enfin, il contient les divers *ferments* que j'ai signalés dans le lait de vache.

On constate des différences dans la composition du lait suivant les *moments de la traite* pendant le nychthémère et *au cours de cette dernière*, suivant les *individus* et enfin suivant l'*âge du lait*, tout au moins entre le colostrum et le lait véritable. Mais les plus importantes tiennent à la *race* et à l'*alimentation*.

L'*influence de la race* est très grande. D'après M. Barbellion, il existe toute une gamme de laits, constituée par les laits de chèvres des Pyrénées, de Murcie, de Suisse, de Malte, des Alpes. Voici, par exemple, les moyennes qu'il a obtenues par l'analyse du lait de 25 chèvres de Malte et de 60 chèvres des Alpes.

	Malte.	Alpes.
	—	—
Densité	1 057	1 025
Extrait sec.	141 g. 2	102 g. 5
Lactose	47 — 1	41 — 5
Beurre.	48 — 6	31 — 4
Caséine	37 — 5	24 — 1
Sels	8 — 8	7 — 4

L'influence de l'alimentation est admise par un certain nombre d'éleveurs; on a dit que l'on pouvait, en modifiant le régime, augmenter ou diminuer la teneur en caséine, en beurre, en lactose, en sels. Nous avons vu, à propos du lait de femme et du lait de vache, les réserves qu'il fallait faire à ce sujet. Comme l'a écrit M. Michel, dans le rapport cité tout à l'heure, ces questions nécessitent une nouvelle enquête, les résultats publiés étant encore très vagues.

Tel est le lait de chèvre. Depuis l'époque où Tarnier, en 1880, le déclarait impropre à l'alimentation des nourrisons, il a eu ses partisans et ses détracteurs. Voyons ses AVANTAGES et ses INCONVÉNIENTS.

On a dit que *la tuberculose de la chèvre* est rare, alors que celle de la vache est fréquente. De fait, sur 3000 chèvres tuées à Lyon en 1899, MM. Leclerc et Deruelle n'en ont trouvé que 5 atteintes de cette infection. Cependant, la chèvre n'est pas réfractaire à la tuberculose ; d'après le Pr Moussu, si elle ne la contracte pas habituellement, quand elle vit isolée, à la campagne, elle la prend assez facilement, quand elle est en troupeau, soumise à la stabulation et à la cohabitation avec des vaches tuberculeuses.

D'autre part, vous savez que la chèvre est fréquemment porteur du *Micrococcus melitensis*. Cet agent pathogène passe dans le lait : M. Zammit l'a trouvé dans 30 à 40 p. 100 des laits de chèvres vivant dans l'île de Malte ; MM. Nicolle et Conseil, en 1909, à Tunis l'ont décelé dans la moitié des laits de chèvres maltaises ; des constatations analogues ont été faites à Marseille et dans d'autres régions du midi de la France pour des chèvres originaires du pays même. Le lait est capable de transmettre la *fièvre de Malte* ou *mélitococcie*.

On a dit encore que les *matières fécales* des chèvres, étant dures et globuleuses, souillent moins facilement les mamelles que les selles liquides des vaches. Mais elles peuvent être atteintes d'entérite et avoir des selles diarrhéiques, dont les agents pathogènes contaminent le lait. MM. Zammit, Czerny et Keller ont observé, dans ces conditions, des infections gastro-intestinales chez des nourrissons.

Ces différents points sont importants à préciser, car on a préconisé l'allaitement avec le *lait de chèvre cru*, soit par l'intermédiaire du biberon, soit par la *tétée directe du pis* de l'animal. Ce dernier procédé est utilisé depuis longtemps à la campagne; d'après le Pr Fournier, il serait spécialement indiqué pour les hérédo-syphilitiques. L'emploi du lait cru n'est à conseiller que dans des conditions précises; il importe d'être exactement renseigné sur la santé de l'animal et de nettoyer avec soin le pis au moment de la traite.

Une objection à ajouter aux précédentes, relativement à la tétée directe du pis de la chèvre, est la composition chimique du lait de cet animal. La moyenne, rapportée plus haut, montre qu'il *diffère au moins autant du lait de femme que le lait de vache*. Le tableau suivant, dressé par M. Michel, vous le prouve :

	Chèvre.	Vache.	Femme.
Densité	1 030	1 031	1 031
Extrait sec	140 g.	130 g.	124 g.
Cendres	8 —	7 —	2 —
Lactose anhydre	47 —	47 —	70 —
Beurre	48 —	40 —	35 —
Protéiques et extractif	37 —	36 —	17 —
Calories brutes	839 —	760 —	700 —

Nous voyons donc, pour les raisons identiques à celles exposées à propos du lait de vache, que le *lait de chèvre ne doit pas être utilisé pur*, tout au moins pendant les premiers mois.

C'est pour éviter cette objection, que M. Barbellion a eu recours à des *chèvres sélectionnées*, appartenant à des races différentes, dont le lait serait approprié à l'âge de l'enfant : chèvres des Alpes pour le nouveau-né normal, chèvres de Murcie et des Pyrénées pour les enfants dont le tube digestif est normal, chèvres de Malte et de Nubie pour l'enfant sevré. Mais il suffit de se rappeler les analyses des laits de chèvres de Malte et des Alpes, que j'ai rapportées tout à l'heure, pour constater que ces laits eux-mêmes diffèrent beaucoup du lait de femme. Le lait des chèvres alpines, par exemple, destiné aux nouveau-nés est beaucoup moins riche en lactose (41 g. au lieu de 70 g.), un peu plus riche en matières azotées (24 g. au lieu de 17 g.) et un peu plus pauvre en beurre (31 g. au lieu de 35 g.); il ne peut donc pas lui être substitué tel quel.

On considère habituellement le lait de chèvre comme *lourd* et *indigeste*. De fait, des expériences de digestion artificielle par la présure ont montré à M. Michel qu'il se caséifie plus rapidement et donne un caséum plus dur et plus rétracté que le lait de vache, par suite de sa plus grande teneur en chaux (2. g. au lieu de 1 g. 50 d'après M. Pagès). M. Barbellion, il est vrai, a montré que le lait de certaines races donnait un caséum comparable au lait de femme; mais M. Michel considère l'obtention de tels laits sélectionnés comme difficile à réaliser, ces laits étant généralement plus minéralisés que le lait de vache.

En tout cas, les selles des enfants élevés au lait de chèvre sont fermes, grisâtres et odorantes.

Les résultats cliniques de l'allaitement avec du lait de chèvre ne sont pas très encourageants, à Paris, tout au moins. Si MM. Boissard, Barbellion et d'autres ont rapporté des faits favorables, la plupart des médecins, comme autrefois Tarnier, ne sont guère satisfaits de son emploi. M. Marfan, M. Variot ont observé des enfants, chez qui l'usage du lait cru, recueilli dans les meilleures conditions possibles, avait déterminé de la diarrhée, de l'amaigrissement, de l'hypotrophie, du rachitisme.

Retenons toutefois que, dans certaines circonstances,

le lait de chèvre peut avoir son utilité. Il a l'avantage d'être *peu coûteux*, car une chèvre fournit, pendant 9 ou 10 mois, quotidiennement 3 à 5 litres de lait, avec une nourriture peu abondante, composée de regain, de luzerne, de sainfoin, de trèfle, de son, de maïs. D'ailleurs dans certains pays, où la chèvre est le seul animal producteur de lait, on est bien obligé d'y avoir recours : il faut alors surveiller la santé et l'alimentation de l'animal, faire l'analyse du lait pour y apporter les modifications convenables par l'addition d'eau et de sucre, et de préférence ne pas l'employer cru.

*
* *

Le **lait d'ânesse** se rapproche beaucoup plus du lait de femme que les laits de vache et de chèvre.

D'après M. Michel, la COMPOSITION CHIMIQUE d'un litre est, en moyenne, la suivante :

Densité	1 033
Extrait sec	98 g. 14
Cendres	4 — 54
Lactose anhydre	63 — 16
Beurre	11 — 35
Protéiques	17 — 13
Extractif	1 — 96

Sa *valeur énergétique* est par suite :

Lactose anhydre	63,14 × 3,96 = 250,11
Beurre	11,35 × 9,25 = 104,98
Protéiques et extractif	19,09 × 5,67 = 108,24
	463,33 cal. brutes.

Les *ferments solubles* sont les mêmes que ceux du lait de femme; l'amylase est toutefois inconstante.

Le lait d'ânesse, *comparé avec le lait de femme* au point de vue de sa composition chimique, a une teneur à peu près semblable en caséine et en lactose, mais est plus pauvre en beurre. Il ne contient que 11 à 12 g. de ce dernier, au lieu de 35 g.; souvent même, à Paris, il n'y en a guère que 5 g. par litre.

La petite quantité de beurre rend compte de la *faible valeur énergétique* du lait d'ânesse; elle est de 463 calories brutes, tandis que celle du lait de femme est de 700 calories.

Le lait d'ânesse a donc une *valeur alimentaire insuffisante*. Pour élever un nourrisson exclusivement avec lui, il faudrait lui donner une ration moitié plus forte que celle de lait de femme, par exemple, faire prendre 1 litre et demi au lieu de 1 litre. Pour donner à un litre de lait d'ânesse la valeur énergétique d'un litre de lait de femme, il faut, d'après M. Michel, ajouter 45 g. de lactose.

D'autre part, l'emploi habituel du lait d'ânesse comporte de grandes difficultés pratiques. Comme il faut garder l'ânon pour entretenir la sécrétion lactée, une ânesse ne peut fournir à la consommation journalière qu'un litre ou un litre et demi de lait, et ce lait est *très coûteux*; à Paris, le prix habituel est de 5 ou 6 francs le litre. En outre, ce lait doit être consommé sur place, car il ne peut pas être conservé par la stérilisation, opinion d'ailleurs contestée, la chaleur coagulant une partie des albuminoïdes. On pratique parfois la *tétée directe* du pis de l'animal.

L'allaitement avec le lait d'ânesse ne doit donc pas être conseillé pour les nourrissons normaux; pour eux, il ne peut guère être utilisé que dans les premiers jours de la vie. Il doit être réservé, à titre exceptionnel, aux nourrissons malades; il rend parfois alors de grands services.

Quand on emploie le lait d'ânesse, il faut prendre quelques *précautions pour éviter des accidents.* L'animal doit être convenablement alimenté avec des fourrages secs, de l'avoine, du maïs, du son; on peut voir, en effet, comme l'a signalé Parrot, des diarrhées graves apparaître chez des nourrissons ayant bu du lait d'ânesses nourries avec du fourrage vert. La traite doit être faite aseptiquement : MM. Pinard, Marfan et Brindeau ont observé des troubles gastro-intestinaux graves et une stomatite ulcéreuse hémorragique après l'ingestion de lait recueilli malproprement. La traite, enfin, doit être pratiquée au domicile de l'enfant ou sous la surveillance de l'acheteur, pour éviter la fraude ou la livraison d'un lait recueilli depuis un certain temps.

* * *

J'ai terminé l'étude de l'allaitement. Je me suis attaché à dégager les principales notions de cet important sujet d'hygiène infantile et à exposer, d'une façon aussi simple que possible, les questions que le médecin doit résoudre chaque jour dans sa pratique. Il me reste à faire la **comparaison de l'allaitement naturel et de l'allaitement artificiel.**

Le mode d'allaitement appose presque toujours sur l'organisme du nourrisson une empreinte manifeste. Elle est telle, que la physiologie et la pathologie diffèrent, dans une certaine mesure, suivant qu'il s'agit d'un enfant élevé au sein ou d'un enfant nourri au biberon. Les différences sont surtout apparentes quand l'allaitement artificiel a été institué dès la naissance; elles tendent à s'atténuer dans les cas où son début est tardif; elles ne sont plus guère manifestes quand il commence à partir du quatrième ou du cinquième mois.

L'étude de la DIGESTION fournit un premier exemple des différences créées par l'emploi du lait de femme ou du lait de vache.

Dans *l'estomac*, le lait de femme est précipité par la présure en flocons très fins et pauvres en graisse, le caillot est complètement dissous au bout d'une demi-heure. Avec le lait de vache au contraire le caséum est épais, compact, homogène, riche en graisse; il ne se dissout que lentement et d'une façon incomplète, et, après trois quarts d'heure, on en retrouve encore des fragments. Toutefois, si, au lieu du lait cru, on emploie du lait stérilisé par la chaleur sous pression, les flocons sont plus fins, comme l'ont montré MM. Marfan et Apert; il semble, d'après M. Michel, que la stérilisation augmente la digestibilité du lait.

Il en est de même avec le lait homogénéisé : M. J. Chevalier a constaté que, traité par la présure ou par l'acide chlorhydrique, il donne un caillot léger, poreux, friable, laissant facilement exsuder le sérum, comparable au caillot du lait de femme.

Dans *l'intestin* également, les deux laits ne sont pas modifiés de la même façon par les sucs digestifs. Les matières fécales en donnent la preuve. Avec le lait de femme, l'enfant a des selles homogènes, demi-molles, jaune d'or, d'odeur fade, nullement fécaloïde, faiblement acides; celles de l'enfant nourri avec du lait de vache sont relativement plus abondantes, plus denses, plus pâteuses, plus sèches, plus blanchâtres, plus odorantes, de réaction neutre ou légèrement alcaline. Ces dernières sont plus riches que les premières en résidus azotés, en graisse et en sels. Les selles du nourrisson au sein renferment d'une façon très nettement prédominante un microbe anaérobie particulier, le *Bacillus bifidus communis*, décrit par M. Henri Tissier en 1899 : dans celles de l'enfant élevé au lait de vache, le *B. bifidus* est rare, tandis que se montrent en proportions variables des bacilles et des cocci prenant ou ne prenant par le Gram. Enfin, par l'action du sublimé acétique sur les fèces, M. Triboulet a montré qu'il existe, au point de vue des réactions, des différences liées à la présence en plus ou moins grande quantité des pigments biliaires et de leurs dérivés.

Les selles fournies par le lait homogénéisé se rapprochent, par leur aspect, des selles du bébé élevé au sein.

Si l'on *compare l'analyse chimique des fèces et celle du lait ingéré*, on constate que les éléments du lait de vache sont absorbés en moindre proportion que ceux du lait de femme.

Avec celui-ci, l'absorption se fait dans la proportion de 96 à 98 p. 100 pour la graisse, de 94 à 99 p. 100 pour les matières azotées, de 78 p. 100 pour les sels minéraux; au total, 96 p. 100 des éléments sont absorbés. Avec celui-là, elle se fait seulement dans la proportion de 92 à 93 p. 100 pour le beurre et pour la caséine, de 50 p. 100 pour les sels minéraux. Le lactose et l'acide lactique, qui résulte de sa fermentation, sont absorbés en totalité dans les deux cas.

Le lait homogénéisé paraît mieux utilisé que le lait ordinaire; 96 p. 100 du beurre sont en effet résorbés, comme l'a montré M. Chevalier.

Les différences, qui existent dans la digestion et

l'absorption des laits de femme et de vache, sont loin d'être les seules. Le DÉVELOPPEMENT DES ENFANTS n'est pas semblable avec les deux modes d'allaitement.

La *courbe des poids* du nourrisson normal élevé au sein est régulière; les augmentations vont en décroissant d'importance, à mesure que l'enfant est plus âgé : elles sont quotidiennement, de 25 g. pendant les quatre premiers mois, de 16 g. de quatre à huit mois, de 8 g. ensuite. Au contraire, l'enfant nourri au biberon a souvent une courbe plus irrégulière; elle présente des périodes d'ascension et des périodes d'arrêt. Comme l'écrit M. Lesage, qui utilise, il est vrai, du lait partiellement écrémé et des rations faibles : « L'accroissement au biberon est plus lent, plus faible, plus égal, peut-être, à toutes ses périodes, si bien que vers le septième ou huitième mois, les deux courbes arrivent au même point... Le résultat pondéral est le même, mais la façon d'y arriver diffère. »

Il est bien certain que cette appréciation n'est pas absolue. Il y a des enfants qui augmentent rapidement de poids avec du lait de vache; mais presque toujours ils sont suralimentés et, tôt ou tard, ils deviennent dyspeptiques. D'après M. Camerer et M. Heubner, pour obtenir des augmentations pondérales semblables, il faut, en effet, avec le lait de vache, une ration énergétique supérieure d'un cinquième à celle nécessaire avec le lait de femme.

La *taille* paraît moins influencée que le poids par le mode d'allaitement. Cependant, d'après Brissow, celle des enfants de six et de neuf mois nourris artificiellement serait inférieure de 3 ou 4 cm. à celle des nourrissons au sein.

L'*apparition de la première dent* est généralement plus tardive chez les enfants au biberon que chez les enfants au sein. D'après M. Péduran et M. R. Simon, à la fin du huitième mois, elle manque chez 18 p. 100 des enfants allaités au sein plus de six mois et chez 41 p. 100 de ceux qui n'ont eu que le biberon.

L'*époque des premiers pas* est souvent en retard chez les enfants au biberon. Dans le courant du quatorzième mois, ils ne marchent que dans la proportion de 38 p. 100, alors que ceux qui ont été élevés au sein, marchent dans la proportion de 68 p. 100.

Il suffit d'ailleurs de comparer l'*habitus extérieur* des enfants des deux catégories pour être frappé des différences que présente, en général, leur aspect. Les uns, allaités au sein, ont le teint plus clair, plus coloré; leur peau est plus élastique, leurs chairs sont plus fermes; ils sont plus vifs. Les autres, nourris artificiellement, sont pâles et mous; si leur embonpoint est satisfaisant et parfois même exagéré, ils sont d'apparence bouffie, comme soufflés; ils sont moins vivants.

L'influence du mode d'allaitement se fait sentir encore au delà de la première enfance. MM. Wallich et Simon ont relevé que la *puberté* est plus précoce chez les filles qui ont été élevées au sein que chez les autres : à quinze ans, 37 p. 100 des filles allaitées artificiellement ne sont pas réglées, et 12 p. 100 seulement ne le sont pas parmi celles nourries au sein pendant plus de quatre mois. D'après ces auteurs également, les femmes, qui ont été nourries au sein, ont une taille supérieure à la moyenne, c'est-à-dire à 1 m. 55 dans une proportion plus grande que celles nourries au biberon. Il ne faudrait cependant pas attacher une trop grande importance à ces conséquences éloignées, car tant de facteurs peuvent intervenir à partir du moment où l'allaitement est suspendu, qu'il est difficile de faire la part exacte de ce dernier.

Le parallèle entre l'allaitement naturel et l'allaitement artificiel pourrait être poursuivi. Je pourrais, en particulier, vous montrer les différences dans les *éliminations urinaires*, qui en sont la conséquence. Mais je ne veux pas m'étendre indéfiniment sur cette question.

Le nourrisson allaité artificiellement se trouve dans des conditions d'infériorité physiologique. Rien d'étonnant donc à ce qu'il soit prédisposé aux maladies, et à ce que celles-ci soient plus graves chez lui. La MORBIDITÉ et la MORTALITÉ des enfants nourris au biberon sont supérieures à celles des enfants élevés au sein.

Il y a des affections multiples qui relèvent plus ou moins directement de l'allaitement artificiel et sont exceptionnelles ou tout au moins relativement rares au cours de l'allaitement naturel : je vous ai cité les affections gastro-intestinales, l'athrepsie, l'hypotrophie, le rachitisme, la maladie de Barlow. Je ne reviens pas sur leur étude. Mais il convient de mentionner que les enfants élevés au biberon possèdent une résistance moins grande que les autres aux maladies infectieuses : celles-ci, chez eux, sont plus graves et se compliquent plus facilement d'infections secondaires; ce sont surtout ces enfants qui présentent des complications gastro-intestinales et broncho-pulmonaires graves.

Pour toutes ces raisons, la mortalité des enfants élevés artificiellement est plus grande que celle des enfants nourris au sein.

D'une façon générale, la *mortalité atteint un taux très élevé pendant la première année.* Elle est très inégale suivant les pays : par exemple, sur 1 000 enfants venus au monde vivants, 67 n'atteignent pas l'âge d'un an en Norvège, 272 en Russie. Dans notre pays, elle était autrefois plus forte; actuellement elle est en voie de diminution et est tombée à 100 p. 1 000 en 1910.

Des facteurs multiples interviennent pour causer ce grand nombre de décès. Un des principaux, que j'ai seul à retenir ici, est le mode d'alimentation. Toutes les statistiques prouvent que le *tribut le plus lourd est payé par les enfants nourris au biberon*; elles sont nombreuses, et je ne veux prendre que quelques faits typiques relatifs à la mortalité pendant la première année.

A Paris, en recherchant le sort des enfants de multipares ayant eu leur dernier né à la Clinique Baudelocque, M. L. Petit, en 1895, et M. Luling, en 1899 et 1900, arrivent aux pourcentages suivants, établis respectivement sur 1 896 et sur 13 952 nourrissons :

Mortalité globale.	Sein maternel.	Nourrice à distance.	Biberon. dans la famille.	Biberon à distance.
—	—	—	—	—
35 p. 100	15 p. 100	50 p. 100	32 p. 100	63 p. 100
27 —	14 —	31,29 —	»	50,24 —

Dans les Côtes-du-Nord, à Plouézec, MM. Variot et Thierry, en 1902 et 1903, font les constatations suivantes sur 263 naissances :

Mortalité totale.	8,33 p. 100
Sein maternel	3,65 —
Biberon	16,4 —
Allaitement mixte	25 —

Dans la ville anglaise de Derby (115 000 habitants), le Dr William Howart, cité par M. Variot, relève, de 1900 à 1903, 9 189 naissances; la mortalité pendant la première année est :

Mortalité totale.	12,75 p. 100
Sein.	6.98 —
Biberon	19,75 —
Allaitement mixte	9,77 —

De ces faits et d'une série d'autres, tout en tenant compte des améliorations obtenues dans ces dernières années, se dégage la loi suivante : la mortalité pendant la première année va en croissant pour les groupes d'enfants soumis à l'allaitement maternel, à l'allaitement artificiel dans la famille, à l'allaitement naturel à distance, à l'allaitement artificiel à distance.

D'autres observations montrent que l'allaitement artificiel pratiqué dans la famille donne de meilleurs résultats à la campagne qu'à la ville. Il faut tenir compte de l'*influence du milieu*, sur laquelle insiste à si juste titre le Pr Hutinel. Cette influence devient prépondérante à l'hôpital; à l'hôpital, alors que l'enfant au sein peut résister, l'enfant au biberon devient facilement la proie des infections qui le guettent.

Les raisons de l'infériorité de l'allaitement artificiel sont nombreuses. Les unes sont la conséquence d'une réalisation défectueuse et peuvent être évitées, les autres existent dans tous les cas, quelles que soient les précautions prises, et sont inhérentes à l'emploi d'un lait animal.

Pour les premières, rappelez-vous ma précédente leçon. Je vous ai signalé l'action nuisible des laits de vaches alimentées avec des substances nocives et de vaches malades, des laits altérés et contaminés entre le moment de la traite et celui de la consommation, des laits sophistiqués; l'influence d'une mauvaise direction de l'allaitement, des rations alimentaires trop fortes ou trop faibles, des tétées mal réglées. Ce sont tous facteurs qui se rencontrent beaucoup plus rarement au cours de l'allaitement naturel et qui, en tout cas, n'ont pas la même importance dans ce dernier; avec celui-ci, en effet, n'interviennent pas les raisons d'infériorité inhérentes à l'emploi du lait de vache.

L'usage par l'enfant d'un lait autre que le lait de femme est par lui-même une raison de l'infériorité de l'allaitement artificiel. Ce n'est là, d'ailleurs, qu'une application particulière d'une loi générale établie par nombre de faits : dans chaque espèce animale, les femelles sécrètent un lait spécifique, adapté au rejeton auquel il est destiné ; ce rejeton ne trouve pas dans le lait d'une autre espèce un aliment aussi parfait.

Le temps me fait défaut pour vous exposer les faits qui démontrent la réalité de cette loi biologique et pour discuter les hypothèses qu'elle suscite. Les phénomènes sont forcément complexes et il faut se garder de trop d'exclusivisme.

Les *différences de composition chimique* jouent certainement un rôle. Il ne s'agit pas seulement des différences *quantitatives*, sur lesquelles j'ai suffisamment insisté, mais encore des différences *qualitatives*. A ce point de vue on peut noter, avec M. Lesage, que dans le lait de vache, il existe, par rapport au lait de femme, une teneur plus élevée des acides gras volatiles et une combinaison différente des sels minéraux avec les albumines. L'édifice moléculaire de la caséine de vache n'est pas le même que celui de la caséine de femme. Parmi les acides aminés, libérés par la digestion, ceux qui sont inutilisables sont proportionnellement plus abondants que ceux qui peuvent pénétrer dans la molécule albuminoïde humaine. Les divers laits, injectés à des animaux, provoquent, comme l'ont montré MM. Wassermann, Schütze, E. Moro, l'apparition dans le sérum de précipitines spécifiques pour les albumines du lait injecté, inactives pour celles des laits des autres espèces.

Aussi la *digestion et l'assimilation* du lait de vache sont moins parfaites, son élaboration et son absorption exigent un *excès de travail digestif*, comme l'a soutenu le Pr Heubner. La transformation de l'albumine de vache en albumine humaine demande un travail physiologique considérable qui n'existe pas pour l'albumine du lait de femme. De fait, comme l'a constaté M. Moro, tandis que, dans l'allaitement naturel, le nombre des leucocytes est normal ou diminué pendant la digestion, dans l'allaitement artificiel, il se produit une leucocytose digestive plus ou moins manifeste.

Interviennent encore les différences qui existent dans les *enzymes* et *enzymoïdes* contenues dans les différents laits; Escherich, MM. Concetti et Spolverini, le Pr Marfan leur font jouer un grand rôle. Certes, il ne faut pas attribuer trop d'importance aux ferments vulgaires, amylase, lipase, etc., pour les raisons que j'ai développées autrefois avec Prosper Merklen, et ce n'est guère que chez les tout petits et chez les malades que leur intervention paraît utile. Mais, à côté d'eux, se rencontrent des substances enzymoïdes, telles que les alexines, les sensibilisatrices, les agglutinines, etc., qui ont une spécificité plus grande et laissent supposer l'existence d'autres substances du même groupe utiles à la nutrition.

Quoi qu'il en soit, il ne faut pas oublier que le lait n'est pas un combustible destiné à une machine inerte, mais à un être vivant. C'est celui-ci le véritable réactif; il donne sa note dans chaque cas particulier pour rendre plus ou moins apparents les effets nuisibles de l'allaitement artificiel. Suivant que les organes sont plus ou moins développés, suivant que leur activité est plus ou moins grande, le lait est plus ou moins bien toléré; c'est pourquoi l'allaitement artificiel a d'autant plus de chance de réussir qu'il s'adresse, non à des nouveau-nés, mais à des enfants de quelques mois; non à des malades ou à des tarés, mais à des sujets parfaitement normaux; qu'il est institué chez des enfants soumis à une bonne hygiène générale, vivant dans un milieu sain, et non chez des enfants mal tenus, vivant dans un milieu malpropre, encombré ou infecté.

J'ai insisté à dessein sur les inconvénients de l'allaitement artificiel. Ils démontrent qu'il ne doit être conseillé qu'au cas d'impossibilité de l'allaitement maternel. Ils sont réels, mais notablement diminués par l'usage d'un bon lait et par une direction avisée. Bien des bébés se développent régulièrement quand ils sont nourris avec du lait de vache dans de bonnes conditions.

* * *

En résumé :

1° Le *lait de chèvre*, pour des raisons tenant à sa composition chimique et à sa digestibilité, n'a pas de supériorité sur le lait de vache. Son emploi n'est légitime que dans certains pays, où la vache fait défaut; ailleurs, il ne peut être indiqué que pour des raisons d'économie. Il faut prendre avec lui les mêmes précautions qu'avec le lait de vache.

2° Le *lait d'ânesse* est bien digéré. Sa faible valeur nutritive, jointe aux difficultés de sa production, doivent faire rejeter son usage pour l'alimentation du nourrisson normal.

3° Le *lait de vache* est pratiquement, dans la plupart des pays, le seul utilisable pour l'allaitement artificiel. Celui-ci est inférieur à l'allaitement naturel, comme le montrent l'étude de la digestion gastrique, des fèces, de l'absorption intestinale; la courbe des poids, la taille, l'habitus extérieur, l'apparition de la première dent, le début de la marche, et même les conséquences tardives sur la puberté et sur la taille des adultes; avec lui la morbidité et la mortalité pendant la première année sont plus grandes qu'avec l'allaitement naturel.

Les raisons de l'infériorité de l'allaitement artificiel sont nombreuses. Ce sont, d'une part, la difficulté de le réaliser dans de bonnes conditions, d'autre part des facteurs inhérents à l'emploi du lait de vache, tels que les différences de composition quantitative et qualitative, la digestion et l'assimilation moins parfaites, l'excès de travail digestif qu'il nécessite, l'absence d'enzymes et de substances enzymoïdes. Dans chaque cas particulier d'ailleurs, intervient le facteur individuel, qui explique les succès et les insuccès observés dans des conditions en apparence identiques.

DOUZIÈME CONFÉRENCE

ABLACTATION ET SEVRAGE. LEURS PRINCIPES. LES ALIMENTS UTILISÉS

Sevrage et *ablactation* : alimentation de l'enfant de 8 à 30 mois.
PHYSIOLOGIE DE L'ENFANT A PARTIR DE 8 MOIS. — Évolution du *poids* et de la *taille*. *Surface cutanée, surface spécifique. Besoins de l'organisme* pour l'entretien et pour la croissance : calories, azote. Principes directeurs de l'alimentation à la période d'ablactation.
ALIMENTS DU SEVRAGE. — *Aliments tirés du règne végétal.* Farines de céréales : farines de froment, d'orge, de maïs, d'avoine; composition chimique, valeur calorique comparée à celle du lait; farine de riz; bouillies; phosphore des farines, farine d'embryons de blé; torréfaction; farines diastasées ou maltées; farines lactées; farines contenant du cacao. Pain de froment : panades. Pâtes alimentaires. Semoule; orge perlé; riz en grains. Farines de légumineuses amylacées ou fécules : arrow-root, manioc, sagou. Pommes de terre. Pois secs, haricots blancs secs, lentilles. Châtaignes. Carottes, navets, épinards; fruits.
Aliments tirés du règne animal. Lait, beurre, fromages. Œuf de poule : blanc, jaune. Viandes : poulet, mouton. Poissons. Bouillon de bœuf.
CONCLUSIONS.

Si le lait est l'aliment normal du nourrisson, son emploi exclusif ne doit pas être prolongé indéfiniment. Il arrive un moment où il faudrait en donner de trop fortes doses pour subvenir aux besoins de l'organisme, où celui-ci réclame une alimentation plus variée. A ce moment d'ailleurs, le développement des dents et le perfectionnement des organes digestifs permet l'introduction dans le régime d'aliments qui ne sont plus absolument liquides et qui nécessitent l'intervention de ferments digestifs autres que ceux capables d'agir sur les albuminoïdes, le beurre et le lactose du lait.

C'est alors que commence la *période du sevrage* ou *de l'ablactation.* Le mot *sevrage*, du latin *separare*, veut dire, à proprement parler, suppression définitive de l'allaitement au sein; il ne saurait donc s'appliquer, si on voulait lui attribuer son sens strict, aux enfants élevés au biberon. Le mot *ablactation*, proposé par M. Marfan, désigne, d'après lui, la période où le lait ne constitue plus la partie prépondérante (je dirai plutôt la partie exclusive) de l'alimentation. Ces deux termes ne sont donc pas synonymes. On les emploie cependant l'un pour l'autre; mais il faut alors donner à celui de sevrage la signification d'ablactation.

Tous les médecins ne sont pas d'accord sur l'*âge où doit commencer le sevrage.* Je reviendrai sur les discussions relatives à cette question; il n'y a d'ailleurs pas de règle immuable et il faut tenir compte des aptitudes individuelles. En tout cas, on peut poser en principe qu'il faut y penser vers huit mois, pour l'enfant allaité au sein, alors qu'il pèse 8 kg., a deux ou quatre dents et que sa ration atteint 1 000 g. de lait, quantité qu'il convient de ne pas dépasser.

D'autre part, la *période du sevrage se prolonge* jusque vers deux ans ou deux ans et demi, époque où l'alimentation est devenue suffisamment variée et où commence la deuxième enfance.

C'est donc l'*alimentation de l'enfant entre huit et trente mois* que je vais étudier.

Je ne parle pas de la suppression inopportune de l'allaitement au sein, du *sevrage prématuré* ou du *sevrage brusque*, que peuvent exiger la maladie de la mère ou le départ d'une nourrice. On institue alors l'allaitement artificiel. Parfois on éprouve de grandes difficultés, le bébé refusant le biberon et même le sein d'une autre femme.

*
* *

Pour vous faire comprendre les principes directeurs du sevrage, je dois vous exposer la **physiologie de l'enfant à partir du neuvième mois.** Je serai aidé dans cette étude par le souvenir de ma première leçon, où je vous ai montré comment se comportaient le poids, la taille et la surface cutanée du nourrisson, quels étaient les besoins de son organisme pour son entretien et pour sa croissance.

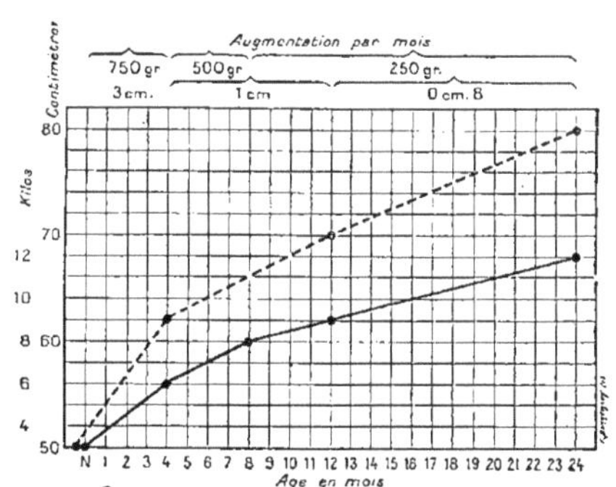

Fig. 25. — Courbes schématiques du poids et de la taille, de la naissance à deux ans.
Poids ———— . Taille - - - - - - -

Deux faits doivent être mis en évidence.

Le PREMIER FAIT est le suivant : *la croissance, dont l'activité a diminué progressivement depuis la naissance jusqu'à huit mois, devient dès lors moins rapide et plus uniforme.*

Les courbes des poids et des tailles (fig. 25) en fournissent la démonstration.

Le *poids*, à huit mois, est de 8 kg. Il atteint 9 kg. à douze mois, 12 kg. à vingt-quatre mois, 12 kg. 500 à trente mois. De huit à vingt-quatre mois, l'accroissement mensuel n'est donc que de 250 g. et l'accroissement quotidien de 8 g. ; à partir de deux ans, ils sont respectivement de 83 g. et de 2 g. 7.

La *taille*, à huit mois, mesure 66 cm. Elle est à douze

mois de 70 cm., à vingt-quatre mois de 80 cm., à trente mois de 84 cm. environ.

Somme toute, alors que, dans les huit premiers mois de la vie, le poids augmente de 5 kg. et la taille de 16 cm., dans les vingt-deux mois qui suivent, leur augmentation n'est que de 4 kg. 500 et de 18 cm. Ces chiffres vous montrent bien combien est différente la croissance dans ces deux périodes; elle est approximativement trois fois plus lente dans la seconde que dans la première.

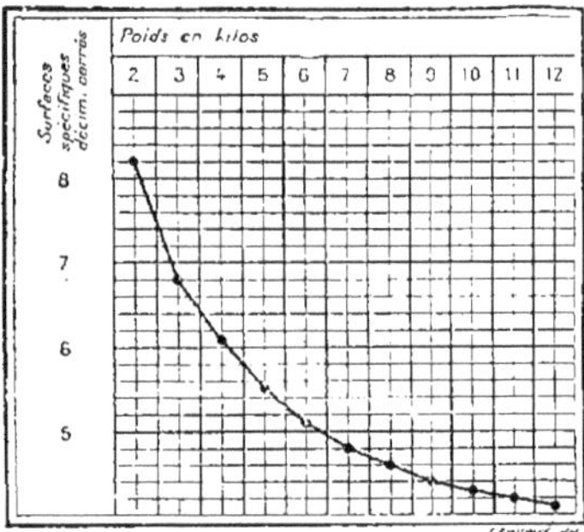

Fig. 26. — Surfaces spécifiques de la naissance à deux ans.

Le SECOND FAIT est la *diminution de la surface spécifique à mesure que le poids augmente.* La *surface cutanée,* d'après les tables de MM. Michel et Perret, est de 37 dm² pour un enfant de 8 kg.; comme dans la période précédente, elle augmente approximativement de 3 dm² chaque fois que le poids s'accroît de 1 kg.; elle mesure 49 dm² pour un poids de 12 kg. Mais le rapport de la surface au poids, qui diminue depuis la naissance, continue de diminuer et est plus faible qu'auparavant; la surface correspondant à 1 kg. de poids, la *surface spécifique* S/P, est (fig. 26), en effet, de $\frac{37}{8} = 4$ dm² 6 pour un enfant de 8 kg., de $\frac{49}{12} = 4$ dm² pour un enfant de 12 kg. Rappelez-vous que cette surface spécifique atteignait 6 dm² 6 pour l'enfant de 3 kg., 5 dm² pour celui de 6 kg.

Je n'ai pas besoin d'insister sur l'importance des constatations précédentes. Elles nous permettent de formuler, pour des raisons sur lesquelles je n'ai pas à revenir, les LOIS suivantes :

1° Les *besoins de l'organisme pour la croissance* sont moindres pendant la période du sevrage que pendant la période de l'allaitement exclusif; ils restent sensiblement les mêmes de huit à vingt-quatre mois et diminuent pendant la troisième année.

2° Les *besoins de l'organisme pour l'entretien* n'augmentent que dans de faibles proportions pendant la même période; par rapport à l'unité du poids du corps, ils sont moindres dans la période du sevrage que dans celle de l'allaitement et diminuent de huit mois à deux ans.

3° *Au total*, les besoins de l'organisme ne s'accroissent que peu pendant la période du sevrage.

Il est facile de calculer la *grandeur* de ces besoins.

Vous vous rappelez que, d'après MM. Michel et Perret, le *besoin d'entretien* est de 15 calories par décimètre carré de surface et par jour. Par suite, il faut, en chiffres ronds, aux enfants de

8 kg. ayant une surface de	37 dm².	$37 \times 15 = 555$	calories.
9 — —	40 — .	$40 \times 15 = 600$	—
10 — —	43 — .	$43 \times 15 = 645$	—
11 — —	46 — .	$46 \times 15 = 690$	—
12 — —	49 — .	$49 \times 15 = 735$	—
12 — 500 —	50 — .	$50 \times 15 = 750$	—

soit par kilogramme :

Aux enfants de 8 kg.	$\frac{555}{8} = 69$	calories.
— 9 -	$\frac{600}{9} = 66$	—

Aux enfants de 10 kg. . . . . $\frac{645}{10} = 64$ calories.

— 11 — . . . . $\frac{690}{11} = 62$ —

— 12 — . . . . $\frac{735}{12} = 61$ —

— 12 — 500. . . . . . . $\frac{750}{12,5} = 60$ —

D'autre part, à 1 g. d'accroissement correspond un besoin de 1 cal. 9. Par jour, le *besoin d'accroissement* est donc, pour des enfants qui, de huit à vingt-quatre mois, augmentent quotidiennement de 8 g., et après deux ans, de 2 g. 7 :

De 8 à 24 mois . . . . $1,9 \times 8 = 15$ cal. par jour.
De 2 à 3 ans . . . . $1,9 \times 2,7 = 5$ —

Une dernière notion est à considérer, c'est celle du BESOIN D'AZOTE. Je n'y ai pas insisté à propos de l'allaitement, car, en principe, ce besoin doit correspondre à la teneur en albuminoïdes du lait de femme normal, et, en pratique, son calcul ne conduit qu'à des résultats très incertains pour la fixation des rations alimentaires. Au moment du sevrage, il doit entrer en ligne de compte pour le choix des aliments, car ceux-ci ont une teneur plus ou moins élevée en matières albuminoïdes.

Sans entrer dans les détails, j'admets, avec MM. Michel et Perret, que :

pour l'entretien, il faut, par kilogramme et par jour, 0 g. 15 d'azote, soit $0,15 \times 6,4 = 0$ g. 96 d'albumine (1 g. en chiffres ronds);

pour la croissance, il faut, par gramme et par jour, 0 g. 0218 d'azote, soit $0.0218 \times 6,4 = 0$ g. 139 d'albumine (0 g. 14 en chiffres ronds).

Le *besoin quotidien d'albumine* nécessaire à l'entretien

passe donc de 8 à 12 g. entre huit et vingt-quatre mois, tandis que, pour la croissance, il reste d'environ 1 g. 12 pendant cette période ($0,14 \times 8$).

Dans la troisième année, le besoin d'albumine n'augmente pour ainsi dire pas.

La connaissance des besoins de l'organisme pendant la période du sevrage montre que *les rations alimentaires ne doivent être augmentées que peu à peu et dans de faibles proportions*, tant au point de vue de la valeur calorique que de la teneur en azote des aliments. Il s'agit, somme toute, plutôt d'une *substitution d'aliments* que d'une addition. Il ne faut cependant pas exagérer, et c'est aller trop loin que de dire, avec M. Maurel, qu' « il ne faut ajouter un aliment qu'à la condition d'en supprimer un autre ayant la même valeur en calories ».

Il va sans dire que les notions, que je viens de vous développer, sont *théoriques*. Les valeurs ne sont exactes que pour un enfant type placé dans des conditions déterminées. Elles cessent de l'être pour un enfant réel qui se trouve nécessairement dans des circonstances variables. Je me suis suffisamment expliqué sur ce sujet à propos de l'allaitement, pour ne pas y insister de nouveau en ce moment.

* * *

Le choix des **aliments du sevrage** ne doit pas être livré au hasard. Il doit, au contraire, être l'objet de soins attentifs. On se base, pour le faire, sur leur *digestibilité*, leur *valeur calorique* et leur *teneur en albumine*.

Étudions tout d'abord les divers aliments que l'on peut utiliser. Ils appartiennent soit au règne végétal, soit au règne animal.

Les ALIMENTS TIRÉS DU RÈGNE VÉGÉTAL sont les farines de céréales et de légumineuses, les légumes en grains ou légumes secs, les pommes de terre, des légumes verts, des fruits.

Les FARINES DE CÉRÉALES sont les premiers aliments auxquels on a recours. On emploie surtout les farines de *froment*, d'*orge*, d'*avoine*, de *maïs*, de *riz*. Les farines de *seigle* et de *sarrazin* sont d'un usage plus restreint et limité à certains pays.

Les farines sont faites avec les grains de céréales moulus et passés au blutoir pour en séparer les germes et le son.

Voici, d'après M. Maurel, la composition et la valeur en calories de 100 g. de farines :

	Substances azotées.	Graisses.	Hydrates de carbone.	Valeur en calories.
	—	—	—	—
Farine de froment . .	10 g. 20	0 g. 90	74 g. 80	358
— d'orge	10 — 90	1 — 50	71 — 70	355
— d'avoine . . .	14 — 70	5 — 90	64 — 70	387
— de maïs. . . .	14 — 00	3 — 80	70 — 50	386

Ces farines forment donc deux catégories. Celles de froment et d'orge sont pauvres en graisses; 100 g. contiennent environ 10 g. de matières azotées et fournissent 355 calories. Celles d'avoine et de maïs contiennent 14 p. 100 de matières azotées et une assez forte proportion de graisse, qui élève à 385 environ le nombre de calories dégagées par 100 g.

En chiffres ronds, au point de vue de la production des calories, 20 g. (une cuiller à soupe) de farine de froment ou d'orge équivaut à 100 g. de lait de femme 5 g. (une cuiller à café) à 25 g. de ce lait; il en faut un peu plus, 1 g. 50 environ, pour avoir l'équivalence avec 100 cm³ de lait de vache. Avec les farines d'avoine et de maïs, ces mêmes quantités de farine, 20 g. et 5 g., sont sensiblement équivalentes à 100 cm³ et à 25 cm³ de lait de vache.

La farine de riz est plus pauvre en matières azotées et en graisses, plus riche en hydrates de carbone que les farines précédentes; sa valeur calorique est à peu près la même que celle des farines d'avoine et de maïs. La composition de 100 g. de riz est en effet la suivante :

Matières azotées	6 g. 40
Graisses	0 — 43
Hydrates de carbone	78 — 10
Valeur en calories	380

Quand on commence le sevrage, on donne d'abord les farines de froment et d'orge, qui sont les plus légères, et plus tard les autres. La farine d'avoine, riche en graisse, est légèrement laxative et recommandée pour les enfants constipés; c'est à ce titre que M. Variot l'emploie de bonne heure chez les enfants élevés artificiellement avec du lait surchauffé. La farine de riz, au contraire, est indiquée quand il y a tendance à la diarrhée.

Les farines s'emploient mélangées au lait sous forme de *bouillies*. Pour préparer celles-ci, on délaye dans un peu d'eau froide la quantité voulue de farine, afin d'éviter la formation de grumeaux; on jette dessus du lait bouillant et on fait cuire en remuant constamment pendant une dizaine de minutes; on sucre et on sale légèrement. On obtient, avec les farines de froment ou d'orge :

avec 100 g. de lait et 5 g. de farine, une bouillie claire, passant à travers la tétine du biberon, équivalent à 125 cm³ de lait de vache;

avec 100 g. de lait et 10 g. de farine, une bouillie plus épaisse équivalent à 150 cm³ de lait de vache.

La valeur calorique de ces bouillies non sucrées est respectivement de 95 et 115 calories. L'addition d'un morceau de sucre de 5 g. l'augmente de 20 calories.

Un dernier point à considérer est la teneur des farines en matières minérales et particulièrement en *phosphore*. M. Rengniez a établi qu'il n'existe pas de phosphates dans les farines, mais que l'acide phosphorique s'y rencontre uniquement sous la *forme organique*; acide anhydro-oxyméthylène diphosphorique, acide phosphorique nucléinique, acide phosphorique lécithique.

Voici, d'après lui, la teneur de plusieurs farines en acide phosphorique total :

Farine de maïs	0 g. 735 p. 100
— d'avoine	0 — 652 —
— de blé 2e	0 — 420 —
— d'orge	0 — 400 —
— de riz	0 — 342 —

Remarquez la faible teneur de la farine de blé en acide phosphorique. Cela tient à ce que l'on retire l'embryon, qui en renferme la majeure partie. La *farine d'embryons de blé* est en effet très riche en phosphore (2 g. 895 p. 100); il y a donc intérêt à y avoir recours chez les enfants qui ont besoin de cette substance.

Quelquefois on fait subir aux farines une légère *torréfaction*, qui les stérilise, leur donne un parfum agréable, transforme partiellement l'amidon en amylodextrines et dextrines et augmente ainsi leur digestibilité.

On trouve également dans le commerce des *farines diastasées* ou *maltées*. On fait subir aux grains un commencement de germination, pour développer les diastases; puis on les dessèche à une température convenable. Enfin, après la mouture et le blutage, on soumet la farine à une température de 70° environ pour assurer sa conservation sans détruire les diastases.

On peut encore, au moment de la préparation de la bouillie, la soumettre à l'action de la diastase, lui faire subir l'opération du *maltosage*. Ces *bouillies maltosées* n'ont guère d'utilité que chez les enfants malades ou débiles; je vous en parlerai plus tard.

On utilise souvent les *farines lactées*. Elles sont fabriquées avec du lait concentré dans le vide, du pain cuit ou de la farine torréfiée et du sucre. On les emploie pour la préparation des bouillies en les délayant dans de l'eau ou dans du lait. D'après M. Maurel, 100 g. de ces farines contiennent environ 10 g. de matières azotées, 4 g. 50 à 5 g. de graisse, 77 g. d'hydrates de carbone et dégagent 400 calories. Il en faut 18 ou 19 g. pour fournir la quantité de calories équivalente à 100 g. de lait.

Souvent on emploie des mélanges aromatisés avec le *cacao*. Tel est le *racahout*, mélange de farine de riz, de fécule de pomme de terre, de sucre, de cacao et de vanille. Le *cacao* a une grande valeur alimentaire : 100 g. dégagent 590 calories et contiennent 49 g. de graisse. Il faut être très réservé sur son usage; nous verrons plus tard les inconvénients qu'il peut avoir.

Dans le groupe des farines de céréales rentrent un certain nombre d'aliments utilisés à la période du sevrage.

Le *pain de froment* est le plus employé. Il contient proportionnellement moins de substances azotées et d'hydrates de carbone que la farine. Il en faut 27 g. pour fournir la même quantité de calories que 100 g. de lait.

Il est consommé en nature par les enfants déjà grands Il sert en outre à la confection des *panades*. On les prépare avec du pain grillé, la torréfaction modifiant la farine, comme je l'ai dit tout à l'heure. On l'émiette dans de l'eau bouillante, on fait bouillir jusqu'à consistance de bouillie, on passe, on ajoute du beurre et du sel.

Les *pâtes alimentaires*, macaroni, nouilles, vermicelle, etc., ont une composition et une valeur alimentaire sensiblement égales à la farine de froment. On les emploie en potages ou cuites à l'eau et additionnées de beurre.

Les *semoules*, qui se présentent sous forme de petits grains obtenus en broyant incomplètement par des procédés spéciaux le blé ou le riz; *l'orge perlé*, c'est-à-dire l'orge mondé et écrasé de façon à obtenir de petits grains globuleux analogues à la semoule; le *riz en grains*, dont j'ai donné tout à l'heure la composition, s'emploient pour la préparation de potages, de gâteaux ou de puddings.

Les farines de légumineuses amylacées ou fécules diffèrent des farines de céréales par leur pauvreté en matières azotées (0 g. 4 à 0 g. 9 p. 100) et leur richesse en amidon (82 à 87 g. p. 100).

Les plus utilisées sont l'arrow-root, le manioc, le sagou.

La farine *d'arrow-root*, extraite de plantes cultivées à la Jamaïque (*Maranta indica*), est facile à digérer, mais peu nutritive.

La farine de *manioc* provient des Antilles, de l'Amérique centrale, de l'Inde; le manioc sert à fabriquer le *tapioca*, qui d'ailleurs est plus souvent préparé avec des farines de riz ou de pommes de terre.

Le *sagou* se présente sous forme de petits grains; il provient de la moelle de certains palmiers; d'après M. Maurel, 100 g. fournissent 348 calories.

Ces différentes substances servent à préparer des bouillies, des potages, des puddings.

La *pomme de terre* est communément employée sous forme de fécule ou de purées. Sa valeur alimentaire est minime, variable d'ailleurs suivant les espèces. D'après M. Maurel, 100 g. contiennent, en moyenne, 1 g. 50 de matières azotées, 0 g. 20 de graisses, 20 g. d'hydrates de carbone, et dégagent 50 calories. Il en faut 150 g. pour obtenir la même valeur calorique qu'avec 100 g. de lait.

Les *pois secs, les haricots blancs secs, les lentilles* s'emploient sous forme de farines pour la préparation des bouillies ou en purées. Ces aliments sont riches en matières azotées (20 à 26 g. p. 100) et en hydrates de carbone (55 à 60 g. p. 100). 100 g. fournissent 350 à 390 calories.

Les *châtaignes*, dont on emploie la farine, n'ont qu'une minime valeur alimentaire par suite de leur faible teneur en matières azotées (8 g. 50 p. 100) et en hydrates de carbone (35 g. 60 p. 100); d'après M. Maurel, 100 g. dégagent 190 calories.

Comme aliments végétaux, on peut encore utiliser, les *carottes*, les *navets*, les *épinards*, intéressants à cause de leur teneur en fer, des *fruits*, tels que les bananes, le raisin, les pommes et les poires en marmelades. Ces aliments ont surtout leur utilité, à titre d'appoint, pour faciliter le fonctionnement du tube digestif.

On peut se servir du *bouillon de légumes*, dont je vous parlerai à propos de l'alimentation des enfants atteints d'affections gastro-intestinales, pour la préparation de potages et de bouillies.

Je vous rappelle enfin que le *sucre ordinaire*, sucre de canne ou de betterave, est couramment employé avec la plupart de ces aliments. Son usage n'est pas indifférent : 1 g., en effet, dégage, en chiffres ronds, 4 calories ; avec un morceau de sucre de 5 g., on donne 20 calories.

LES ALIMENTS TIRÉS DU RÈGNE ANIMAL sont le lait et ses dérivés, les œufs, la viande, le poisson, le bouillon de viande.

Je n'ai pas à revenir sur le *lait*, que j'ai déjà longuement étudié.

Le *beurre*, employé dans la préparation des aliments, des panades et des purées, contient 85 p. 100 de graisse et a une grande valeur calorique : 100 g. dégagent 770 calories, 10 g. équivalent à 100 g. de lait.

Les *fromages* frais non fermentés, et en particulier le petit suisse, souvent utilisé, constituent, au contraire, un aliment assez riche en albumine. D'après le Pr A. Gautier, 100 gr. de fromage Gervais renferment 14 g. d'albuminoïdes et 43 g. de graisse.

L'*œuf de poule* est d'usage courant. Un œuf de 50 g. (poids sans la coquille) contient 7 g. de matières protéiques, 6 g. de graisses et dégage 95 calories ; il équivaut à 125 g. de lait.

Le blanc de l'œuf (34 g.), essentiellement formé par l'ovalbumine, en contient environ 4 g., car il est très riche en eau.

Le jaune de l'œuf (16 g.) est surtout formé de matières grasses (5 g. environ) et de substances albumineuses spéciales, vitelline et nucléo-protéines (2 g. 50) ; il est en outre très riche en phosphore assimilable, principalement sous forme de lécithines, et en fer organique. Il constitue un excellent aliment.

Les *viandes*, employées le plus couramment, sont le mouton et le poulet, qui renferment respectivement

17 p. 100 et 19 p. 100 de matières azotées, 5 p. 100 et 1 p. 100 de graisses.

La *cervelle* et le *ris de veau*, souvent conseillés, le sont à tort, à cause de la forte teneur en graisse (10 p. 100) de la première et en matières albuminoïdes du second (22 p. 100).

Les *poissons maigres* à chair blanche, tels que merlan, sole, barbue, sont également préconisés.

Quant au *bouillon de bœuf*, il n'a pas une grande valeur alimentaire, mais il est utile par les sels qu'il contient, surtout les sels de magnésium et le phosphate de potasse. Loin de mériter la défaveur dont il jouit souvent, il doit rentrer dans l'alimentation du sevrage. Il convient seulement de le faire avec de la bonne viande et de ne l'employer que récemment préparé. Il faut le dégraisser soigneusement.

*
* *

Il importe de retenir un certain nombre de notions relatives à l'alimentation des enfants pendant la période du sevrage ou de l'ablactation, c'est-à-dire entre huit et trente mois.

1° La *croissance* se ralentit et devient plus uniforme, comme le montrent les courbes du poids et de la taille; elle est à peu près trois fois moins rapide que pendant les huit premiers mois. La *surface cutanée* continue de s'accroître, mais les surfaces spécifiques diminuent d'étendue.

2° Les *besoins de l'organisme pour l'entretien* n'augmentent que dans de faibles proportions; les *besoins pour la croissance*, moindres qu'à la période de l'allaitement, restent sensiblement les mêmes pendant toute la période du sevrage.

3° Les *rations alimentaires*, tout en devant être augmentées peu à peu, ne doivent être accrues que de petites quantités. Il s'agit plutôt d'une substitution d'aliments que d'une addition.

4° Les *nouveaux aliments*, associés au lait, doivent être choisis d'après leur digestibilité, leur valeur calorique et leur teneur en albumine. Les premiers utilisés sont tirés du règne végétal : farines de céréales et de légumineuses, légumes en grains et légumes secs, pomme de terre, etc. Au bout d'un certain temps seulement, on a recours aux aliments autres que le lait, tirés du règne animal : œufs, viandes, poissons, bouillon de viande.

TREIZIÈME CONFÉRENCE

TECHNIQUE DU SEVRAGE. TROUBLES PROVOQUÉS PAR UN SEVRAGE MAL CONDUIT

PROGRESSION DANS L'EMPLOI DES ALIMENTS DU SEVRAGE. — Le lait; suppression de l'allaitement au sein. Les farines. Le bouillon de viande. Les œufs, la viande, le poisson. Les légumes, les fruits.

RÉGIMES DU SEVRAGE. — *Enfants de 8 à 9 kg.* (8 à 12 mois) : 4 tétées ou biberons, 2 bouillies. — *Enfants de 9 à 10 kg.* (12 à 16 mois) : suppression du sein; 5 repas : lait, bouillies, panade ou purée de pommes de terre avec jaune d'œuf; potages. — *Enfants de 10 à 11 kg.* (16 à 20 mois) : 4 repas, introduction dans le régime de purées diverses, de pâtes, de gâteaux de riz, tapioca, etc., de l'œuf entier, de fruits, de légumes verts. — *Enfants de 11 à 12 kg.* (20 à 24 mois) : même alimentation; commencer le poisson et la viande. — *Enfants de 12 kg. à 12 kg. 500* (24 à 30 mois). — *Boissons.*

Avantages de ces régimes : augmentation minime de la ration alimentaire; variété d'aliments; albumines animales et végétales.

TROUBLES PROVOQUÉS PAR UN SEVRAGE MAL DIRIGÉ. — *Facteurs dépendant de l'alimentation.* Réglementation défectueuse : irrégularité des repas, hypoalimentation, suralimentation. Mauvais choix des aliments : abus du lait, abus des œufs, abus de la viande; usage prématuré et abus des farineux; abus des sucres; farines de conserve; abus du cacao. Aliments de mauvaise qualité. — *Facteurs dépendant de l'enfant.* Anaphylaxie pour le lait, les œufs; idiosyncrasie pour l'œuf.

CONCLUSIONS.

Dans la dernière conférence, j'ai précisé les besoins de l'organisme en calories et en albumine, pour son entretien et pour sa croissance, pendant la période du sevrage; j'ai indiqué ensuite les principaux aliments que l'on peut utiliser. Mais tous ces aliments ne doivent pas être donnés indifféremment; il existe une progression dans leur emploi, de même qu'il existe une progression dans l'augmentation des rations alimentaires. C'est cette technique du sevrage que je vais envisager maintenant.

*
* *

Voyons tout d'abord comment on peut réaliser la progression dans l'emploi des aliments du sevrage.

Le LAIT reste d'abord l'aliment principal. La quantité n'en est guère augmentée; même, au bout de quelque temps, elle est diminuée, de telle sorte que, vers la fin de la deuxième année et le commencement de la troisième, il ne constitue qu'une assez faible partie de la ration alimentaire.

Si l'enfant est au sein, à un moment donné, on le supprime, *on sèvre l'enfant* et on remplace le lait de femme par du lait de vache. Ce moment varie suivant l'abondance de la sécrétion lactée de la nourrice, l'état de santé de l'enfant, la saison. Assez souvent le lait diminue, n'a plus grande valeur alimentaire, peut même devenir nuisible; il y a alors intérêt à hâter le sevrage, tandis que, dans le cas contraire, avec une bonne nourrice, on peut y surseoir quelque peu. Quand l'enfant est délicat, sujet à des troubles digestifs, on retarde, s'il est possible, la suppression du sein. On la retarde de même, si on est en été, car la saison chaude favorise l'éclosion des affections gastro-intestinales, facilitées d'autre part par le changement d'alimentation.

Toutes ces contingences mises à part, c'est de *treize à quinze mois* que, le plus habituellement, on sèvre l'enfant définitivement. D'aucuns cependant conseillent de ne le faire que du seizième au dix-huitième mois et même plus tard. Il n'y a aucun intérêt à cette pratique, sauf dans des cas particuliers.

L'enfant qui, petit à petit, a été habitué à prendre de moins en moins le sein, s'en sépare sans difficulté. De son côté, la nourrice, qui ne fournit plus que peu de lait, n'éprouve aucun dommage de l'arrêt de l'allaitement : il suffit de faire une forte compression ouatée des seins à l'aide d'un bandage de corps pour voir la sécrétion tarir en trois ou quatre jours ; pour se conformer à l'opinion populaire, on conseille un purgatif, dont l'efficacité n'est pas démontrée.

Au lait, on associe tout d'abord les FARINES, sous forme de *bouillies*. L'âge, où l'on autorise la première bouillie, est très variable suivant les époques, les pays et les auteurs. En général, on le comprend entre six et douze ou treize mois. Il y a intérêt à ne donner les bouillies ni trop tôt ni trop tard, pour les raisons que je vous ai déjà énumérées. On peut prendre *comme moyenne l'âge de huit mois*, alors que le poids atteint 8 kg. et que l'enfant a déjà deux ou quatre dents ; si l'éruption dentaire n'a pas encore commencé, il est parfois préférable de retarder, car l'observation montre que les farines sont alors moins bien digérées. D'après Tarnier, on peut commencer plus tôt chez les enfants élevés au sein que chez les enfants allaités artificiellement, peut-être, comme le fait remarquer M. Marfan, parce que l'amylase du lait de femme facilite la digestion de l'amidon.

On donne d'abord de la farine de froment ou d'orge, moins riches que celles d'avoine et de maïs en matières azotées et en matières grasses, et de la farine d'arrow-root. Peu à peu on autorise les autres farines.

Au bout de quelque temps, on permet les *panades*, la *purée de pommes de terre*, le *tapioca*, la *semoule*, et, à partir de vingt mois environ, les *pâtes*.

L'emploi du BOUILLON DE VIANDE pour préparer les

potages, à la place du lait, doit être assez précoce. Très souvent on le redoute, mais à tort; il a été trop calomnié; je vous ai indiqué ses avantages. Je le donne volontiers à partir de douze ou treize mois; Monti le permet dès le onzième mois.

A un an, on donne un *jaune d'œuf* incorporé dans une panade ou dans une purée; vers quinze ou seize mois, on laisse prendre *l'œuf entier*.

Le POISSON et la VIANDE peuvent être autorisés à partir de dix-neuf ou vingt mois. Il ne faut pas en donner chez les enfants plus jeunes, bien que certains auteurs, tels que Steffen et Monti, les conseillent à partir de neuf à douze mois, et bien que les enfants puissent les digérer, comme le prouvent les bons effets de la viande crue au cours de certaines affections gastro-intestinales. Il ne faut pas, d'autre part, retarder trop leur emploi, bien que M. Comby n'autorise la viande qu'à trois ans. Il vaut mieux faire prendre un peu de viande que d'abuser des œufs, comme on le fait trop souvent.

Les autres aliments, les LÉGUMES, les FRUITS, sont conseillés, comme nous le verrons, à différentes étapes du sevrage.

*
* *

Telles sont, dans leurs grandes lignes, les principales données relatives à la direction du sevrage. Je crois utile de ne pas me borner à des généralités et d'entrer dans quelques détails pratiques, d'indiquer ce que l'on peut appeler les **régimes du sevrage**. De même que pour l'allaitement, j'envisagerai les modifications qu'il convient d'apporter à l'alimentation à mesure que le poids des enfants augmente : je considérerai les *phases succes-*

sives en rapport avec des accroissements de un kilogramme, correspondant approximativement à des périodes de quatre mois.

Je vous rappelle, pour n'y plus revenir, qu'une augmentation de 1 kg. comporte *théoriquement* un besoin supplémentaire de 45 calories et de 1 g. d'albumine. Mais je ne m'attacherai pas à calculer la valeur exacte des régimes; ceux que je vous indique correspondent *pratiquement*, d'une façon approximative, aux besoins de l'organisme.

Tout d'abord, étudions le régime des enfants dont le POIDS PASSE DE 8 A 9 KG., c'est-à-dire âgés de HUIT A DOUZE MOIS.

L'enfant de 8 kg. trouve une alimentation suffisante dans 1 000 g. de lait de femme ou dans 800 cm³ de lait de vache additionnés de 16 g. de sucre. Si on poursuivait l'allaitement exclusif, cet enfant devrait prendre, quand il pèserait 9 kg., 1 080 g. du premier ou 900 cm³ du second, plus 18 g. de sucre. Par conséquent, en lui donnant, en plus du lait qu'il recevait, une bouillie faite avec 100 g. de lait, 10 g. de farine et 5 g. de sucre, approximativement équivalente à 150 cm³ de lait de vache sucré, sa ration est augmentée d'une façon plus que suffisante.

Voici comment on peut se comporter dans la pratique.

L'enfant est au sein. A huit mois, il prend 6 tétées de 165 g. environ. On remplace l'une d'elles par une bouillie de farine de froment, d'orge ou d'arrow-root, préparée avec :

Lait.	100 cm³
Farine.	5 g.
Sucre	5 —

que l'on fait prendre à la cuiller.

Peu à peu, on épaissit la bouillie en portant la quantité de farine à 10 g.

Vers dix mois, alors que l'enfant pèse 8 kg. 500, on remplace une deuxième tétée par une bouillie, en se comportant comme précédemment.

Pendant tout ce temps, on a augmenté le volume des tétées. Finalement, vers douze mois, quand l'enfant pèse 9 kg. il prend en moyenne 6 repas, espacés de 3 heures, comprenant :

4 tétées de 180 g. = lait de femme 720 g.

2 bouillies faites chacune avec :

Lait de vache	100 cm³
Farine.	10 g.
Sucre	5 —

ce qui fait au total :

Lait de vache	200 cm³
Farine	20 g.
Sucre	10 —

L'enfant est allaité artificiellement. A huit mois, pour un poids de 8 kg., il prend 6 biberons de 135 cm³ de lait sucré à 2 p. 100.

Comme précédemment, on remplace successivement deux biberons par deux bouillies préparées de la même façon et on augmente un peu la quantité de lait mise dans les biberons.

Vers douze mois, l'enfant prend donc :

4 biberons de 150 cm³ de lait de vache sucré = 600 cm³

2 bouillies ayant la composition que je viens d'indiquer.

Quand le poids de l'enfant passe de 9 à 10 kg., c'est-à-dire entre DOUZE ET SEIZE MOIS, on *varie les aliments.* On emploie les diverses farines pour la préparation des bouillies; on donne des panades, de la purée de pommes de terre, des potages de tapioca, de semoule, de sagou faits au lait ou au bouillon de viande; on permet un jaune d'œuf délayé dans la panade ou dans la purée. D'autre part on diminue la ration de lait.

On *supprime le sein* entre treize et quinze mois.

On *réduit le nombre des repas à 5* par vingt-quatre heures, en les faisant plus copieux.

Finalement l'enfant arrive à prendre, par exemple :

7 heures matin. Bouillie.	Lait	200 cm^3
	Farine	20 g.
	Sucre.	10 —
10 heures matin.	Lait	150 cm^3
	Sucre	5 g.
1 — soir.	Panade faite avec pain.	25 —
	Ou purée préparée avec :	
	Pommes de terre	50 —
	Jaune d'œuf	n° 1
	Beurre.	5 g.
4 — —	Lait comme à 10 heures.	
7 — —	Potage au bouillon ou au lait.	

A ce moment donc, il est suffisant d'introduire un demi-litre de lait dans la ration alimentaire.

En passant de **10 A 11 KG.**, c'est-à-dire de SEIZE A VINGT MOIS, l'enfant trouve dans la ration précédente une quantité suffisante d'aliments.

Mais on doit allonger la liste de ces derniers : purées de pois, de lentilles, gâteaux ou puddings de riz, de tapioca, de semoule, — pâtes (macaroni, nouilles), — œuf entier, — fromages genre Petit Suisse, compotes et même purées de légumes verts, surtout s'il y a constipation. Il importe en effet, de varier les aliments pour accoutumer l'enfant à ne pas toujours prendre les mêmes et pour éviter la satiété.

On ne donne plus alors que *4 repas*, composés, par exemple, de la façon suivante :

7 heures matin.	Bouillie au lait, comme précédemment.		
11 h. 1/2 —	Un œuf.		
	Une purée ou des pâtes.		
	Une compote ou du fromage.		
4 heures soir.	Lait sucré		150 cm^3
7 — —	Potage comme précédemment.		
	Gâteau	Riz	10 g.
		Lait	100 cm^3
		Sucre	5 g.

On compose les menus de telle façon que, si l'un d'eux a une valeur alimentaire plus grande, celle de l'autre se trouve diminuée d'autant.

Pour les enfants de 11 A 12 KG., c'est-à-dire âgés de VINGT A VINGT-QUATRE MOIS, l'alimentation reste sensiblement la même.

On remplace de temps en temps l'œuf par un peu de poisson blanc (merlan, limande, sole) ou de viande (poulet, mouton, jambon) hachés; on donne un peu de pain ou des gâteaux secs.

Pendant l'été surtout, on peut remplacer le lait de 4 heures par des gâteaux secs ou du pain avec un peu de beurre, de confitures, de miel ou de compote.

Une alimentation suffisante est obtenue avec :

Lait	350 cm^3
Œuf	n° 1
ou viande	25 g.
Farine	50 —
Pain	50 —
Pommes de terre	100 —

Ces aliments fournissent de 810 à 880 calories et de 26 à 29 g. d'albumine, dont 15 à 18 g. d'albumine animale. Ils sont donc plus que suffisants pour subvenir aux besoins de l'organisme.

Pour les enfants de 12 K. A 12 K. 500, de DEUX ANS A DEUX ANS ET DEMI, il n'y a pas de modifications appréciables à apporter au régime.

Pendant toute la période du sevrage, on ne doit pas donner le lait aux repas. On fait prendre comme BOISSON un peu d'eau bouillie, que l'on additionne au besoin d'une petite quantité d'extrait de malt.

Les régimes précédents n'ont rien d'absolu. De même qu'à la période d'allaitement, il faut tenir compte, pour l'alimentation de l'enfant, de l'état général, du mode de développement, du fonctionnement du tube digestif, des aptitudes individuelles. Ce sont seulement des points de repère que j'ai voulu vous donner.

En se comportant de la façon que j'ai indiquée, on augmente peu à peu, mais d'une façon très modérée, les rations en calories et en albumine et on substitue progressivement à l'alimentation lactée simple une alimentation de plus en plus complexe. Il n'y a pas de saut brusque, mais une transition insensible. En même temps, aux albumines animales contenues dans le lait, on associe des albumines végétales, qui, vous le savez, doivent rentrer pour une part de plus en plus grande dans l'alimentation de l'homme, à mesure qu'il avance en âge. Avec le régime de l'enfant de deux ans, on trouve approximativement le rapport suivant :

$$\frac{\text{albumines animales}}{\text{albumines végétales}} = \frac{57 \text{ à } 63 \text{ p. } 100}{43 \text{ à } 37 \text{ p. } 100}.$$

alors que, chez l'adulte, la proportion est, d'après le Pr A. Gautier :

$$\frac{\text{albumines animales}}{\text{albumines végétales}} = \frac{40 \text{ à } 55 \text{ p. } 100}{60 \text{ à } 45 \text{ p. } 100}.$$

C'est en se conformant aux données générales que je viens d'exposer, données qui peuvent naturellement être modifiées dans les détails, que le sevrage se fait sans inconvénients. C'est, au contraire, en n'en tenant pas compte, qu'on expose l'enfant à des troubles et à des affections nombreuses et souvent graves.

*
* *

Fréquents et variés sont les **troubles et les affections qui peuvent être la conséquence d'un sevrage mal dirigé.** De même qu'au cours de l'allaitement naturel ou artificiel, ils peuvent relever de causes multiples, que le médecin doit savoir découvrir pour pouvoir les supprimer.

Le plus habituellement les causes dépendent de l'*alimentation elle-même*; parfois elles consistent dans des *susceptibilités individuelles* vis-à-vis de certains aliments.

Les FACTEURS DÉPENDANT DE L'ALIMENTATION relèvent soit d'une réglementation défectueuse soit de la mauvaise qualité des aliments.

Il y a *réglementation défectueuse de l'alimentation*, quand les repas sont mal répartis, quand les rations sont trop faibles ou trop fortes, quand les aliments sont mal choisis.

Il importe que les *repas soient pris régulièrement* et que leur nombre diminue à mesure que l'enfant avance en âge et les fait plus copieux. Il importe également *de ne rien donner entre les repas.* Nombre d'enfants digèrent mal, parce qu'ils mangent trop souvent ou à des heures irrégulières, parce qu'on leur donne à chaque instant des bonbons, des gâteaux ou même un morceau de pain. Ces fautes sont une cause de dyspepsie, de même que le sont, chez les nourrissons plus jeunes, l'irrégularité ou le trop grand nombre des tétées.

Il importe que les *rations alimentaires soient appropriées à l'âge et au poids de l'enfant.* Sans doute, il faut se garder des exagérations et ne pas le rationner trop strictement; il y a des enfants qui ont besoin de peu et se développent avec des rations faibles, tandis que d'autres sont gros mangeurs et doivent recevoir une ration relativement forte. Mais c'est là une question de mesure; toutes proportions gardées, l'insuffisance d'alimentation, de même que l'excès, sont susceptibles d'entraîner des troubles plus ou moins graves.

L'*hypoalimentation* se traduit par un poids inférieur à la normale et par des stagnations de poids; l'enfant est maigre, a la peau flasque et pâle; sa taille est souvent réduite; généralement il réclame toujours à manger, à moins que, à la longue, il ne perde la sensation de la faim. C'est un hypotrophique comparable à celui que nous avons déjà rencontré à la période d'allaitement. L'hypotrophie, qui se développe à la période du sevrage, est en général moins sévère que celle qui apparaît pendant les premiers mois de la vie; d'ailleurs cette dernière, quand l'alimentation du sevrage est bien conduite, a tendance à s'atténuer progressivement. Cette insuffisance de l'alimentation est quelquefois la conséquence d'idées erronées des parents; il y a des gens qui, par application de principes trop absolus, laissent mourir leur enfant de faim. Le plus souvent elle est due à la misère; nous en voyons chaque jour les effets dans cet hôpital.

La *suralimentation* est, au contraire, plus commune en ville, dans la classe aisée et riche, que dans la clientèle hospitalière. Les enfants, qui mangent beaucoup, sont souvent des obèses, surtout s'ils appartiennent à des familles d'arthritiques. Mais l'obésité est loin de reconnaître toujours une alimentation trop forte, et, d'autre part, elle peut faire défaut malgré cette dernière. Je vous ai déjà signalé le fait à la période d'allaitement, pendant laquelle on peut voir le poids rester stationnaire ou diminuer avec des rations considérables de lait. C'est que, dans un cas comme dans l'autre, l'excès d'aliments entraîne des troubles digestifs : à la période du sevrage, apparaissent des signes de dyspepsie gastrique et même, déjà, de la dilatation de l'estomac; les enfants sont souvent constipés et atteints d'entéro-colite chronique entrecoupée de poussées aiguës, se traduisant par une diarrhée plus ou moins fétide et de la fièvre.

La suralimentation n'entraîne pas toujours les mêmes effets. Il importe en effet de tenir compte non seulement de la quantité d'aliments ingérés, mais encore de la nature de ces aliments.

Le *mauvais choix des aliments* utilisés à la période du sevrage est une cause fréquente des phénomènes morbides qu'on y observe. On ne saurait être trop minutieux dans la progression et dans la substitution des aliments que l'on autorise. Les aliments, qui sont permis à un moment donné, peuvent devenir nuisibles, si leur usage est prolongé trop longtemps, s'il est prématuré, ou s'il est exagéré.

L'*abus du lait* est très commun. Le lait, qui est l'aliment du nourrisson pendant les premiers mois, a de grands inconvénients s'il reste l'aliment unique après un certain âge, ou s'il est donné en trop grande quantité en même temps que d'autres aliments. L'art du sevrage, je le répète, consiste essentiellement dans la substitution, faite progressivement, d'autres aliments au lait.

Chez certains enfants l'allaitement exclusif est prolongé trop longtemps. Je vous ai dit les raisons pour lesquelles il convient, en général, de commencer l'usage des bouillies vers l'âge de huit mois. Sans doute, on peut quelquefois, comme le conseillent certains médecins, retarder ce moment jusque vers douze et même quinze mois, sans qu'il en résulte de dommages appréciables. Mais souvent alors on observe la stagnation du poids, de la flaccidité des chairs, de la pâleur et de l'anémie, due à l'insuffisance du fer alimentaire, de la constipation, de l'entéro-colite, des éruptions urticariennes, surtout si l'enfant est à l'allaitement artificiel. Dans des cas extrêmes, se développe une cachexie particulière, qui peut d'ailleurs relever d'autres causes, et que M. Lesage décrit sous le nom de *cachexie due à l'uniformité alimentaire* : la croissance s'arrête dans ses deux modes, pondéral et statural, ou seulement dans le premier; l'enfant est amaigri et triste, refuse de marcher, a de l'insomnie, est pâle, anémié et n'a pas d'appétit; il a de la constipation entrecoupée de crises de diarrhée muqueuse, glaireuse; les urines sont rares.

Chez d'autres enfant, l'abus du lait reconnaît une cause différente. On commence bien le sevrage en temps voulu, mais on continue d'augmenter les quantités de lait, au lieu de les laisser sensiblement les mêmes et bientôt de les diminuer; notamment on l'emploie comme boisson au moment des repas. Il en résulte une véritable suralimentation avec ses conséquences, dont les principales sont la dyspepsie, la constipation et l'entéro-colite, des toxi-dermites.

L'*abus des œufs* n'est pas moins fréquent que celui du lait et a également des inconvénients. Il faut, au début, ne donner que le jaune. Il faut se garder, contrairement à une pratique courante, de donner chaque jour deux, trois ou quatre œufs; il n'est pas rare de voir apparaître alors de la constipation, de l'entéro-colite, de l'urticaire. Il ne faut pas non plus battre le jaune d'œuf dans du lait, mais l'incorporer à de la purée de pommes de terre, à de la panade, à du bouillon. Un œuf par jour est, en général, suffisant et bien toléré; il est cependant bon, dès que l'enfant a atteint vingt mois, de le remplacer de temps en temps par de la viande ou du poisson.

L'*abus de la viande* entraîne des inconvénients du même genre. Il provoque de la constipation, des selles fétides, des urines rares et chargées en urates, de l'eczéma,

Somme toute, l'abus des aliments albuminoïdes d'origine animale, qu'il s'agisse du lait, des œufs ou de la viande, entraîne des fermentations putrides dans le gros intestin, de la constipation, avec ou sans entéro-colite chronique, des poussées de diarrhée fétide, des éruptions urticariennes. Suivant l'importance des troubles digestifs, l'état général est plus ou moins profondément atteint.

L'*usage prématuré et l'abus des farineux* sont la cause de troubles qui diffèrent des précédents sous plus d'un rapport. Leur emploi avant huit ou neuf mois est souvent une cause d'affections gastro-intestinales diarrhéiques, de gros ventre, de rachitisme et d'hypotrophie. De tous temps les médecins ont protesté contre l'habitude, qui existe dans beaucoup de pays, de donner au nourrisson des panades ou des pommes de terre à un âge où le lait doit être l'aliment exclusif; il faut bien dire d'ailleurs que souvent l'ignorance, la misère ou l'appât du gain en sont la cause; à chaque consultation de l'hôpital, des mères nous amènent des enfants dans un état lamentable dû à cette cause, soit parce qu'elles n'ont pas pu acheter le lait nécessaire, soit parce que la nourrice de campagne, chez qui ils étaient placés, trouvait plus simple ou plus économique de leur donner la même alimentation qu'à elle-même.

Mais ce sont là des fautes grossières. En prenant des précautions convenables, on peut utiliser les farineux dès l'âge de trois ou quatre mois, tout au moins dans certaines conditions déterminées. Je vous entretiendrai bientôt de ces faits.

Je dois vous mentionner que l'abus des féculents est quelquefois la conséquence d'un traitement nécessité par des troubles gastro-intestinaux et prolongé outre mesure, sans discernement.

Contrairement aux albuminoïdes, dont l'abus entraîne la constipation et les fermentations putrides dues à la pullulation d'une flore anaérobie, les farineux donnés en excès provoquent le gros ventre, une diarrhée peu fétide, le développement d'une flore anaérobie prédominante. La fermentation microbienne des hydrates de carbone détermine en effet la formation en excès d'acides gras volatiles : acides lactique, succinique, valérianique, etc.; ils ont une action locale irritante et de plus déterminent des phénomènes généraux. En outre la valeur alimentaire de ces substances est insuffisante et leur usage trop exclusif entraîne l'hypoalimenation.

L'*abus des sucres* a, comme je vous l'ai déjà dit, une action variable sur le fonctionnement du tube digestif; il entraîne soit de la constipation, soit de la diarrhée;

d'après M. Lesage il produit de l'obésité flasque, du tympanisme et des urines acides.

Dans la préparation des bouillies il vaut mieux utiliser des farines fraîches que des *farines de conserve.* L'emploi exclusif de ces dernières, surtout en même temps que celui du lait stérilisé, n'est pas sans inconvénients. Dans les pays tels que l'Angleterre et les États-Unis, où l'on utilise de bonne heure, à la place du lait, des aliments fabriqués, de noms divers, la maladie de Barlow est fréquente; ces préparations entraînent aussi le rachitisme.

Également néfaste est l'usage principal ou exclusif, à la période du sevrage, des farines contenant du *cacao,* telles que la phosphatine, le racahout, etc. L'appétit diminue, la constipation s'installe; l'enfant devient agité, dort mal, s'affaiblit; son poids et sa taille restent stationnaires; il s'anémie. Comme le fait remarquer M. Variot, ces troubles sont la conséquence de la richesse du cacao en graisse, en acide oxalique et en théobromine. Sans l'exclure complètement de l'alimentation de l'enfant, il faut ne l'employer que rarement et à titre de condiment.

La mauvaise réglementation de l'alimentation est la cause la plus fréquente des troubles et des affections que peut entraîner le sevrage. Les plus communs sont des troubles gastro-intestinaux, des entéro-colites, l'anémie, le rachitisme, l'hyprotrophie; quelquefois, c'est la maladie de Barlow.

Je n'ai pas à insister sur les dangers que fait courir aux enfants l'emploi d'*aliments de mauvaise qualité* : lait, œufs, bouillon, etc. Je serais amené à répéter ce que je vous ai déjà dit, à plusieurs reprises, à propos du lait.

Je n'insisterai pas, pour la même raison, sur les troubles dus à des SUSCEPTIBILITÉS INDIVIDUELLES vis-à-vis de certains aliments. Elles jouent un grand rôle dans l'apparition de troubles digestifs et généraux chez certains enfants soumis à une alimentation convenable pour la moyenne des sujets de même âge. Parfois leur intervention devient prépondérante. On peut voir, comme à la période d'allaitement, une véritable *anaphylaxie* se réaliser pour le lait, chez des enfants soumis à un allaitement prolongé et copieux, généralement à la suite d'une entéro-colite. On peut voir la même anaphylaxie se réaliser vis-à-vis des œufs. Mais en outre, il existe parfois, pour ces derniers, une *idiosyncrasie*, analogue à celle que l'on peut rencontrer à tous les âges. Tel, par exemple, le cas de cet enfant de douze mois, observé par M. Anderson, qui mangea une bouillie où, pour la première fois, on avait incorporé un jaune d'œuf, et présenta au bout d'une heure et demie, de la pâleur, des vomissements, du myosis, de l'asthénie cardiaque.

L'influence novice du sevrage mal réglé se traduit non seulement par la morbidité, mais encore par la MORTALITÉ. Pendant la première année c'est dans les quatre premiers mois et ensuite durant le douzième qu'elle atteint le taux le plus élevé; elle est moindre de quatre à onze mois.

*
* *

Somme toute, pour mener à bien le sevrage, c'est-à-dire la substitution, à l'alimentation lactée exclusive des premiers mois, d'une alimentation variée, il faut procéder d'une façon progressive.

Entre huit mois et vingt-quatre mois, on peut marquer *quatre étapes de quatre mois*, pendant chacune desquelles le poids augmente d'un kilogramme. A chacune d'elles correspond une modification du régime, consistant en une légère augmentation de sa valeur alimentaire, en une variété plus grande d'aliments, et généralement en une diminution de la ration de lait. On introduit successivement et à différentes époques, dans l'alimentation, les farines et leurs dérivés, les pommes de terre, les bouillons de légumes et de viande, le jaune d'œuf, puis l'œuf entier, le poisson, la viande, les légumes divers etc.; les albumines végétales doivent peu à peu remplacer une partie des albumines animales.

En se comportant de cette façon, en procédant progressivement, on évite les *troubles et les affections qui résultent d'un sevrage mal dirigé*. Ceux-ci relèvent en général de facteurs dépendant de l'alimentation elle-même : réglementation défectueuse, repas irréguliers, rations alimentaires trop faibles ou trop fortes, mauvais choix des aliments, abus du lait, des œufs, de la viande, usage prématuré et abus des farineux, emploi des farines de conserve, du cacao, etc. Parfois entrent en jeu certaines *susceptibilités individuelles*, rentrant dans le cadre de l'anaphylaxie et des idiosyncrasies.

QUATORZIÈME CONFÉRENCE

PROTECTION DES MÈRES NOURRICES ET DES NOURRICES MERCENAIRES

Rôle social du médecin; il doit se préoccuper de la réalisation pratique, dans la classe ouvrière et la population pauvre, de ses conseils relatifs à l'alimentation des nourrissons. Protection des mères nourrices et des nourrices mercenaires, protection des nourrissons.

Protection de la mère nourrice. — Obstacles d'ordre social à l'allaitement maternel. Moyens de les supprimer. — Suspension du travail au moment de l'accouchement : lois du 28 novembre 1909 et du 17 juin 1913. Congés de maternité payés : administration des postes, télégraphes et téléphones (circulaire du 15 janvier 1903), institutrices (décret du 18 mars 1910), établissements privés. Fréquence de l'allaitement maternel et faible mortalité infantile au Creusot. — Mutualités maternelles, sociétés de secours mutuels. Secours d'allaitement donnés par l'Assistance publique. Œuvres privées : société de charité maternelle, société de l'allaitement maternel, œuvre de la crèche à domicile, etc. Asiles pour mères nourrices. Cantines maternelles.

Protection de la nourrice mercenaire. — Prophylaxie de la contagion par un nourrisson syphilitique. Les parents sont notoirement syphilitiques; cas particulier La syphilis des parents est ignorée; enfants abandonnés; manifestations tardives de l'hérédo-syphilis; réaction de Wassermann dans l'hérédo-syphilis latente; inspection médicale des enfants placés en nourrice; modèle de certificat pour le placement d'un enfant en nourrice. — Conduite à tenir quand l'hérédo-syphilis se révèle tardivement : la nourrice est encore indemne; la nourrice est contaminée. Responsabilités judiciaires du médecin, des parents, des administrations hospitalières. Rôle du médecin expert.

Conclusions.

A notre époque, le *rôle social du médecin* est de plus en plus étendu. Nous ne devons pas nous borner à donner des conseils pour prévenir et guérir les maladies; nous devons nous assurer si ces conseils peuvent être suivis et rechercher, d'accord avec les pouvoirs publics et les initiatives privées, les moyens d'en obtenir l'exécution.

Les leçons, que je viens de consacrer à l'alimentation des nourrissons normaux, manqueraient de sanction pratique et risqueraient, pour beaucoup d'entre vous, de ne pas sortir du domaine de la théorie, si je ne vous disais pas quels moyens il faut mettre en œuvre pour la mener à bien. Nous proclamons la supériorité de l'allaitement maternel, la nécessité, si l'enfant est nourri artificiellement, de lui donner un lait de bonne qualité, l'importance, à la période du sevrage, d'une alimentation choisie. Mais encore faut-il que la mère ait la faculté de donner le sein à son enfant, qu'elle jouisse de ressources suffisantes pour s'alimenter convenablement et produire du bon lait, qu'elle puisse, à défaut, se procurer le lait de vache que nous lui ordonnons; encore faut-il également qu'elle reste sous la direction du médecin, qui seul a qualité pour surveiller la santé du bébé. Ce sont là choses simples quand il s'agit de familles aisées, choses au contraire très compliquées dans la classe laborieuse et dans la population pauvre. Chaque jour, dans cet hôpital, vous constatez l'impossibilité de suivre les avis médicaux : c'est une mère, dont le lait était suffisant, qui a dû sevrer son enfant pour reprendre son travail; c'est une mère, qui allaite, mais que la misère épuise; c'est une mère, qui élève son bébé au biberon, mais avec un mauvais lait, car elle ne peut acheter un lait de choix; c'est une mère enfin, dont l'enfant, placé en nourrice, a été nourri sans aucun soin avec des aliments grossiers. Les conséquences sont toujours les mêmes : affections gastro-intestinales, athrepsie, hypotrophie, rachitisme et enfin mortalité infantile élevée.

Dans un cadre plus restreint, mais non moins digne

d'intérêt, c'est le sort de la nourrice mercenaire, sur lieu ou à distance, qui doit nous préoccuper; c'est également celui de l'enfant qu'elle abandonne pour élever un nourrisson étranger.

Je n'ai pas besoin d'insister longuement pour vous montrer l'importance des problèmes qui se posent et l'intérêt que présente leur solution. Sans entrer dans de trop longs détails, je désire vous exposer ce qui a été fait et ce qui reste à faire à ce sujet.

J'étudierai plus spécialement aujourd'hui la *protection des mères nourrices et des nourrices mercenaires*, et, dans ma prochaine leçon, la *protection des nourrissons*.

*
* *

L'observation journalière et les statistiques montrent que la meilleure sauvegarde du nourrisson est l'allaitement par la mère. Il faut donc **protéger l'allaitement maternel** par tous les moyens possibles.

J'ai déjà envisagé les facteurs d'*ordre médical*, qui peuvent y apporter obstacle. A côté d'eux, et bien plus importants à l'heure actuelle, sont les facteurs d'*ordre social*. Si notre action sur les premiers est souvent médiocre, nous pouvons beaucoup sur ces derniers; ils ne devraient pas exister et on voudrait espérer qu'ils disparaîtront dans l'avenir; malheureusement tout porte à craindre que cet avenir est encore éloigné.

Les facteurs d'ordre social se rencontrent dans toutes les classes de la société. Telle femme riche ne veut pas nourrir, pour pouvoir continuer sa vie mondaine; elle n'a aucune excuse. Telle autre, quoique appartenant à la classe aisée, en est empêchée par les obligations d'une profession libérale ou de son commerce. Beaucoup d'autres enfin ne peuvent pas allaiter, parce que, employées de commerce ou d'administration, ouvrières d'usines ou d'ateliers, domestiques, forcées de quitter leur logis depuis le matin jusqu'au soir pour gagner leur vie, ou sans logement personnel, elles ne peuvent garder leurs enfants avec elles. C'est sur cette nombreuse catégorie de femmes que doit porter la protection; celle-ci ne peut s'exercer d'une façon uniforme; il faut être prudent dans les mesures à prendre pour éviter, ce qui est trop fréquent en matière de législation sociale, que le remède soit pire que le mal.

Le but à atteindre est le suivant : la mère doit pouvoir garder son enfant et avoir à sa disposition le temps nécessaire pour l'allaiter et lui donner ses soins; elle doit recevoir les secours suffisants pour compenser la suppression ou la diminution de son salaire.

Depuis longtemps, les législateurs se préoccupent d'assurer le REPOS DE LA MÈRE pendant les derniers temps de la grossesse et après l'accouchement, en lui assurant une *indemnité* compensant la perte de son salaire; le Congrès de Berlin l'a réclamé expressément, dès 1890. Des lois ont été faites dans ce sens dans plusieurs pays, en Suisse, dès 1877, en Allemagne, depuis 1885, en Danemark, en Espagne, etc.

En France, la *loi du 28 novembre 1909*, dite *loi Engerrand*, en vigueur jusqu'à cette année, garantissait leur travail ou leur emploi aux femmes qui le suspendaient pour cause d'accouchement; mais elle n'avait pas rendu le repos obligatoire ni accordé d'indemnité.

Actuellement cette loi a été remplacée par la *loi du 17 juin 1913*, ou *loi Paul Strauss*. En voici les principales dispositions.

ARTICLE PREMIER. — Dans tout établissement industriel ou commercial ou dans ses dépendances, de quelque nature qu'il soit, public ou privé, même s'il a un caractère professionnel ou de bienfaisance, *il est interdit d'employer des femmes accouchées dans les quatre semaines qui suivent leur délivrance.*

ART. 3. — Toute femme de nationalité française, qui se livre habituellement chez autrui à un travail salarié, comme ouvrière, employée ou domestique, *a droit*, pendant la période de repos qui précède et suit immédiatement les couches, à une allocation journalière...

ART. 4. — ... Après les couches, l'allocation est accordée *pendant les quatre premières semaines...*

Elle ne peut, à un moment quelconque, être accordée ou maintenue que si l'intéressée, non seulement a suspendu l'exercice de sa profession habituelle, mais encore observé tout le repos effectif compatible avec les exigences de la vie domestique, et que si elle prend, pour elle-même et son enfant, les soins d'hygiène nécessaires.

Cette loi protégera chaque année 142 000 mères environ.

Les allocations varient de 0 fr. 50 à 1 fr. 50 par jour; elles sont majorées de 0 fr. 50 par jour, si la mère allaite elle-même son enfant. La dépense annuelle est évaluée à 11 millions.

Conformément au désir de la Chambre des députés, son bénéfice est étendu aux ouvrières travaillant à domicile.

Dans les administrations publiques, le traitement pendant le *congé de maternité* est accordé déjà depuis plusieurs années. Voici les circulaires et décrets le réglementant pour les dames employées à l'administration des postes, télégraphes et téléphones, et pour les institutrices :

Circulaire du 15 janvier 1903. — Les dames employées à l'administration des postes, télégraphes et téléphones ont droit à un congé de maternité de 35 jours, avec intégrité de traitement pendant cette période, à dater du jour de l'accouchement et sans que le congé puisse être imputé sur le congé annuel.

Depuis cette circulaire, il est en outre (*lois de 1910* et *1911*) accordé un congé de 30 jours avant la date présumée de l'accouchement; si la femme n'en bénéficie pas, elle a droit à une prolongation de 30 jours du congé qui suit l'accouchement, sur production d'un certificat médical établissant sa nécessité.

Décret du 18 mars 1910. — Un congé de 2 mois, avec traitement entier, en dehors des congés pour maladie prévus par le décret du 9 novembre 1853, est accordé aux institutrices, moitié avant, moitié après les couches.

Les institutrices ne peuvent reprendre leur service qu'après examen et certificat médical constatant qu'elles sont en état de le faire sans dommage pour leur santé; en cas contraire, la prolongation de congé nécessaire leur est accordée aux conditions du congé lui-même, jusqu'à concurrence de 2 mois.

Des dispositions analogues existent pour les ouvrières des ateliers de la Guerre et de la Marine, pour celles des Manufactures d'allumettes et de tabac de l'État; pour les employées de compagnies de chemins de fer, de certains grand magasins, de divers grands établissements de crédit; pour les ouvrières de plusieurs usines. Vous en trouverez des exemples dans la thèse de M. Mornet, soutenue en 1909, sur *La protection de la Maternité en France.*

Les efforts dans ce sens sont à encourager. Des progrès peuvent être réalisés par des sacrifices librement consentis par des administrateurs et des industriels éclairés et soucieux de leur responsabilité vis-à-vis de la société.

L'idéal serait que le travail du père fut suffisamment rémunéré pour permettre à la mère de rester dans son ménage. C'est ce qui se passe, par exemple, aux usines du Creusot, en Saône-et-Loire : 80 p. 100 des mères y allaitent leurs enfants et la mortalité du premier âge n'est que de 11 p. 100, d'après les statistiques rapportées par M. Variot. Ce taux est beaucoup moindre que dans la plupart des villes industrielles où l'allaitement maternel est délaissé; à Lille, qui est dans ce cas, elle atteint 22 p. 100 d'après M. Bué (1908). Mais un tel idéal est loin d'être réalisé, si jamais les conditions de la production industrielle le rendent possible.

La loi Paul Strauss constitue un réel progrès, en permettant à la mère d'allaiter son bébé pendant les premiers mois. On peut espérer que, ainsi, la mortalité infantile, si considérable à cette période de la vie (sur 100 décès de 0 à un an, 35 en moyenne surviennent à ce moment), se trouvera notablement diminuée.

Mais nombre de femmes nécessiteuses ne sont pas assistées. D'autre part, l'indemnité est peu élevée et est supprimée au bout d'un mois.

Il faut donc des organisations qui s'imposent la tâche de donner aux mères des secours matériels et, qui plus est, des secours moraux. Les organisations qui existent actuellement ressortissent de l'Assistance publique ou de l'Assistance privée. Elles répondent à diverses formules.

Une des plus intéressantes est, par son principe, celle des MUTUALITÉS MATERNELLES; elles habituent, en effet, les femmes à la prévoyance, leur ôtent l'idée de compter sur la charité et ont, par suite, une influence moralisatrice.

Leur origine remonte à 1866, époque de la fondation de l'*Association des femmes en couches de Mulhouse*. Mais la première a été établie à Paris, en 1891, à l'instigation de M. Poussineau, par un groupe de fabricants et de négociants parisiens. Leur nombre s'est multiplié, sans être cependant aussi grand qu'il devrait; 122 villes de France en possèdent une, d'après le rapport de M. Bonnier, au IIe Congrès de la Mutualité maternelle tenu à Roubaix, en octobre 1911.

Comme l'a écrit M. Poussineau, « la mutualité maternelle, c'est-à-dire l'association mutuelle des mères pauvres et riches, a pour but de donner aux sociétaires, lorsqu'elles sont en couches, une indemnité suffisante pour qu'elles puissent s'abstenir de travailler pendant quatre semaines et pour leur permettre aussi de se soigner et de donner à leur enfant les soins qu'il réclame pendant les premières semaines qui suivent la naissance ».

Dans la *Mutualité maternelle de Paris*, les femmes sont admises, au plus tard neuf mois avant le terme de la grossesse; elles versent une cotisation annuelle de 3 francs. Toutefois, on reçoit, comme sociétaires extra-statutaires, des femmes qui ne se sont pas fait inscrire en temps voulu. Depuis le 1er janvier 1913, la Ville de Paris verse une subvention de 20 francs pour l'inscription de toute femme, qui fait sa déclaration de grossesse avant le septième mois, à condition qu'elle soit domiciliée à Paris depuis deux ans au moins et que ses ressources annuelles soient inférieures à 1 800 francs.

Les cotisations des membres sont le plus souvent insuffisantes; des ressources supplémentaires sont fournies par des subventions de l'État, des conseil généraux, des municipalités et par les dons de personnes bienfaisantes.

Les mutualités maternelles peuvent être chargées par les départements et les communes de l'application de la loi Paul Strauss.

Les sociétaires s'engagent à prendre un repos de quatre semaines après l'accouchement. Pendant ce temps, elles reçoivent une indemnité hebdomadaire de 12 francs; celle-ci peut être prolongée pendant une ou deux semaines au delà du terme habituel, sur l'avis du médecin de la mutualité. Une prime de 10 francs est accordée aux femmes qui allaitent. Pour les enfants élevés artificiellement, la mère obtient, par l'intermédiaire de l'*Œuvre du bon lait*, du lait garanti pur à prix réduit.

Les indemnités varient d'importance suivant les villes. A Vienne, dans l'Isère, elles peuvent s'élever à 75 francs. A Lyon, une prime de 30 francs est accordée pendant six mois aux femmes qui nourrissent. A Lille, suivant les catégories, les femmes touchent, pendant le premier mois, 92 francs, 77 francs ou 64 francs, et des primes d'allaitement de 20 francs pour la première catégorie, de 10 francs pour les autres.

Le fonctionnement des mutualités est assuré par des *dames visiteuses*, qui en constituent la cheville ouvrière. Des *médecins* sont chargés de surveiller la mère, pendant la grossesse et les suites de couches, et de donner leurs soins à l'enfant. Des services annexes, consultations de nourrissons, gouttes de lait, etc., peuvent y être adjoints.

Les mutualités maternelles ont une action efficace par des encouragements qu'elles donnent à l'allaitement maternel. Les femmes, qui y sont affiliées, nourrissent leurs enfants dans la proportion de 85 à 90 p. 100; la mortalité parmi eux, pendant la première année, n'est que de 3 à 6 p. 100.

Dans ces dernières années on a organisé plusieurs *Mutualités maternelles dans l'armée*. Il y a annuellement en effet 15 000 soldats mariés et beaucoup ont des enfants; il est urgent de venir en aide aux mères laissées sans ressources.

Les mutualités maternelles constituent donc des œuvres de plus haut intérêt. Cependant, comme l'a constaté le congrès de Roubaix, les femmes n'y viennent qu'en petit nombre. Trop souvent elles n'ont de mutualité que le nom. Il importe de faire la propagande la plus active possible pour encourager leur expansion.

A côté des mutualités maternelles, il faut citer les *Sociétés de secours mutuels*. Quelques-unes seulement accordent à leurs adhérentes des secours de grossesse de 30 à 40 francs. A Paris, l'une d'elles, la *Couturière*, verse 50 francs pour le mois qui suit l'accouchement et 50 francs si la mère allaite jusqu'à la fin du deuxième mois. Il est à désirer que les unions de sociétés s'intéressent à la création de mutualités maternelles.

Les mutualités maternelles s'efforcent d'encourager l'allaitement maternel. La CHARITÉ PUBLIQUE ET PRIVÉE, en venant au secours des mères, pour leur permettre de garder leurs enfants avec elles, se propose également ce but dans une certaine mesure.

A Paris, les *bureaux de bienfaisance* et l'*administration générale de l'Assistance publique* donnent des secours mensuels ou temporaires, qui varient de 10 à 30 francs, aux mères, mariées ou non, pendant les dix ou douze premiers mois. Certains départements, certaines villes distribuent aussi des secours d'allaitement. Mais, presque partout, ces secours sont nuls ou insuffisants.

Parmi les œuvres privées, que je ne puis énumérer toutes, il convient de citer la *Société de Charité maternelle*, fondée en 1784, qui donne 5 francs par mois pendant les dix mois d'allaitement, des layettes, des trousseaux et des primes de 25 francs aux mères les plus méritantes ; la *Société protectrice de l'enfance*, fondée en 1865, la *Société de l'allaitement maternel*, qui accordent des secours pour permettre à la mère de nourrir son enfant ; l'*Œuvre de la Crèche à domicile*, qui assiste les mères pour leur permettre d'allaiter.

Un certain nombre d'*asiles temporaires* ou *permanents* recueillent les mères nourrices et leur permettent de poursuivre l'allaitement un certain temps.

L'Assistance publique de Paris possède l'*asile du Vésinet* et l'*asile Ledru-Rollin* à Fontenay-aux-Roses, où sont reçues avec leurs enfants, pendant une quinzaine de jours, les femmes sortant des maternités.

Comme établissements privés, répondant au même but, existent le *Foyer maternel*, qui reçoit les mères pendant six semaines dans son asile de Villepinte; la *Société du travail réparateur*, fondée en 1870, qui, dans son asile de Nanterre, garde les filles-mères avec leurs enfants; l'*Œuvre de l'allaitement maternel*, fondée en 1876, l'*Abri maternel de Nanterre*, fondé en 1909.

Jouent également un rôle, dans l'encouragement à l'allaitement maternel, les *cantines maternelles* et les *restaurants gratuits pour mères nourrices*. Ces restaurants servent des repas aux femmes qui allaitent, sur la seule démonstration de leur état de nourrice. D'après le professeur Concetti, Rome en possède depuis 1879. Mais ils n'ont pris de l'extension qu'après la fondation, à Paris, par Mme Henry Coullet, en 1904, du premier restaurant de l'*Œuvre de l'allaitement maternel*. A Paris, il en existe actuellement une dizaine. En outre, il en a été fondé à Remiremont et à Nice en 1906, à Lyon en 1909, en Angleterre, en Italie, en Allemagne, etc. Les frais sont couverts par la charité privée aidée de subventions municipales, ou, comme à Lyon, par la municipalité seule. Les restaurants peuvent être annexés à des consultations de nourrissons ou à des crèches.

Les cantines maternelles rendent des services, car la plupart des ménages d'ouvriers ont une nourriture qui ne convient pas à des nourrices; une enquête faite par la

Ligue contre la misère, en 1905, a montré, que, sur 925 ménages, 279 seulement se nourrissaient à peu près bien. A plus forte raison sont-elles utiles pour les femmes pauvres.

A la question de l'allaitement maternel est liée encore celle des *Pouponnières* et celle des *Crèches*. Je m'occuperai de ces établissements dans la prochaine conférence.

*
* *

Je viens de passer en revue les principaux moyens de protection et d'assistance destinés à favoriser l'allaitement maternel. Il nous faut maintenant envisager la **protection de la nourrice mercenaire**. C'est, avant tout, une question d'ordre médical, car, dans l'espèce, il s'agit surtout de la mettre à *l'abri de la contagion syphilitique*. A ce sujet, peuvent se poser, dans la pratique, plusieurs problèmes, dont la solution est souvent délicate et embarrassante. Dans ses leçons, le Pr A. Fournier a envisagé les principaux et établi les règles qu'il convient de suivre; elles ont été adoptées par la plupart des médecins.

Comme je vous l'ai dit, la seule contre-indication d'ordre médical à l'allaitement d'un nourrisson par une nourrice mercenaire est l'existence de la syphilis chez les parents ou chez lui-même. Le seul moyen de protéger la nourrice est de ne pas lui donner un nourrisson malade.

Quand *le père et la mère ou l'un des deux sont notoirement syphilitiques*, la décision est facile à prendre. Il faut défendre d'une façon absolue, même si le nouveau-né paraît indemne, l'allaitement mercenaire, car les manifestations spécifiques peuvent n'apparaître que deux ou trois mois après la naissance. Toutefois, dans le cas où le père a eu la syphilis et où la mère n'en a présenté aucun signe, si la syphilis paternelle remonte au moins à dix ans, si elle est restée muette depuis huit ou neuf ans, si elle a été traitée méthodiquement, on peut autoriser la nourrice; on pratiquera au préalable, par prudence, la réaction de Wassermann avec le sang du bébé et des parents.

Mais il y a de nombreuses circonstances où *le médecin ne connaît pas la syphilis des parents.* Le cas peut se présenter quand le père ignore qu'il est atteint ou cache soigneusement sa maladie. Il se rencontre surtout pour les enfants abandonnés : à l'hospice des Enfants Assistés, par exemple, où la plupart des nourrissons abandonnés sont âgés de huit à quinze jours et sont confiés à des nourrices qui les emmènent dans leur pays pour les élever au sein, la question se pose chaque jour de savoir si on doit ou non autoriser l'allaitement naturel. Tantôt le bébé a du coryza purulent, des fissures labiales et anales, du pemphigus palmaire et plantaire, et le diagnostic de syphilis s'impose. Tantôt, surtout s'il est atteint de diarrhée, il a de l'érythème fessier et paraît chétif; il doit être considéré comme suspect et mis en observation. Tantôt, enfin, il paraît sain et rien ne s'oppose à le donner à une nourrice.

Même quand *le nouveau-né paraît indemne* de syphilis, on court toujours des risques, car les manifestations de l'hérédo-syphilis peuvent n'apparaître qu'au bout de quelques semaines. Aussi a-t-on proposé de garder les enfants en observation dans les maternités ou à l'hospice dépositaire pendant quatre ou six semaines. Mais, comme l'a fait remarquer le Pr Hutinel, il y a là une impossibilité matérielle; il en résulterait, en effet, un tel encombrement que la mordibité et la mortalité seraient très élevées; pour éviter la contamination d'une femme, contamination d'ailleurs rare, on sacrifierait un grand nombre de vies d'enfants.

Il faudrait, dans tous les cas, pouvoir pratiquer la réaction de Wassermann, qui apporterait un appoint important au diagnostic, souvent hésitant d'après les données seules de la clinique. Une réaction positive doit faire interdire l'allaitement mercenaire; mais, par contre, une réaction négative n'entraîne aucune certitude, car elle peut être constatée chez des nouveau-nés atteints d'une syphilis latente, qui ne se révèlera que plus tardivement; MM. Ch. Leroux et R. Labbé, Gioseffi, Flamini en ont rapporté des exemples.

Pour limiter le risque, il faut soumettre l'enfant à une *surveillance* minutieuse; cette surveillance des enfants placés en nourrice est une des fonctions des médecins-inspecteurs des enfants assistés, dont je vous parlerai la prochaine fois.

En tout cas, le médecin doit être très prudent, quand il autorise l'allaitement mercenaire; il ne doit le faire qu'après examen des parents et de l'enfant. Pour dégager sa responsabilité, lorsqu'il s'agit de confier l'enfant à une nourrice à distance, il peut rédiger un *certificat* conforme au modèle proposé par M. Ch. Leroux, dont voici la teneur :

Je soussigné, après avoir examiné séparément M. et Mme X., après avoir obtenu d'eux l'affirmation formelle qu'ils n'ont jamais été atteints de syphilis, après avoir constaté qu'il n'existe sur eux aucun symptôme de syphilis à la date du...., non plus que d'autre maladie contagieuse, déclare que l'enfant issu des parents ci-dessus dénommés ne présente, à la date du ......, aucun symptôme de syphilis ni d'autre maladie contagieuse.

Déclare en outre que mon certificat n'engage en rien l'avenir dans le cas où des symptômes ultérieurs de maladie contagieuse viendraient à se développer. Sous le bénéfice de cette réserve expresse, je certifie qu'à ce jour l'enfant peut être confié à une nourrice.

La *Société française de prophylaxie sanitaire et morale* a émis, en 1905, le vœu suivant en faveur du *certificat médical obligatoire* :

« Nul se sera admis à confier un enfant à une nourrice s'il ne fournit un certificat médical établissant que cet enfant ne présente aucune trace d'affection syphilitique, et s'il ne fournit en outre un certificat du père, sous sa responsabilité personnelle, qu'il n'a pas contracté la même affection. »

Telle est la conduite à tenir avant de confier un nouveau-né à une nourrice mercenaire. Malgré toutes les précautions, il se produit de loin en loin des CONTAMINATIONS.

Celles-ci surviennent presque toujours quand l'*hérédo-syphilis se révèle au cours de l'allaitement.* C'est généralement vers la fin du premier mois et dans le courant du deuxième que le fait se produit et qu'apparaissent des symptômes attirant l'attention de la famille, de la nourrice ou du médecin. Celui-ci doit adopter une ligne de conduite variable suivant les circonstances, mais qui toujours doit s'inspirer des deux principes suivants : protéger la nourrice, respecter le secret médical.

Deux cas peuvent se présenter.

Dans le premier cas, la *nourrice est encore indemne.* Il faut alors suspendre de suite l'allaitement, dans l'espérance qu'elle n'est pas contaminée. Le médecin, après constatation chez l'enfant de la syphilis ou de symptômes suspects, rédige une ordonnance, où il formule le traitement, mentionne l'impossibilité absolue de continuer l'allaitement par la nourrice et indique les précautions indispensables pour éviter la contagion. Il ne révèle pas le diagnostic à la famille pour ne pas trahir le secret médical, mais il prévient le père des dangers auxquels il s'expose en passant outre à ses avis. D'autre part, s'il s'agit d'une nourrice sur lieu, il conseille de garder la femme et de la mettre en observation pendant un mois au moins; on surveille les seins pour noter l'apparition du chancre mammaire; la période d'incubation est, en général, de 20 à 40 jours, quelquefois un peu plus longue. Si un chancre apparaît, on se comporte comme il suit.

Dans le second cas, la *nourrice est contaminée* au moment où le médecin est consulté. Il constate un chancre mammaire et souvent un chancre sur chaque sein. Ce chancre siège habituellement à la base du mamelon; il se présente sous forme d'une érosion, à surface rouge et unie, peu suintante, indolore, à base indurée; il s'accompagne de l'adénopathie axillaire caractéristique.

Quand la nourrice est syphilisée par l'enfant, il ne faut pas suspendre l'allaitement à moins que la santé de la femme ne l'exige, car la syphilis des nourrices est souvent grave. Il y a, avec cette pratique, double avantage, et pour l'enfant, qui continue à être élevé au sein, et pour la femme, qui garde son gagne-pain, reste surveillée, isolée, et ne risque pas de porter la maladie dans sa famille. On institue le traitement spécifique des deux malades, d'après les indications que je vous ai données à propos de la syphilis maternelle.

Le médecin, demandé par les parents, s'il s'agit d'une nourrice sur lieu. est lié par le secret médical; il ne doit donc pas donner le diagnostic à la nourrice. Il doit conseiller au père de le lui révéler et de lui offrir une indemnité, sans s'occuper lui-même, en aucune façon, du règlement de cette dernière, pour éviter toute compromission. Si le père ne se conforme pas à son avis, il doit refuser la continuation de ses soins.

Dans une autre éventualité, c'est la nourrice qui consulte le médecin, soit que, placée dans une famille, elle ait remarqué des symptômes qui l'inquiètent, soit qu'elle ait l'enfant en garde chez elle. Il faut alors adopter la même ligne de conduite et prévenir le père ou l'administration hospitalière.

La contamination d'une nourrice peut exposer le médecin, les parents et les administrations hospitalières à des *responsabilités judiciaires*.

Le *médecin* peut être traduit en justice par une nourrice contaminée. Une arrêt de la cour de Dijon, du 14 mai 1868, pose en principe que « le médecin, qui, sciemment, laisse ignorer à une nourrice les dangers auxquels l'expose l'allaitement d'un enfant atteint de la syphilis congénitale, peut être déclaré responsable du préjudice causé par sa réticence ». Un arrêt du Tribunal civil de la Seine (9 novembre 1909) a condamné à 8 000 francs de dommages intérêts solidairement la mère d'un bébé syphilitique et le médecin, qui n'a pas averti la nourrice du danger et pris les mesures nécessaires pour faire opérer le retrait du nourrisson.

Les *parents* sont condamnés à des dommages-intérêts, si l'enfant présentait, au moment où il est confié à la nourrice, des accidents nets de syphilis héréditaire, s'ils ont eu d'autres enfants syphilitiques, s'ils n'ont pas fait examiner leur enfant au moment de l'apparition, au cours de l'allaitement, de symptômes suspects. En dehors de ces circonstances, ils ne sont pas responsables : la

Cour d'appel de Paris (13 novembre 1912) en a jugé ainsi dans un cas où les parents avaient produit un certificat médical constatant qu'ils ne présentaient aucune manifestation de syphilis.

Les *administrations hospitalières* sont condamnées, si elles n'ont pas pris les précautions voulues pour l'examen et la surveillance de l'enfant.

Le *médecin expert* chargé d'un rapport sur la syphilis apparue chez une nourrice doit le faire avec beaucoup de circonspection. Il doit examiner la femme et l'enfant incriminé et relever chez eux les signes de syphilis; il doit rechercher quel est celui qui a contaminé l'autre et s'il ne peut y avoir d'autre cause de contamination que l'allaitement. La nourrice n'est pas, en effet, à l'abri des autres sources d'infection, et l'enfant, d'autre part, peut être porteur d'une syphilis acquise et non pas d'une syphilis héréditaire.

Vous voyez combien est complexe la question de la syphilis chez les nourrices mercenaires. Elle n'est d'ailleurs pas épuisée et j'aurai à vous parler de la protection du nourrisson contre la syphilis des nourrices.

* *
*

Dans cette leçon, j'ai envisagé deux ordres de faits.

1° Dans la classe ouvrière et dans la population pauvre, l'*allaitement maternel* n'est pratiquement réalisable que grâce à des mesures permettant à la mère de garder son enfant avec elle et d'obtenir les ressources compensant la perte ou la restriction de son salaire. A ce but répondent, jusqu'à un certain point, le *repos obligatoire indemnisé*, les *congés de maternité*, avec ou sans conservation du salaire, les *mutualités maternelles*, les *secours d'allaitement* délivrés par la charité publique et par la charité privée. Il faut citer encore les *asiles pour mères nourrices* et les *cantines maternelles*.

2° La *protection de la nourrice mercenaire* doit envisager principalement la prophylaxie de la contagion par un nourrisson syphilitique. L'hérédo-syphilis contre-indique d'une façon absolue l'allaitement mercenaire. Le médecin doit s'attacher à dépister l'hérédo-syphilis latente, et, quand celle-ci se révèle tardivement, prendre, tout en respectant le secret professionnel, les mesures nécessaires pour préserver la nourrice s'il en est temps encore, et sinon, pour la traiter, pour empêcher qu'elle ne diffuse la maladie et pour lui assurer les réparations auxquelles elle a droit.

QUINZIÈME CONFÉRENCE

PROTECTION DES NOURRISSONS

Mesures relatives à la protection des enfants élevés dans la famille, des enfants placés en nourrice, des enfants de nourrices mercenaires.

Mesures permettant aux mères de garder leurs enfants auprès d'elles et de surveiller l'allaitement. — Rappel des mesures étudiées dans la dernière conférence. — Garderies d'enfants. *Crèches* : but, situation, variétés; alimentation des enfants, association avec les Gouttes-de-lait, les Consultations de nourrissons, les cantines maternelles. — Institutions destinées à la *direction médicale de l'alimentation* des nourrissons et à la *fourniture d'un bon lait*. Consultations de nourrissons. Gouttes-de-lait.

Protection des enfants placés en nourrice. — Loi du 23 décembre 1874 ou loi Roussel relative à la protection des enfants du premier âge, règlement d'administration publique du 23 février 1877 : dispositions essentielles, résultats, nécessité d'une application plus stricte.

Protection des enfants des nourrices sur lieu. — Articles de la loi Roussel les concernant; controverses et modifications à y apporter.

Placement des nourrissons dans des internats ou pouponnières.

Vue d'ensemble sur l'alimentation des nourrissons normaux. — Bases physiologiques. Direction médicale. Allaitement maternel. Allaitement par une nourrice mercenaire. Allaitement artificiel. Sevrage. Affections du tube digestif et troubles de la nutrition dus à une mauvaise hygiène alimentaire. Nécessité de concours des médecins, des philanthropes et des pouvoirs publics.

Le meilleur moyen de protéger le nourrisson est de lui assurer l'allaitement maternel ou tout au moins les soins de sa mère. Quand la mère ne peut pas nourrir et quand il faut recourir à l'allaitement artificiel, sa réalisation dans la famille donne des résultats supérieurs à ceux que fournit le placement à distance. Mais, dans nombre de cas ce dernier est une nécessité, dont il faut tenir compte.

D'autre part, l'allaitement au sein dans la famille par une nourrice mercenaire est fréquent. L'enfant de cette dernière, privé du sein maternel en faveur d'un nourrisson étranger, se trouve dans des conditions défavorables, dont trop souvent il pâtit.

Il convient donc d'étudier les mesures qui permettent à la mère de garder son enfant avec elle, d'être guidée dans son alimentation et d'avoir du bon lait à sa disposition ; celles qui assurent la santé de l'enfant placé en nourrice ; celles qui protègent l'enfant d'une nourrice sur lieu. Ces dernières se retrouvent dans la *loi de Protection des enfants du premier âge*, connue sous le nom de *loi Roussel.*

*
* *

Parmi les mesures qui permettent aux mères de garder leurs enfants auprès d'elles rentrent toutes celles relatives à la protection de l'allaitement maternel, que j'ai étudiées dans la dernière conférence. Les unes ont pour but de laisser la mère se reposer pendant les premiers temps de l'allaitement, les autres ont pour objectif d'aider, pendant la durée de l'allaitement, les femmes dont les ressources sont insuffisantes ou nulles. Mais, sauf dans des cas rares, la mère, qui vit de son salaire, est obligée de reprendre son travail à un moment donné. Dès lors, l'allaitement maternel se trouve compromis et trop souvent un sevrage prématuré s'impose. D'autre part, à moins qu'une grand'mère ou une fille aînée ne garde l'enfant pendant les heures où la mère est à l'usine ou à l'atelier, celle-ci ne peut le conserver avec elle ; elle doit le placer chez une étrangère, soit dans son voisinage, soit à la campagne. C'est pour lui permettre d'éviter cette extrémité que les CRÈCHES ont été instituées.

Pendant longtemps il n'a existé que des *garderies d'enfants*, établies dans des conditions déplorables, tenues par des femmes dépourvues de toute compétence et ignorant les éléments de l'hygiène ; d'après M. Felhoen, les *soigneuses*, nombreuses encore dans la région du Nord, laissent mourir 86 p. 100 des bébés qui leur sont confiés.

C'est à Marbeau que revient l'honneur d'avoir fondé, en 1844, la première *crèche*. Ce nom s'applique maintenant aussi bien aux salles d'hôpital réservées aux enfants du premier âge qu'aux crèches extra-hospitalières destinées à garder des enfants pendant les heures de travail des mères. C'est de ces dernières seules dont j'ai à m'occuper ici.

Des crèches existent dans un grand nombre de villes ; au 1er janvier 1909, on en comptait 445 en France et aux colonies. Elles sont soit des œuvres privées ou entretenues par des sociétés de bienfaisance, soit des institutions municipales. A Paris, deux sociétés reconnues d'utilité publique, s'en occupent, la *Société des crèches*, fondée par Marbeau en 1846, l'*Œuvre nouvelle des crèches parisiennes*, créée par Mme Cremnitz en 1896.

Les crèches reçoivent les enfants jusqu'à la fin de leur troisième année. Les mères les y apportent en allant à leur travail et viennent les reprendre le soir. Il importe donc que ces établissements soient situés assez près de leur domicile, pour leur éviter un long trajet. Il est à désirer également que le lieu où travaille la mère ne soit pas trop éloigné, pour qu'elle puisse, au besoin, venir retrouver son enfant dans la journée. A ce point de vue, les *crèches industrielles*, établies dans les dépendances des usines employant un certain nombre de femmes, sont à recommander; mais, comme leur entretien est dispendieux, il suffit, dans bien des cas, d'avoir des *chambres d'allaitement*, où la mère vient, à heure fixe, donner le sein au bébé, qui y est surveillé par une femme spéciale.

En France, l'organisation et le fonctionnement des crèches sont réglés par le *décret du 2 mai 1897*, par l'*arrêté ministériel du 20 décembre 1897*, par des *circulaires ministérielles du 6 novembre 1898* et du *28 février 1903*. Je ne puis faire aujourd'hui l'étude de ces documents intéressants.

Parmi les enfants gardés dans les crèches, les uns sont allaités artificiellement, ou, ayant dépassé huit mois, à la période d'ablactation, les autres sont allaités par leur mère. Si la crèche est à portée du lieu de travail et si la femme peut s'absenter aux heures des tétées, l'allaitement naturel peut être continué. Sinon on institue l'allaitement mixte : le matin et le soir, parfois en outre vers midi, la femme donne le sein, dans la journée l'enfant prend le biberon.

Dans certaines crèches, la mère apporte chaque matin la provision de lait nécessaire à l'enfant pendant la journée. Cette pratique est mauvaise. Il faut que la crèche fournisse le lait, ainsi que les autres aliments pour les enfants déjà grands; l'hygiène alimentaire est ainsi convenablement assurée. Quand l'enfant est allaité artificiellement, il convient, comme l'a conseillé M. Gauchas, que la mère emporte le soir les biberons tout préparés pour la nuit; c'est d'ailleurs une pratique de plus en plus répandue. Suivant la situation des parents, la garde et l'alimentation de l'enfant sont gratuites ou assurées en échange d'une rétribution.

La crèche, bien comprise, ne doit donc pas être seulement une garderie d'enfants. Elle doit s'adjoindre une distribution de lait et à ce titre se rattache aux établissements connus sous le nom de *Gouttes-de-lait*. Comme, d'autre part, elle entraîne des rapports entre la mère et le médecin de la crèche, ce dernier doit en profiter pour donner des conseils utiles et surveiller l'alimentation de l'enfant; une *Consultation de nourrissons* en est le complément nécessaire.

L'adjonction d'une *cantine maternelle* est utile, pour permettre à la mère, qui vient allaiter à l'heure du repas, de recevoir une alimentation convenable pendant le temps limité, dont elle dispose.

Les CONSULTATIONS DE NOURRISSONS et les GOUTTES DE LAIT jouent un grand rôle dans la protection de la première enfance; grâce à elles l'alimentation du nourrisson est soumise à une **direction médicale** et réalisée avec du **bon lait**.

L'idée des *Consultations de nourrissons* n'est pas d'hier. Le docteur Mocquot (d'Appoigny) a retrouvé des pièces établissant que, pendant la Révolution, en 1794, il en avait été établi une dans un village du district d'Auxerre. Mais en réalité, c'est par Hergott et par Budin qu'ont été organisées à Nancy, en 1890, et à Paris, en 1892, les premières consultations de ce genre. Depuis cette époque elles ont pris, grâce surtout à la persévérance de Budin et de ses élèves, une grande extension.

Dans la conception première de Budin, les *Consultations* étaient annexées aux services d'accouchements et destinées à suivre les enfants des mères accouchées dans les maternités. Mais cette conception s'est beaucoup étendue et actuellement nombre de consultations fonctionnent indépendamment des Maternités. Les femmes amènent leurs enfants régulièrement, chaque semaine en principe; ceux-ci sont examinés et pesés; le médecin donne les conseils nécessaires à l'alimentation. Les *consultations* se proposent avant tout de favoriser l'allaitement maternel. Elles accueillent aussi les enfants soumis à l'allaitement mixte ou à l'allaitement artificiel. Dans ce cas on leur adjoint, en général, une distribution de lait; sans celle-ci, il n'y a pas de vraie consultation de nourrissons.

Les *Gouttes de lait*, suivant la dénomination proposée, en 1894, par le docteur Léon Dufour (de Fécamp), sont des consultations de nourrissons, dans lesquelles on distribue du lait de bonne qualité. Elles donnent des conseils aux mères nourrices, mais leur but principal est de contrôler l'allaitement artificiel et de l'assurer dans des conditions favorables. La première a été créée par M. Variot, au dispensaire de Belleville, en 1892; peu après, M. Dufour fondait la Goutte de lait de Fécamp. Actuellement il en existe un grand nombre en France et à l'étranger.

Le lait distribué est soit du lait stérilisé industriellement, comme à la Goutte de lait de Belleville, soit du lait stérilisé dans le local même, comme le fait M. Dufour à Fécamp. Cette dernière méthode nécessite un personnel spécial pour le nettoyage des biberons et pour la stérilisation ; elle ne peut guère être utilisée dans les cas où la clientèle est nombreuse; mais elle a l'avantage de délivrer des biberons tout préparés, contenant la ration d'un repas et d'éviter à la mère des manipulations délicates.

Dans quelques Gouttes de lait, on utilise, depuis plusieurs années, du lait sec.

La mère vient chaque jour chercher sa provision de

lait, qu'elle reçoit en échange des flacons vides. Chaque semaine, les enfants sont pesés et examinés par le médecin, qui fixe les rations. La consultation médicale constitue un rouage important; il ne s'agit pas d'un simple dépôt de lait.

Suivant la situation des parents, le lait est délivré gratuitement ou à tarif réduit.

Les consultations de nourrissons et les gouttes de lait, ou, à mieux dire, les *Consultations de nourrissons-Gouttes de lait*, sont des institutions de puériculture, dont l'utilité n'est plus à démontrer. Grâce à elles, la morbidité et la mortalité des enfants du premier âge diminuent dans les localités où elles fonctionnent. Il est à désirer que les œuvres privées aussi bien que les municipalités en assurent la création et le fonctionnement, tout au moins dans les agglomérations populeuses.

Somme toute, l'organisation rationnelle de crèches et la facilité pour les mères qui travaillent de venir allaiter leurs enfants, la possibilité pour elles de se procurer du bon lait, si l'enfant est à l'allaitement mixte ou artificiel, le contrôle médical régulier constituent des moyens qui permettent aux femmes de garder leurs enfants avec elles et de les élever convenablement. C'est là, je le répète, le but qu'il faut essayer d'atteindre le plus souvent possible.

Je ne vous ai donné que des notions très incomplètes sur les crèches, les *Consultations de nourrissons* et les *Gouttes de lait*. Le fonctionnement de ces institutions nécessiterait des détails dans lesquels je ne puis pénétrer.

*
* *

Souvent les conditions d'existence de la mère sont telles qu'elle ne peut conserver son enfant et est obligée d'avoir recours au **placement en nourrice à la campagne**. C'est là une circonstance défavorable à l'enfant. Les femmes qui prennent des enfants en garde ignorent, pour la plupart, les principes de l'hygiène infantile ; trop souvent, elles ne mettent pas tout le soin et toute la conscience désirables dans l'élevage des enfants qui leurs sont confiés. S'agit-il d'une nourrice au sein, elle ne pratique qu'incomplètement l'allaitement naturel ; s'agit-il d'enfants au biberon, aucune précaution n'est prise pour leur assurer un lait de bonne qualité, heureux quand ils ne reçoivent pas des aliments grossiers et mal préparés. Chaque jour, à la consultation de l'hôpital, nous voyons des bébés ramenés de nourrice dans un état lamentable, atteints d'affections gastro-intestinales, d'athrepsie, d'hypotrophie, de rachitisme. Trop souvent les enfants ne reviennent pas, car leur mortalité est considérable et leurs tombes remplissent les cimetières des pays où l'on pratique en grand l'élevage des petits parisiens; rappelez-vous à ce sujet la description si réaliste faite par E. Zola.

Cet état de choses a attiré depuis longtemps l'attention des pouvoirs publics. La LOI DU 23 DÉCEMBRE 1874, RELATIVE A LA PROTECTION DES ENFANTS DU PREMIER AGE, dite LOI ROUSSEL, du nom du docteur Théophile Roussel qui l'a élaborée et fait voter, le *règlement d'administration publique du 23 février 1877* ont organisé la surveillance des enfants placés en nourrice. Tous les médecins doivent la connaître; je ne puis que vous en signaler les dispositions essentielles. Elle demande d'ailleurs des modifications, qui ont été l'objet de discussions au *Congrès National de la Protection des enfants du premier âge*, tenu à Bordeaux en mai 1913. Je ne m'étendrai pas sur ce sujet et je me borne à vous dire ce qui existe actuellement.

L'*article premier* définit son but : « *Tout enfant âgé de moins de deux ans, qui est placé, moyennant salaire, en nourrice, en sevrage ou en garde, hors du domicile de ses parents, devient, par ce fait, l'objet d'une surveillance de l'autorité publique, ayant pour but de protéger sa vie et sa santé.* »

Le préfet de police, dans le département de la Seine, les préfets, dans les autres départements, sont chargés de cette surveillance. Un comité supérieur, siégeant au ministère de l'Intérieur, des comités départementaux, des commissions locales sont institués pour assurer sa réalisation.

Les *articles 7, 8, 9, 10 et 11* mentionnent que *toute personne, qui place un enfant en nourrice, en sevrage ou en garde, moyennant salaire, doit en faire la déclaration à sa mairie;* — que *toute personne, qui veut se procurer un enfant dans ces conditions, doit en solliciter l'autorisation, et, une fois qu'elle a reçu chez elle un enfant, en faire la déclaration;* — que nul *ne peut exercer la profession d'intermédiaire pour le placement des enfants sans autorisation spéciale.*

Un *arrêt de la Cour d'appel de Bourges*, rendu le 18 mars 1909, peut intéresser particulièrement certains d'entre vous. Il porte que le médecin n'a pas besoin d'autorisation, si, se cantonnant dans l'exercice de la médecine, il se borne « à prêter le concours de connaissances professionnelles à ceux qui prennent l'initiative d'y faire appel pour se procurer des nourrices leur offrant toute sécurité ».

L'article 5 concerne la nomination des *médecins-inspecteurs*, dont les fonctions sont réglées à la *Section II* du Titre I du règlement d'administration publique. Ils « *sont chargés de visiter les enfants placés en nourrice, en sevrage ou en garde dans leur circonscription* ». Ils sont avertis par le maire de l'arrivée d'un enfant au domicile d'une nourrice et *doivent le visiter dans la huitaine*. Ils doivent ensuite le *visiter au moins une fois par mois et à toute réquisition du maire*. Leurs observations sont consignées sur un carnet délivré à la nourrice; ils tiennent en outre des registres, où sont mentionnées toutes les constatations relatives à la santé de l'enfant.

Telles sont les précautions prises pour assurer la protection des nourrissons placés hors du domicile familial. Elles ne sauraient être trop minutieuses, puisque le nombre des enfants protégés a été de :

En 1906	173 195
— 1907	169 140
— 1908	169 340
— 1909	168 483

L'organisation du service ne s'est faite que petit à petit. Actuellement elle est encore incomplète dans beaucoup de départements. Les résultats commencent à devenir manifestes dans les localités où il fonctionne régulièrement : la mortalité infantile y est en décroissance et l'hygiène des enfants y est mieux observée. Alors que, de 1897 à 1900, la mortalité des enfants protégés de 10 jours à un an atteignait, d'après le Dr Bertillon, 203 à 214 p. 1000, elle serait tombée en 1909, à environ 50 p. 1 000 d'après le rapport de M. Mirman. Je dois dire que ce chiffre paraît inférieur à la réalité, pour diverses raisons qu'a développées M. Variot.

Il est à désirer que la loi soit partout strictement appliquée, que l'inspection médicale soit renforcée, car elle est encore insuffisante dans beaucoup de régions, que des mesures soient prises pour enseigner aux nourrices les principes de l'hygiène infantile.

La loi Roussel ne se borne pas à la protection des nourrissons placés en garde hors de leur famille; elle envisage aussi la protection des enfants des nourrices sur lieu.

« *Toute personne*, dit l'article 8, *qui veut se placer comme nourrice sur lieu est tenue de se munir d'un certificat du maire de sa résidence, indiquant si son dernier enfant est vivant et constatant qu'il est âgé de 7 mois révolus, ou, s'il n'a pas atteint cet âge, qu'il est allaité par une autre femme, remplissant les conditions déterminées par le règlement d'administration publique.* »

Cet article est souvent transgressé. A Paris, notamment, il est fréquent de voir des nourrices dont les enfants ne sont âgés que de quelques semaines; elles peuvent facilement se procurer des certificats de complaisance.

Il est d'ailleurs l'objet de controverses. Dans une discussion poursuivie il y a quelques années à l'Académie de médecine MM. Budin, Guéniot, Porak ont proposé d'abaisser à 3 mois l'obligation pour la nourrice sur lieu d'allaiter son enfant; le Pr Pinard, au contraire, a demandé une stricte observation de la loi. Récemment encore, l'Académie a repris l'étude de la question à la suite d'un rapport du Pr Achard; entre autres orateurs, le Pr Pinard a soutenu son ancienne opinion, le Pr Hutinel, d'accord avec le rapporteur, a demandé l'abaissement de la limite à 4 mois.

Comme l'ont fait remarquer MM. Hutinel et Lesné, il convient de ne pas être trop intransigeant. On risquerait en effet d'amener la disparition des nourrices mercenaires, dont l'utilité se fait sentir dans nombre de cas, par exemple, pour les enfants dont les mères ne peuvent allaiter et pour les enfants assistés.

D'autre part, il faut penser qu'un certain nombre de femmes, les filles-mères en particulier, obligées de gagner leur vie, doivent sevrer leur enfant et se séparer de lui, que, par conséquent, elles ne lui font aucun tort en se plaçant comme nourrices; au contraire même, les salaires élevés, qu'elles peuvent obtenir ainsi, évitent souvent son abandon.

Enfin l'observation montre que l'allaitement au sein est surtout indispensable pendant les trois ou quatre premiers mois, que, passé cet âge, l'enfant tolère bien en général le biberon, surtout s'il est à la campagne, dans un milieu sain. On pourrait donc adopter, sans inconvénients graves, la règle qu'une femme peut se placer comme nourrice, quand son enfant est âgé de 4 mois.

Certains médecins vont même plus loin et, au Congrès de Berlin, en 1911, M. Paterne a demandé la suppression de la limitation, comme inutile; il vaut mieux, dit-il, encourager les mères à nourrir par l'enseignement de l'hygiène et des mesures de protection.

Il n'en est pas moins vrai que le médecin doit restreindre autant que possible les indications de l'allaitement mercenaire. L'emploi des *Remplaçantes* a des inconvénients d'ordre divers pour le bébé, pour la femme, pour la famille. Il reste cependant indispensable si l'enfant, que sa mère ne peut allaiter, est chétif, prématuré ou supporte mal le lait de vache.

A côté du *placement libre* chez des femmes de la campagne, se développe, de nos jours, le **placement dans des internats** ou **Pouponnières**. Ces établissements recoivent, d'une part, des mères avec leurs nourrissons, d'autre part, des bébés que les parents ne peuvent garder à leur domicile. Le premier créé a été la *Pouponnière de Porchefontaine*, près de Versailles; d'autres ont été fondés depuis. On y réalise soit l'allaitement naturel, soit et surtout l'allaitement mixte ou l'allaitement artificiel.

Les pouponnières ne s'adressent malheureusement qu'à un petit nombre de bébés. On a calculé qu'il en faudrait 1 700, contenant chacune cent pensionnaires pour abriter les 170 000 enfants placés annuellement en nourrice.

* * *

Arrivé au terme des leçons, consacrées à l'alimentation des nourrissons normaux, il me paraît utile de jeter un coup d'œil sur le chemin que nous avons parcouru. Comme je vous l'avais annoncé, je me suis attaché à rester sur le terrain de la pratique, à ne pas me perdre dans les théories et à vous indiquer les méthodes les plus simples. Ne me reprochez donc pas d'avoir passé sous silence bien des faits intéressants, de n'avoir pas rapporté nombre d'opinions dignes de retenir l'attention : je me serais ainsi éloigné du but que je m'étais assigné.

L'*alimentation des nourrissons normaux* n'est pas une entreprise aussi complexe que pourraient le faire penser les nombreux travaux qu'elle a suscités et qu'elle suscite chaque jour. Pour la mener à bien, il suffit de connaître la physiologie de la première enfance, les besoins de l'organisme pour son entretien et pour sa croissance, le fonctionnement des organes de la digestion, d'avoir présentes à l'esprit les grandes lois qui régissent ces phénomènes biologiques. Mais il n'est pas permis de les ignorer ou de les transgresser, car les fautes commises ont des conséquences qui peuvent être particulièrement redoutables; c'est alors que les difficultés commencent et que la mise en œuvre de méthodes plus ou moins compliquées peut devenir nécessaire.

Il importe donc que l'hygiène alimentaire du nourrisson soit réglée par le médecin; seul, il a qualité pour apprécier les besoins de chaque enfant et le régime qui lui convient.

Pendant les huit ou neuf premiers mois, l'aliment du nourrisson est le *lait*.

L'*allaitement maternel* est, sauf exception, le meilleur mode d'alimentation; c'est celui qu'on doit s'efforcer de réaliser. Mais, pour que la mère fournisse un lait de bonne qualité, il faut qu'elle jouisse d'une bonne santé et suive une hygiène convenable. En dehors des cas où la sécrétion lactée est nulle ou insuffisante, une mauvaise santé est la seule contre-indication véritable au devoir qu'a la mère d'allaiter son enfant. Les obstacles d'ordre social, qui sont la conséquence du travail des femmes, ne devraient pas exister. Ces obstacles, il faut s'ingénier à en restreindre le nombre, sinon à les supprimer, par la réglementation du travail des femmes qui allaitent, par les secours de maternité, par les institutions, telles que les *crèches*, qui assument la garde de l'enfant pendant que la mère est à l'usine ou à l'atelier.

L'*allaitement par une nourrice mercenaire* est nécessaire dans un certain nombre de cas. Avant de le conseiller, il faut penser que l'on va priver l'enfant de la nourrice du lait auquel il a droit et des soins de sa mère. La *loi Roussel*, en interdisant aux femmes de prendre un nourrisson avant que le leur soit âgé de sept mois, atténue ces inconvénients. Nous avons vu que cette disposition était peut-être trop absolue.

L'*allaitement artificiel* est une œuvre délicate, pour des raisons diverses, et, en particulier, à cause des différences de divers ordres qui existent entre le lait de femme et le lait de vache. L'emploi des laits stérilisés en a diminué les inconvénients, mais ne les a pas supprimés. Pour le mener à bien, il faut un bon lait, donné à doses convenables et corrigé dans sa composition pendant les premiers mois; il faut en outre des précautions antiseptiques minutieuses dans l'entretien des biberons et dans toutes les manipulations. La question du lait est une des plus difficiles à résoudre; il importe que les mères puissent se procurer un lait répondant aux desiderata que nous avons formulés chemin faisant; un tel lait étant d'un prix élevé, il convient de le fournir aux mères, dont les ressources sont médiocres ou nulles, dans des conditions peu onéreuses; à ce but répondent les distributions de lait dans les *Gouttes de lait*.

Quand l'enfant a atteint huit ou neuf mois, l'alimentation exclusivement lactée devient insuffisante et même nuisible, si elle est trop prolongée. Alors commence la *période de l'ablactation* ou du *sevrage*. Il faut, à ce moment, redoubler de précautions; nombreux sont les écueils à éviter.

Dans des circonstances multiples les mères ne peuvent pas garder leurs enfants avec elles. Le plus souvent elles les *placent en nourrice à la campagne*, où ils sont *protégés par la loi Roussel*. Quelquefois elles ont recours au *placement dans des internats* ou *pouponnières*.

Quel que soit le mode d'alimentation, que l'enfant soit élevé dans la famille ou placé au dehors, les *affections du tube digestif* et les *troubles de la nutrition*, qui apparaissent pendant les deux premières années, sont, pour la plupart, la conséquence de fautes dans l'alimentation. Ces fautes, le médecin doit apprendre aux mères et aux éleveuses à les éviter. Il doit y avoir un contact permanent entre elles et lui. Dans la population aisée, ce contact est facile ; chaque famille a ou doit avoir son médecin. Dans la classe populaire, il est moins commode à obtenir, car on n'appelle guère le médecin qu'une fois la maladie déclarée : il se trouve réalisé cependant par les *Consultations de nourrissons* et les *Gouttes de lait*, par les visites des *médecins inspecteurs* des enfants protégés par la loi Roussel.

Il importe qu'entre les visites médicales, les règles de l'hygiène soient observées. Or un conseil n'est réellement suivi que par les personnes aptes à en comprendre l'opportunité. Il faut donc que *les femmes soient instruites des principales règles de l'hygiène infantile*. Ainsi seulement elles seront convaincues de leur utilité. Le médecin doit être leur éducateur. Mais il ne saurait suffire seul à la tâche ; il a besoin d'être aidé, dans la propagation de ses conseils et dans la surveillance de leur application, par des personnes de bonne volonté, instruites des choses de l'hygiène infantile ; c'est d'elles que dépend en grande partie le succès des œuvres de puériculture.

L'alimentation du nourrisson, considérée à un point de vue social, nécessite donc le *concours des médecins*, des *philanthropes* et des *pouvoirs publics*. C'est par cette union que l'on arrivera à diminuer la mortalité des enfants du premier âge, diminution qui doit être le but de tous nos efforts.

SEIZIÈME CONFÉRENCE

LES ALIMENTS DESTINÉS AUX NOURRISSONS MALADES

Alimentation des nourrissons malades. Les aliments utilisés.

EAU, CHLORURE DE SODIUM, SUCRE. — *Eau.* Besoin d'eau. Dangers de la privation d'eau : fièvre de soif, déshydratation des tissus. Diète hydrique. — *Chlorure de sodium.* Action du sel sur le poids. Œdèmes. Fièvre de sel. — *Sucres.* Diète à l'eau lactosée ou saccharosée. Fermentations acides : théorie de Finkelstein; fièvre de sucre. Dangers de la privation de sucre. Maltose. Ration supplémentaire de sucre. Hypersucrage du lait dans les vomissements.

LAIT DE FEMME.

LAIT DE VACHE. — *Lait cru.* — *Lait stérilisé, lait homogénéisé.* — *Lait desséché* ou *en poudre.* — *Lait condensé* ou *concentré.* — Farines lactées.

Laits pauvres en graisse : écrémage, centrifugation. — *Laits pauvres en caséine* : petit-lait, laits dits humanisés ou maternisés. — *Laits pauvres en lactose* : lait albumineux. — *Laits pauvres en sels* : lait pauvre en sérum de E. Müller, lait à sérum adapté de E. Schloss.

Laits ayant subi l'action des ferments digestifs : lait humanisé de Backhaus, lait pancréatiné de Budin et Michel, lait pegniné de von Dungern, lait à l'atural.

CONCLUSIONS.

Dans les précédentes conférences j'ai étudié l'alimentation des nourrissons normaux. Je vais maintenant envisager celle des bébés qui ne sont pas dans les conditions physiologiques ou qui sont véritablement malades. C'est là un des problèmes les plus délicats et les plus complexes de l'hygiène et de la médecine du premier âge. Il n'est pas de jour où le médecin ne soit appelé à le solutionner, soit pour des affections nettement caractérisées, soit pour ces états où la santé, sans être compromise, n'est plus parfaite, où l'enfant est en imminence morbide et côtoie, suivant l'expression de M. Héricourt, les *frontières de la maladie*.

Dans ces diverses circonstances, vous avez tout d'abord à votre disposition les aliments utilisés pour le nourrisson bien portant; il suffit souvent de modifier leur mode d'emploi, de les substituer l'un à l'autre ou de les associer, pour voir les choses rentrer dans l'ordre. Dans d'autres éventualités, au contraire, vous devez avoir recours à des aliments d'exception, qui n'ont aucune utilité pour le bébé sain, et qui même, employés trop longtemps et sans discernement, peuvent devenir nuisibles.

La liste de ces aliments est longue et, chaque jour, elle s'allonge, sans qu'il en résulte toujours un progrès réel. Conçus d'après des théories établies sur des explications souvent contradictoires des faits, ils sont capables, malgré leurs différences, de donner, dans des circonstances analogues, des résultats favorables et, d'autre part, un aliment donné peut convenir à des états en apparence dissemblables; les troubles, auxquels ils s'adressent, relèvent, en effet, généralement de processus complexes. Aucun d'entre eux n'est une panacée; tous possèdent des succédanés de valeur sensiblement égale. La plupart répondent à un certain nombre d'indications plus ou moins précises et comportent des contre-indications; les unes et les autres sont liées à leur nature et à leur composition.

Il faut connaître les aliments, pour se rendre bien compte des conditions de leur emploi, de leurs avantages et de leurs inconvénients. Je dois donc entrer dans quelques détails à leur sujet.

J'étudierai successivement;

1° L'*eau*, les *sucres* et les *sels* :

2° Les *laits* ;

3° Les *aliments autres que le lait, tirés du règne animal* ;

4° Les *aliments tirés du règne végétal*.

*

Je vous parlerai tout d'abord de l'**eau**, du **chlorure de sodium** et des **sucres**.

L'EAU est indispensable à la vie. Le nourrisson en a un besoin plus grand que l'adulte ; d'après M. Camerer et M. Michel, ses tissus en contiennent en moyenne 70 p. 100 ; une augmentation de poids de 10 g. comporte la fixation d'environ 7 g. d'eau. Cette eau, il la trouve dans le lait, qui est à la fois un aliment et une boisson.

La privation d'eau, surtout quand elle est prolongée, est nuisible. Elle joue un rôle dans les troubles dus à l'insuffisance de l'alimentation. D'après M. Erich Müller, elle pourrait provoquer une élévation de la température, la *fièvre de soif*. M. Mayer a constaté que des bébés, nourris avec du lait albumineux concentré, maigrissent, ou gardent un poids stationnaire, ou cessent d'augmenter au bout d'un certain temps ; ils s'accroissent quand on ajoute une quantité suffisante d'eau.

Divers états pathologiques entraînent une *déshydratation*, que révèlent les modifications de la peau et des tissus sous-cutanés, ainsi que la baisse rapide du poids. Il en est ainsi dans les affections gastro-intestinales aiguës et, en particulier, dans le choléra infantile.

Dans ces cas, la déshydratation est d'autant plus grande que le traitement exige la suppression du lait et par suite supprime l'apport de l'eau.

Aussi, pour éviter le danger que court l'enfant, convient-il d'instituer la *diète hydrique*, le *régime hydrique*. Pratiquée de tout temps d'une façon empirique, elle n'est employée systématiquement que depuis les travaux de Luton père (1874), de M. Ernest Luton (1892), de M. Rémy (1893), de M. Marfan (1896).

On fait boire au bébé un volume d'eau à peu près équivalent à la ration de lait qu'il devrait prendre. Tantôt on lui donne une cuiller à café, à dessert ou à soupe toutes les quinze ou vingt minutes, en humectant, pour ainsi dire, continuellement la bouche ; cette pratique est surtout utile quand il y a des vomissements. Tantôt on répartit la quantité voulue dans des biberons, qui sont pris, suivant l'âge, à intervalles de deux heures ou deux heures et demie, au nombre de six, sept ou huit par vingt-quatre heures.

L'eau ainsi ingérée calme la soif et augmente la diurèse ; elle contribue, avec la suppression des aliments, à l'amélioration des troubles digestifs et de l'état général, à l'abaissement de la température.

On utilise de l'*eau pure*, eau bouillie, eau d'Évian, eau de Thonon ; ou une *eau alcaline*, eau de Vals, eau de Vichy, solution de bicarbonate de soude à 5 p. 1 000 ; ou de l'*eau salée* avec 5 g. par litre de chlorure de sodium ; ou la solution de MM. Heim et John, contenant 5 g. de chlorure de sodium et 5 g. de bicarbonate de soude pour 1 000 ; ou de l'*eau sucrée* avec du lactose ou du saccharose, à raison de 30 g. par litre. Ces dernières pratiques soulèvent des discussions, sur lesquelles je vais revenir.

La diète hydrique est prolongée aussi longtemps que les symptômes l'indiquent, quelques heures, un ou deux jours, rarement plus. Les bébés la supportent d'autant mieux qu'ils sont plus âgés et plus vigoureux; chez les tout petits et les débilités, il faut l'abréger autant que possible.

La diète hydrique est employée aujourd'hui par presque tous les médecins, sinon par tous, dans le traitement des affections gastro-intestinales aiguës; indispensable dans les formes sévères, elle est souvent utile dans les formes légères. Il ne faudrait pas vouloir la mettre en opposition avec le *régime sec*, préconisé par M. Gallois; ce dernier, en effet, ne l'a guère utilisé qu'au cours des gastro-entérites apyrétiques.

Je viens de vous dire que l'on pouvait réaliser la diète hydrique avec de l'eau additionnée de CHLORURE DE SODIUM. Cette pratique facilite l'hydratation des tissus; elle entraîne, par suite, une *augmentation du poids*, comme je l'ai constaté avec Vitry en employant la solution physiologique, au lieu de la chute qui est la règle avec l'eau pure. Il faut toutefois ne pas donner le sel en trop grande quantité, car l'excès peut entraîner une trop forte rétention d'eau et faire apparaître des *œdèmes*, dont le Pr Hutinel a précisé la pathogénie il y a une dizaine d'années. Il faut éviter également les solutions trop concentrées, susceptibles, d'après M. L.-F. Meyer, de provoquer une *fièvre de sel* : une solution à 1 p. 100 ne la fait apparaître que chez les dyspeptiques; une solution à 3 p. 100 la produit également chez les sujets sains; chez les premiers même, la solution physiologique peut déjà élever la température.

Dans les états chroniques, l'action du sel sur le poids n'est pas aussi manifeste que dans les états aigus. Avec Maillet, j'ai fait prendre à des athrepsiques, sans influencer leur poids d'une façon appréciable, les doses de sel qui déterminent chez des prématurés les augmentations notables, dont je vous ai déjà parlé.

Je vous rappelle enfin que le Pr Marfan conseille le sel dans certaines dyspepsies, pour combattre l'anorexie, la l'entérie ou la constipation.

Il est d'ailleurs d'usage de mettre du sel dans plusieurs préparations alimentaires, dont j'aurai à vous entretenir.

Les avantages et les inconvénients des SUCRES chez les nourrissons souffrant de troubles digestifs ont suscité des opinions diverses. Je vous en ai déjà parlé à propos de l'emploi du *lactose*, du *saccharose* et du *maltose* dans l'allaitement artificiel. Je vous ai montré également qu'une certaine quantité de sucre était indispensable à la nutrition.

Il peut donc être utile, quand on institue la diète hydrique, de sucrer l'eau. On emploiera le *lactose*, si les selles sont fétides et s'il y a tendance à la constipation, le *saccharose*, si les selles sont diarrhéiques et acides. On pourra ajouter à l'eau 30 ou 40 g. de sucre par litre. On obtiendra souvent de bons effets de cette pratique.

Toutefois le Pr Finkelstein attribue certaines variétés de troubles digestifs des nourrissons aux *fermentations acides* qui se font aux dépens du sucre; elles jouent, d'après lui, un rôle important dans les formes qu'il décrit sous les noms de *Stadium dyspepticum*, de *Dekomposition*, d'*Intoxikation*. Le sucre est responsable de la diarrhée et des phénomènes généraux; il détermine, en particulier, une véritable *fièvre de sucre*, qui disparaît par sa suppression; l'action pyrétogène est surtout manifeste pour le lactose, elle est moindre pour le saccharose et surtout pour le maltose. Ces constatations ont été le point de départ de la préparation du *lait albumineux*, dont je vous parlerai plus tard.

Sans discuter la théorie précédente, je vous ferai remarquer que le nourrisson supporte mal la *privation prolongée de sucre*. Elle détermine, comme je me suis attaché à le montrer avec Schreiber et comme le fait est relaté par nombre d'observateurs, une baisse considérable du poids, un mauvais état général, du ralentissement du pouls, de l'hypothermie, de la tendance à la somnolence et même au collapsus. Le bébé ne trouve pas, en effet, dans les matières albuminoïdes, les calories nécessaires à compenser les déperditions de chaleur qui se font par sa surface cutanée. Dautre part, d'après le Pr Langstein, des corps acétoniques abondants se produisent rapidement en absence d'alimentation sucrée. Aussi actuellement MM. Finkelstein et Meyer, modifiant leur première technique, ne conseillent-ils plus la suppression du sucre et arrivent rapidement à en donner des doses assez élevées.

Pour ces auteurs, le moins nuisible des sucres est le *maltose*. Comme le maltose pur ne peut guère être employé à cause de son prix élevé, on se sert d'un mélange de maltose et de dextrine, connu sous le nom de *sucre nutritif de Soxhlet*, dont je vous ai déjà parlé.

Il y a des malades qui ont besoin d'une *ration supplémentaire de sucre*. Tels sont les petits tuberculeux ou encore certains hypotrophiques. M. Henri Barbier conseille d'ajouter par jour 50 ou 60 g. de *glucose* au lait, dont on diminue d'autre part la quantité; il a obtenu ainsi des accroissements de poids plus rapides. Rappelez-vous cependant que l'ingestion de doses élevées de glucose peut déterminer de la diarrhée et même une élévation de température ; je l'ai constaté au cours de recherches sur l'*Épreuve des sucres chez les enfants.*

Je vous signale enfin que l'*hypersucrage* du lait arrête rapidement, d'après MM. Variot, Lavialle et Rousselot, les vomissements habituels chez des bébés qui tolèrent mal le lait non sucré. L'action anti-émétique est obtenue par l'addition de 100 g. de saccharose par litre, avant la stérilisation par la chaleur ; elle est due au sucre lui-même. Simultanément les selles s'améliorent et la croissance s'accélère.

*
* *

Pendant les premiers mois de la vie, le lait reste l'aliment principal, sinon exclusif, des bébés malades, comme il est celui des nourrissons sains. On peut le donner au naturel ou bien avoir recours à des préparations spéciales.

Le LAIT DE FEMME ne peut, pratiquement, être employé qu'en nature. Il n'est guère facile, bien qu'on l'ait proposé, de traire la nourrice et de donner le lait, ainsi obtenu, soit écrémé par centrifugation, soit coupé d'eau. Au besoin, s'il y a indication de diminuer la ration de graisse, on laissera prendre seulement le premier lait de la tétée, on donnera un lait jeune, on modifiera le régime alimentaire de la femme : je vous ai déjà entretenu de l'influence de ces facteurs sur la composition chimique. Plus simplement, on instituera un allaitement mixte convenable.

Le LAIT DE VACHE peut être l'objet de manipulations variées, qui ont leur utilité dans les cas où il n'est pas bien toléré.

Le *lait cru* n'a, je vous l'ai dit, aucun avantage appréciable sur le lait cuit.

Le *lait stérilisé à domicile* et le *lait stérilisé industriellement par surchauffage* sont quelquefois substitués l'un à l'autre avec fruit. Le *lait stérilisé* et *homogénéisé* est souvent mieux digéré que les autres par les bébés convalescents d'affections gastro-intestinales aiguës, par ceux qui ont habituellement des vomissements ou des selles mal digérées, par les débiles et les atrophiques. Pour les *coupages* et le *sucrage*, vous tiendrez compte des notions exposées dans les leçons précédentes.

Le *lait desséché* ou *lait en poudre*, que l'on emploie assez souvent pour l'alimentation des nourrissons normaux, peut rendre des services aux bébés malades. Les observations de M. Miele (de Gand), de M. Chancel (de Dieppe), de MM. Gautier et Génevoix, de MM. Aviragnet, Bloch-Michel et Dorlencourt, celles de MM. Weill et Mouriquand, de M. Bonnamour et de bien d'autres en témoignent.

Il est bien digéré dans des cas où les autres laits ne le sont pas. Il fait disparaître les vomissements habituels, il régularise et améliore les selles; il facilite la réalimentation à la suite de troubles digestifs aigus; il fait augmenter de poids des atrophiques ou des hypotrophiques, qui jusque-là restaient stationnaires ou maigrissaient.

Il convient donc d'essayer cet aliment dans les circonstances que je viens de mentionner.

Ses heureux effets peuvent s'expliquer par la réduction des liquides, que l'on peut faire à volonté, par la diminution de la quantité de graisse, puisqu'on emploie en général un lait demi-gras, et enfin par les modifications qu'apportent à la caséine la chaleur et la dessication.

Dans l'emploi du lait sec, vous vous conformerez aux règles exposées pour l'alimentation des sujets nouveaux, en tenant compte, bien entendu, dans chaque cas particulier, des indications fournies par l'affection à traiter.

Je dois ajouter que, si le lait sec a des partisans convaincus, il a aussi des détracteurs. C'est ainsi que MM. Variot, Zuber, Lavialle et Sédillot n'ont obtenu que de mauvais résultats chez des enfants hypotrophiques, retardés dans leur accroissement par suite d'une alimentation et d'une hygiène défectueuses.

Pour ma part, j'ai eu d'assez nombreux insuccès dans des cas de ce genre, que j'ai traités avec Maillet à la crèche de la *Clinique*; quelques enfants cependant ont retiré un bénéfice certain de l'alimentation avec du lait sec.

Du lait sec on peut rapprocher les *farines lactées*, bien que leur composition soit sensiblement différente. Elles peuvent rendre des services, quand le lait n'est pas bien digéré.

Le *lait condensé* ou *concentré* n'a guère été employé d'une façon spéciale dans l'alimentation des nourrissons malades. Le *lait condensé hypersucré*, qui, d'après M. Variot, arrête les vomissements habituels des petits dyspeptiques, agit par le sucre qu'il contient; on obtient les mêmes résultats, comme je viens de vous le dire, avec du lait ordinaire ou homogénéisé, additionné de sucre avant la stérilisation.

Je vais passer en revue maintenant les préparations qui ont pour but de *diminuer dans le lait de vache la proportion d'un de ses composants* : graisse, caséine, lactose, sels. Elles diffèrent du simple coupage, qui abaisse simultanément le taux de tous les éléments.

Il est facile d'obtenir un *lait pauvre en graisse*, un *lait maigre*, par simple *écrémage* du lait laissé au repos ou par *centrifugation*. Cette dernière opération fournit des laits totalement ou partiellement privés de graisse. On trouve dans le commerce des laits centrifugés stérilisés; on peut encore pratiquer la centrifugation à domicile avec un petit centrifugeur, qui, par un dispositif spécial, permet d'obtenir la teneur en graisse voulue.

L'emploi du lait maigre rend souvent de grands services, car beaucoup de troubles digestifs sont dus à une mauvaise digestion des matières grasses.

Il n'est guère possible d'obtenir un lait qui soit seulement *privé de caséine*. Le *petit-lait*, c'est-à-dire le liquide qui reste après caséification par la présure, contient bien la totalité du lactose et des sels, à l'exclusion des phosphates terreux, mais il est à peu près complètement privé de graisse et renferme, d'autre part, environ 10 p. 1000 de natures albuminoïdes.

On se contente donc, dans la pratique, de préparations où la proportion de caséine est simplement diminuée. Tels sont les laits dits *humanisés* ou *maternisés* dont je vous ai déjà parlés: *lait de Léon Dufour*, *lait de Gærtner*, *lait de Winter-Vigier*, etc. Je vous signalerai tout à l'heure d'autres préparations que l'on désigne, à tort, du même nom.

La *suppression*, ou plutôt la *diminution du lactose* contenu dans le lait, demande des manipulations compliquées. Je vous ai dit tout à l'heure qu'elle se trouvait réalisée dans le *lait albumineux* (*Eiweissmilch*) de MM. Finkelstein et Meyer.

Un litre de lait cru, récemment trait, additionné de ferment-lab, est placé dans un bain-marie à 42°. Au bout d'une demi-heure, il s'est formé un volumineux caillot de caséine et de graisse.

Le caillot est enfermé dans un petit sac de toile, que l'on suspend pour laisser écouler le petit-lait, sans presser, pendant une heure. Il est ensuite recueilli dans une passoire à trous fins et recouvert d'une étamine. On le triture doucement en versant dessus petit à petit un demi-litre d'eau. On recueille le liquide qui traverse dans un récipient et on le fait passer à trois ou quatre reprises, de façon à ce qu'il ne contienne plus que des flocons très fins.

A ce liquide, qui contient la caséine et le beurre du lait, on ajoute un demi-litre de babeurre, obtenu comme je vous le dirai la prochaine fois. On fait bouillir le tout, en battant avec un fouet à crème pour éviter les coagulations.

La préparation est difficile à bien réussir. Aussi utilise-t-on presque toujours un produit commercial.

La composition du lait albumineux varie suivant celle du lait employé. Un litre contient approximativement 30 g. de caséine, 25 g. de graisse, 15 g. de lactose, 5 g. de sels, et fournit 410 calories. C'est un liquide d'aspect analogue à celui du babeurre et de saveur un peu acide.

Tout d'abord, MM. Finkelstein et Meyer employaient, au début du traitement, du lait albumineux simple sans sucre. Actuellement ils ajoutent d'emblée 3 p. 100 de sucre nutritif de Soxhlet.

D'après MM. Finkelstein et Meyer le lait albumineux est indiqué dans les états pathologiques liés à la fermentation des sucres dans le tube digestif; je vous les ai nommés tout à l'heure. La technique de son emploi varie avec chacun d'eux.

De nombreux médecins l'ont utilisé avec succès. D'autres n'ont obtenu que des résultats médiocres ou franchement mauvais. Les essais, que j'en ai faits, en 1911, avec Schreiber, ne m'ont pas donné satisfaction; il est vrai que nous avons suivi la première technique conseillée par les auteurs, qu'ils ont sensiblement modifiée depuis. La seconde technique ne comporte plus, en effet, la suppression totale du sucre que pendant 6, 12 ou 24 heures au maximum, pour éviter les inconvénients d'une suppression plus prolongée; aussitôt après, ils ajoutent 3 p. 100 de sucre de malt et augmentent rapidement les doses.

Au lieu de chercher à diminuer la proportion de lactose comme dans le lait albumineux, M. Erich Müller, en 1910, et plus récemment M. Ernst Schloss, se sont proposé d'obtenir un *lait pauvre en sels*, en enlevant une partie du sérum.

Le *lait pauvre en sérum* de M. E. Müller contient toute la graisse et tout le lactose, mais seulement deux cinquièmes de l'albumine et des sels.

Le *lait à sérum adapté* (*molkenadaptierte Milch*) de M. Schloss a une teneur en sels voisine de celle du lait de femme.

On l'obtient en mélangeant, pour obtenir un litre :

Lait complet	1/7 de litre.
Crème à 20 p. 100.	1/7 —
Eau	5/7 —
KCl	0 g. 2

et en ajoutant, pour compenser la faible teneur de ce liquide en albumine et en sucre, du maltose et de la caséine soluble :

Pour les plus jeunes enfants :

Sucre de Soxhlet (Nährzucker)	35 grammes.
Farine de maïs dextrinée	15 —
Nutrose ou Plasmon	5 —

Pour les enfants plus âgés :

Sucre de Soxhlet	50 à 70 grammes.
Nutrose ou Plasmon	5 —

Vous me permettrez de ne pas émettre d'opinion sur la valeur thérapeutique de ce lait, qui est de date récente.

Il me reste à vous dire quelques mots sur d'autres préparations de lait basées sur un principe différent des précédents. Certains nourrissons semblent mal digérer, parce qu'ils ont une insuffisance de leurs sécrétions digestives. Aussi fait-on *agir les ferments sur le lait, in vitro*, avant de le faire ingérer. Tels sont les laits de *Backhaus*, de *Budin* et *Michel*, de *von Dungern*, de *Horlick*.

Le *lait humanisé de Backhaus* se prépare suivant la technique indiquée par cet auteur en 1896.

Du lait pasteurisé est centrifugé pour séparer le lait gras du lait maigre.

Le lait maigre, additionné de trypsine pancréatique et de présure, est laissé à l'étuve à 35° pendant 25 minutes. La moitié de la caséine est transformée en propeptone et reste en suspension; l'autre moitié est coagulée. Le coagulum est séparé par passage sur un fin tamis.

Il reste donc un liquide, qui contient le lactose et les sels du lait, 18 p. 1000 environ de matières protéiques et pas de beurre. On ajoute, par litre, 35 g. de crème, et 15 à 20 g. de lactose.

On stérilise à 105° pendant 25 minutes.

Somme toute, le lait de Backhaus a une composition voisine du lait de femme et contient de la caséine ayant subi un commencement de digestion.

Pour obtenir le *lait pancréatiné de Budin et Michel*, on fait agir sur un litre de lait stérilisé un extrait de pancréas de veau convenablement préparé, et on laisse digérer pendant une heure à 37°. On ajoute la solution :

Lactose	24 grammes.
Sirop de sucre.	50 —
Eau.	Q. S. pour 500 cm³.

On décante et on stérilise au bain-marie.

Ce lait est délicat à préparer et n'est pas entré dans la pratique.

Le *lait pegniné de von Dungern* est beaucoup plus simple à faire que les précédents.

On ajoute à un litre de lait chauffé à 37° de la *pegnine* ou *ferment lab* ; on emploie 10 g. d'un mélange commercial de lab-ferment et de lactose. En 4 ou 5 minutes, il se produit un coagulum que l'on dissocie par agitation en particules très fines pouvant traverser la tétine du biberon. On le donne de suite à l'enfant, dont la digestion gastrique se trouve ainsi facilitée.

Les laits de Backhaus et de Budin-Michel ont été préconisés pour l'alimentation des bébés débiles. Avec le premier, les selles prennent l'aspect des selles des nourrissons au sein ; comme l'ont constaté M. Guillemot et Mlle Szczawinska, elles renferment le *Bacillus bifidus*. Mais, d'après M. Thiemich, au bout d'un certain temps, les nourrissons vomissent et perdent du poids, et ceux qui ont des troubles digestifs ne s'améliorent pas. Enfin son emploi prolongé peut déterminer la maladie de Barlow ; M. Jules Lemaire en a rapporté une observation.

Le lait pegniné a une action favorable sur les vomissements habituels des nourrissons, en particulier, d'après M. Comby, dans les cas où ils se produisent tardivement, une heure ou deux après la tétée, sont volumineux et constitués par du lait encore liquide, non coagulé. M. Lemaire et bien d'autres ont constaté ses bons effets. On peut d'ailleurs, ainsi que l'a indiqué M. Comby, utiliser également cette *action anti-émétique* dans l'allaitement naturel : on tire du lait de la nourrice dans une cuiller à café, on ajoute une bonne pincée de pegnine et, au bout de quelques minutes, on le fait prendre à l'enfant, que l'on met ensuite au sein.

Le rôle de la pegnine est difficile à préciser. M. J. Lemaire admet que, sous l'influence du lab-ferment, la caséine est non seulement coagulée, mais dédoublée en paracaséine et protéine. A vrai dire, les expériences de Duclaux, de Lindet et Ammann, comme l'a fait remarquer M. J. Chevalier à propos de la communication de M. Lemaire, ont démontré que le lab-ferment n'est pas capable d'opérer ce dédoublement.

D'autre part, les recherches poursuivies dans ces dernières années par M. Louis Gaucher l'ont conduit à chercher une action inverse à celle du lab-ferment, à s'*opposer à la coagulation de la caséine*. La peptonisation de celle-ci ne se fait pas, d'après lui, dans l'estomac; cet organe effectue seulement le travail mécanique de broyer les caillots formés. S'il remplit mal son rôle, si les caillots sont trop gros, le lait y séjourne longtemps, car il ne peut franchir le pylore qu'après solubilisation de la caséine par la pepsine, il l'irrite et provoque le vomissement. En outre, des caillots trop volumineux passent dans l'intestin où ils sont difficiles à dissoudre et à digérer et provoquent de la diarrhée. M. Gaucher préconise donc l'addition au lait tiède, dans la proportion d'une mesure pour 100 g., d'un produit anticoagulant retiré des certains organes de jeunes veaux, l'*atural* (α et τυρον, caillé). Il est certain que ce produit facilite, dans certains cas, la digestion et arrête les vomissements.

La question de la digestion gastrique des nourrissons n'est donc pas encore définitivement élucidée. Les faits démontrent que les troubles qu'elle présente sont complexes; il est probable que les divers traitements ont chacun leurs indications propres; mais, à l'heure actuelle, celles-ci ne peuvent être établies avec précision.

*
* *

Dans l'alimentation des nourrissons malades, vous devrez donc tenir compte, tout d'abord de l'*eau*, du *chlorure de sodium*, des *sucres*. La diète hydrique s'impose dans certaines circonstances. S'il y a des affections où la restriction du sel et des sucres semble indiquée, il y en a d'autres où leur utilité est indéniable; en tout cas, il ne faut pas en priver inconsidérément les jeunes sujets.

Vous pourrez avoir recours au *lait de femme*, au *lait d'ânesse* ou au *lait de vache*, comme pour les bébés sains, en modifiant la technique suivant les circonstances.

Dans certains cas, vous utiliserez des *laits de vache modifiés*. Il y a des préparations consistant dans l'abaissement du taux d'un des éléments constituants : laits pauvres en graisse, laits pauvres en caséine, laits pauvres en lactose, laits pauvres en sels. Il y en a d'autres, dans lesquelles intervient l'action de ferments digestifs, ferment-lab et trypsine, ou d'anti-ferments.

La liste des modifications apportées au lait n'est d'ailleurs pas épuisée. J'en poursuivrai l'étude dans la prochaine conférence.

DIX-SEPTIÈME CONFÉRENCE

LES ALIMENTS DESTINÉS AUX NOURRISSONS MALADES (*Suite*)

LAITS DE VACHE FERMENTÉS. — *Babeurre*. Fabrication : babeurre de crème, babeurre de lait. Composition chimique. Babeurre pur. Bouillies de babeurre. Avantages du babeurre. Fièvre de babeurre. — *Lait caillé*. — *Lait caillé bulgare* ou *Yoghourt* : préparation, composition chimique. — *Kéfir*.

FROMAGE PETIT-SUISSE. Régime sec. — PRODUITS A LA CASÉINE : *plasmon*, *nutrose*.

LAIT D'ANESSE. — *Kéfir de lait d'ânesse*. — LAIT DE JUMENT. — *Koumys*.

ALIMENTS AUTRES QUE LE LAIT TIRÉS DU RÈGNE ANIMAL. — *Œuf de poule*. Eau albumineuse. Jaune d'œuf cru. — *Viande*. Viande de mouton crue. Suc musculaire. Bouillon de viande. Soupe de carottes.

ALIMENTS TIRÉS DU RÈGNE VÉGÉTAL. — Décoctions de riz, d'orge. Décoction mucilagineuse d'avoine. Eau panée. Tisane de céréales. Bouillon de légumes. Décoction végétale. Gelée de céréales.

Farines de céréales et de légumineuses. Bouillies à l'eau, au bouillon de légumes, au babeurre, au lait. — Bouillies maltosées : soupe au malt de Keller, soupe de Liebig, soupe de Terrien.

Panades, purées, pâtes.

CONCLUSIONS.

Je vous ai décrit, dans ma dernière conférence, plusieurs façons de modifier le lait de vache destiné à l'alimentation des nourrissons malades. Il me reste encore diverses préparations à étudier.

Celles-ci consistent essentiellement dans des *fermentations dues à des bactéries ou à des levures, que l'on réalise dans un lait complet ou privé d'une partie de ses éléments constituants*.

Un des produits le plus communément utilisé est le

BABEURRE OU LAIT DE BEURRE. Je vous en parlerai assez longuement, car vous nous le voyez prescrire journellement à la crèche de la *Clinique*.

Ce sont des médecins hollandais qui ont tout d'abord pensé à l'employer, Ballot, en 1865, de Jager, en 1895, Teixeira de Mattos, en 1900. Depuis son usage s'est étendu à tous les pays et de nombreuses publications lui ont été consacrées. Je vous fais grâce de leur énumération, qui serait forcément incomplète.

Le babeurre est le liquide qui reste après la séparation du beurre.

Dans les campagnes, on l'utilise pour l'alimentation du bétail. Il est alors obtenu et conservé sans aucune précaution; dans ces conditions, son emploi est dangereux pour les nourrissons.

Il convient d'avoir un babeurre convenablement préparé. Sa préparation se fait facilement dans les crèches, dans les consultations de nourrissons, chez les particuliers. On trouve, d'autre part, dans le commerce de bons produits.

Le babeurre peut se faire avec la crème ou avec le lait.

Pour faire le *babeurre de crème*, on laisse aigrir la crème, on ajoute un tiers de son volume d'eau boullie et on baratte pour extraire le beurre. Ce procédé est rarement utilisé.

Le *babeurre de lait* est d'usage plus courant. Du lait frais, pasteurisé ou stérilisé est centrifugé ou baratté, jusqu'à élimination presque totale du beurre. Le liquide restant est versé dans un pot de grès, ensemencé, soit avec le babeurre de la veille, soit avec une culture pure de bacilles lactiques, et placé dans un endroit frais pendant un jour ou deux, plus ou moins longtemps suivant la température; il faut l'agiter de temps en temps. Les bacilles lactiques dédoublent le lactose, suivant la formule connue; il se forme de l'acide lactique.

Il faut arrêter la fermentation quand l'acidité voulue est obtenue. D'après M. Jacobson, elle doit correspondre à 6 g. d'acide lactique par litre; en suivant la technique classique du dosage de l'acidité, il faut que 7 cm³ de babeurre mélangés à 100 cm³ de solution normale de soude, en présence de quelques gouttes de phénolphtaléine, donnent une coloration rosée. En pratique, si l'on dispose d'un local où la température soit constante et si on emploie les mêmes quantités d'une culture donnée, on obtient un produit convenable au bout du même temps.

Le babeurre, préparé de cette façon, est un liquide blanchâtre, de saveur acide. Il contient des bacilles lactiques vivants.

Des analyses chimiques ont été publiées par divers auteurs; elles diffèrent plus ou moins les unes des autres. Voici, d'après M. Péhu, la composition moyenne d'un litre de babeurre :

Matières albuminoïdes	32 g. 40
Graisse	6 — 60
Lactose	32 —
Acide lactique	4 — 54

Comparé au lait, le babeurre contient autant de caséine, beaucoup moins de beurre et moins de sucre; il est de plus acide. C'est, somme toute, un lait écrémé acide. La teneur en beurre est en rapport avec la technique du barattage, la teneur en lactose et en acide lactique dépend de l'intensité et de la durée de la fermentation.

Le babeurre s'emploie *pur* ou mélangé de farine, sous forme de *bouillie*.

Le *babeurre pur* est accepté volontiers par les bébés, à condition qu'il ne soit pas trop acide. On le sucre avec du saccharose, en quantité variable suivant les indications. Il n'a pas grande valeur nutritive, mais est souvent utile, comme aliment de transition, après la diète hydrique.

Il faut l'employer frais; car le chauffage provoque la coagulation de la caséine. Le babeurre pur stérilisé du commerce n'est en réalité qu'un lait écrémé.

Les *bouillies de babeurre* ou *soupes de babeurre* ont été préconisées notamment par MM. Baginski et Caro.

On mélange au babeurre de la farine, en agitant constamment pour obtenir un milieu homogène; on fait cuire lentement et à feu doux, pour arriver à l'ébullition en vingt-cinq minutes environ. On laisse monter trois fois, on sucre et on répartit dans les biberons. Si on veut conserver le produit plusieurs jours, on stérilise à 120° pendant quelques minutes.

On emploie habituellement la farine de riz, qui donne le mélange le plus homogène, et le sucre de canne.

Deux formules peuvent servir à la préparation des bouillies :

Première formule :

Farine de riz	25 grammes.
Sucre.	30 —
Babeurre	Un litre.

Seconde formule :

Farine de riz	10 à 15 grammes.
Sucre.	90 à 70 —
Babeurre	Un litre.

Cette dernière préparation est préférable à l'autre pour les jeunes bébés. Elle est facilement prise au biberon.

Les *avantages du babeurre* tiennent à des facteurs multiples. Tout d'abord intervient la faible teneur en matière grasse; son importance est telle que, pour M. Cruchet, on obtient les mêmes effets avec le lait écrémé. Mais interviennent également les modifications que subit la caséine, réduite en particules très fines par le barattage, et la présence d'acide lactique. Celui-ci a une action manifeste : il intervient comme antiseptique intestinal, et vous savez que le Pr Hayem et M. Lesage l'ont préconisé à ce titre; de plus, comme l'a montré M. Max Klotz, à petite dose, il favorise la digestion et la nutrition, en activant les ferments digestifs et la résorption des albumines, des hydrates de carbone, des graisses, des matières minérales; il facilite la digestion de la farine ajoutée au babeurre. Je dois dire que M. Menschikoff et M. Moll ne partagent pas les opinions précédentes.

A ces avantages, il faut joindre, avec le babeurre qui n'est pas stérilisé, la présence des bacilles lactiques, dont vous connaissez l'action thérapeutique.

De fait, les selles de l'enfant alimenté au babeurre prennent plus ou moins rapidement l'aspect des selles de l'enfant nourri au sein, et le *Bacillus bifidus* ne tarde pas à y prédominer sur les autres bactéries, comme je l'ai constaté avec Rivet.

Pour les raisons que je viens de vous énumérer, le babeurre est indiqué quand le lait est mal digéré, dans les affections gastro-intestinales aiguës après la diète hydrique et dans certaines formes chroniques; comme l'ont constaté, il y a longtemps déjà MM. Teixeira de Mattos, Salge, Caro, etc., il est particulièrement utile dans les troubles digestifs évoluant vers l'athrepsie. Il rend également service aux enfants présentant des toxidermites, strophulus, eczéma, comme l'a montré M. Lesné.

Dans les premiers jours de l'alimentation au babeurre,

à la suite de troubles digestifs aigus, il n'est pas rare de constater une élévation thermique plus ou moins forte, variant de quelques dixièmes de degré à 39° et même 40°. Cette courbe de température (fig. 27) vous en fournit un exemple. C'est la *fièvre de babeurre*. Elle est généralement passagère et ne s'accompagne pas toujours de modifications des selles. Si elle est élevée et persistante, surtout si les selles deviennent mauvaises, on suspend l'usage de cet aliment; sinon on peut le continuer sans inconvénients. On a donné plusieurs explications de la fièvre : M. Tugendreich l'attribue à une sorte d'intoxication par une albumine hétérogène; M. Schaps en fait une *fièvre de sucre*; pour M. Rivet, elle est due à une recrudescence de l'infection intestinale.

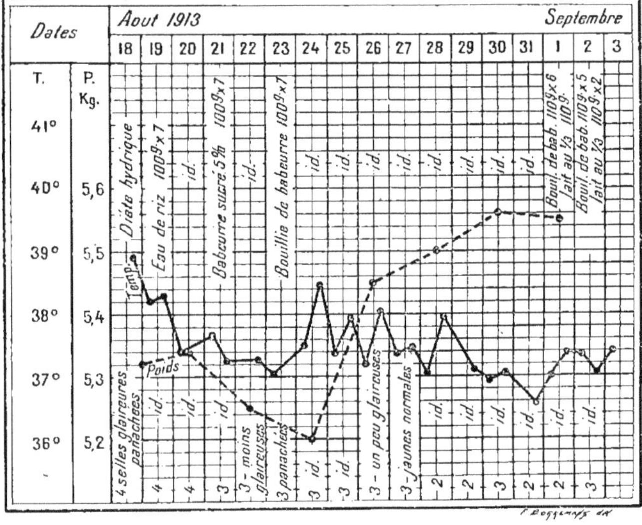

Fig. 27. — Enfant de 6 mois, à l'allaitement artificiel depuis l'âge de 4 mois. — Affection gastro-intestinale aiguë. — Diète hydrique, eau de riz, babeurre. — Fièvre de babeurre.

Les doses de babeurre données aux enfants varieront suivant les cas. Pour fournir une alimentation convenable la bouillie doit, en principe, être utilisée dans les mêmes proportions que le lait.

Au lieu de faire agir les ferments lactiques sur le babeurre, on peut utiliser le produit obtenu par leur action sur le lait complet. Il en résulte la formation d'un coagulum, le LAIT CAILLÉ.

Le *lait caillé ordinaire*, à moins qu'il ne soit préparé avec des précautions particulières, doit être rejeté.

Le *lait caillé bulgare* ou *yoghourt* est bien préférable, s'il est obtenu suivant une technique bien réglée.

Le lait, par évaporation à 100°, est débarrassé des microbes et réduit à un quart ou à un tiers de son volume. Une fois refroidi à 45°, on l'ensemence avec la *maya bulgare*, qui contient deux ferments microbiens. On le place dans une étuve maintenue à cette température pendant 6 ou 8 heures.

On obtient ainsi un produit très pur, constituant une masse molle, semblable à du fromage blanc. Ses principaux composants sont, d'après M. Péhu, dans les proportions suivantes, pour 1 000 g. :

Eau	902 g.
Graisse	40 —
Caséine insoluble	22 — 5
— soluble	12 — 5
Lactose	36 —
Acide lactique	14 —

Sa saveur est acide ; les enfants le prennent assez volontiers quand il est convenablement sucré.

Ce produit diffère donc du babeurre par sa teneur en graisse et une plus forte proportion d'acide lactique.

Il n'est guère facile à employer avant 6 ou 8 mois à cause de sa consistance. Il donne de bons résultats dans des cas où le lait est contre-indiqué et où les bacilles lactiques ont leur utilité.

Le KÉFIR est du lait qui a subi des fermentations complexes. Il contient de l'acide lactique, de l'alcool et de l'acide carbonique; la caséine est précipitée en grumeaux très fins, partiellement solubilisée et transformée en peptone ou protéose.

On le prépare avec du lait cru ou avec du lait bouilli ensemencés avec le *ferment kéfirique* et maintenus à la température de 20°. Il faut prendre des précautions spéciales, dans le détail desquelles je n'entrerai pas. Suivant le nombre de jours de fermentation, on a les kéfirs n°s 1, 2 et 3, qui sont respectivement constipants, indifférents ou laxatifs.

On prépare un *kéfir gras* avec le lait complet, théoriquement tout au moins, et un *kéfir maigre* avec du lait écrémé.

On emploie généralement le kéfir n° 2. Sa composition chimique est celle du lait, avec ou sans graisse. La proportion du lactose est naturellement moindre (27 à 29 g. par litre). L'acide lactique atteint 6 à 8 g. et l'alcool 7 g. par litre.

Comme avec le babeurre pur et le yoghourt, le malade ingère les agents de la fermentation lactique, qui peuvent avoir une action favorable dans le tube digestif.

Le kéfir a été employé chez l'enfant par Monti, en 1887, par MM. Hutinel et Thiercelin, en 1894, et par bien d'autres médecins, pour l'alimentation des enfants atteints d'affections gastro-intestinales. Il est moins fréquemment utilisé depuis que le babeurre est entré dans la pratique et c'est un tort, à mon avis. Il est surtout indiqué dans les diarrhées prolongées, mais il rend aussi des services pour la réalimentation dans les formes aigues; dans les vomissements répétés j'ai constaté bien souvent, comme M. Péhu, son *action anti-émétique*.

J'en aurai fini avec le lait de vache en vous signalant le FROMAGE et les PRODUITS A LA CASÉINE.

M. Gallois a préconisé, pour alimenter les enfants, même tout jeunes, digérant mal le lait, le *fromage Gervais petit-suisse*. Il prépare une petite crème avec une cuiller à café de fromage délayé dans une cuiller à soupe de lait et sucré. Elle représente à peu près trois fois son poids de lait, comme valeur alimentaire : 25 g. équivalent à 75 g. de lait. Cette préparation permet de réaliser le *régime sec*, indiqué, d'après M. Gallois, par le rôle des liquides dans la production des vomissements et de la diarrhée.

Je vous rappelle, que, d'après le Pr Armand Gautier, le fromage Gervais renferme 14 p. 100 d'albuminoïdes et 43 p. 100 de graisse.

Les *produits à la caséine* peuvent avoir leur utilité à titre d'adjuvants. Je vous en ai déjà parlé à propos du lait de Schloss. Le Pr Combe les utilise dans le catarrhe gastro-intestinal, à titre d'aliments antifermentescibles, l'albumine s'opposant à la fermentation des sucres et des graisses dans l'intestin, pour la préparation de potages au bouillon d'orge; ils peuvent remplacer le lait albumineux.

On emploie notamment le *plasmon* et la *nutrase* ou *nutrose*, qui contiennent, d'après le Pr Armand Gautier, respectivement 77 p. 100 et 85 p. 100 de matières albuminoïdes.

Ces substances sont bien digérées et laissent peu de

résidus. Il faut, autant que possible, qu'elles soient fraîchement préparées. Leurs indications sont assez limitées.

Malgré la variété des aliments qu'offre le lait de vache, il y a des cas où le **lait d'ânesse** est préférable. Je vous ai dit que sa faible teneur en beurre et sa valeur énergétique insuffisante le rendaient impropre à l'alimentation des nourrissons normaux. Pour ces raisons, par contre, il est bien toléré par les bébés débiles ou souffrant de troubles digestifs graves, qui ne supportent pas le lait de vache et ne peuvent recevoir de nourrice.

Dans quelques cas, où l'intolérance digestive atteint un degré particulièrement sévère, le Pr Hutinel conseille le *kéfir de lait d'ânesse.*

Dans divers pays, c'est au **lait de jument** que l'on a recours. Sa composition est à peu près analogue à celle du lait d'ânesse.

De même, le *koumys* peut remplacer le kéfir. Dans les pays, où fait défaut le lait de jument, on le prépare avec du lait de vache pur ou écrémé.

*
* *

A part le lait, divers **aliments tirés du règne animal** peuvent être donnés aux nourrissons malades. Ce sont ceux qu'on emploie à la période du sevrage. Tous ces derniers cependant ne seraient pas employés impunément dans diverses circonstances ; souvent leur suppression, pour les enfants qui en usent habituellement, s'impose pendant un temps plus ou moins long. D'autre part, il importe de connaître quelques préparations spéciales.

L'ŒUF DE POULE est souvent mal toléré, au moment du

sevrage, par les enfants souffrant de troubles digestifs, surtout par ceux qui sont constipés, présentent des selles peu colorées et fétides et ont un foie paresseux. Je vous ai signalé les troubles qu'engendre son abus.

L'*eau albumineuse* était souvent prescrite autrefois à la place de la diète hydrique ou à la suite pour en abréger la durée. Actuellement on y a beaucoup moins recours, car on craint le peu de fraicheur des œufs et la putréfaction de l'albumine dans l'intestin. Cette dernière éventualité n'est guère à redouter dans les diarrhées acides, où cette préparation peut avoir son utilité. Sa valeur alimentaire est d'ailleurs bien médiocre.

On la prépare en battant un ou deux blancs d'œufs dans un litre d'eau bouillie tiède.

Le *jaune d'œuf cru* peut être donné à titre d'aliment supplémentaire, à partir de 7 ou 8 mois, aux bébés affaiblis et anémiés, surtout aux tuberculeux. On l'incorpore dans du lait, dans du bouillon, dans une panade, etc.

La VIANDE, qu'il importe d'autoriser en temps voulu à la période du sevrage, fournit, dans certaines circonstances, même pour des bébés plus jeunes, un aliment utile.

On emploie la *viande de mouton crue*, finement pulpée et passée au tamis. On la délaye dans du bouillon, ou on l'incorpore à de la bouillie, à de la panade, à de la purée, à de la confiture, à de la conserve de roses. Les quantités varient avec l'âge et avec l'effet cherché. On peut la prescrire dès l'âge de 7 ou 8 mois, mais il est souvent difficile de la faire accepter par des enfants aussi jeunes.

Depuis longtemps, elle a été conseillée pour alimenter les bébés ayant une *diarrhée rebelle* au traitement habituel, à la suite du choléra infantile. Weisse (de Saint-Pétersbourg), Trousseau, Bouchut, le Pr Hutinel et bien d'autres en ont vanté les effets. Il ne faut pas la donner inconsidérément; elle est nuisible et même dangereuse dans les états aigus, où la diète hydrique est nécessaire, et chez les bébés constipés, ayant des selles fétides, dans lesquelles prédomine une flore anaérobie putréfiante, car elle favorise la pullulation de cette dernière.

Elle est utile encore chez les nourrissons anémiques, débilités et cachectiques, chez les tuberculeux et les syphilitiques, à condition que leur tube digestif puisse la supporter.

Dans tous les cas, il convient de commencer par des rations faibles, puis de les augmenter progressivement. Les premiers jours, comme l'a fait remarquer Trousseau, elle peut se retrouver dans les selles, surtout à l'examen microscopique, et celles-ci deviennent parfois fétides; il ne faut pas se préoccuper de cette fétidité, si elle reste passagère, et au bout de quelques jours les selles s'améliorent.

On aide la digestion de la viande crue en faisant prendre, chaque fois, 0 g. 10 ou 0 g. 20 de pepsine en paillettes et une ou deux cuillers à café de la préparation suivante :

Acide chlorhydrique.	0 g. 40
Sirop de limons.	50 —
Eau distillée	200 —

On utilise dans le même but le *suc gastrique naturel de porc* (dyspeptine) ou la *papaïne* (0 g. 10 ou 0 g. 20 en sirop).

A la place de viande crue, on peut avoir recours au *suc musculaire*, préparé suivant la méthode du Pr Charles

Richet. Il est indiqué principalement chez les cachectiques et les tuberculeux.

Un produit, obtenu par la digestion de la viande, soluble dans l'eau, la *somatose*, est souvent bien toléré par les bébés qui ne supportent pas d'autres albuminoïdes, à raison de une ou deux cuillers à café par jour.

Le *bouillon de viande*, bouillon de bœuf, de veau ou de poulet, rend de grands services pour l'alimentation d'enfants atteints de diverses formes de troubles digestifs. Bretonneau, Rilliet et Barthez, dans des cas de diarrhée persistante, entretenue par une intolérance pour le lait, l'employaient pour couper ce dernier.

Je n'ai pas besoin de vous apprendre la préparation du bouillon, qui est connue de tous. M. Marfan conseille de faire cuire, pendant une demi-heure ou trois quarts d'heure, 250 g. de viande dans un demi-litre d'eau, sans ajouter ni sel ni légumes, puis de remplacer l'eau évaporée par de l'eau bouillante. Il y a des cas, en effet, où les légumes peuvent contribuer à entretenir la diarrhée.

Cependant, dans maintes circonstances, l'addition de légumes n'a pas d'inconvénients. On peut même mélanger le bouillon de viande au bouillon de légumes, dont je vous parlerai tout à l'heure, et M. Moro a préconisé un mélange de décoction de carottes et de bouillon de viande.

La *soupe de carottes* se prépare ainsi. On fait bouillir, dans un litre d'eau, 375 g. de carottes pelées et coupées (c'est-à-dire 500 g. de carottes entières), pendant une demi-heure ou trois quarts d'heure, de façon à obtenir une masse réduite à 200 cm³. D'autre part, on fait, avec un litre d'eau et 500 g. de viande de bœuf, un bouillon, dans lequel on exprime à travers une fine passoire la masse précédente. On ajoute 5 g. de sel.

*
* *

Les **aliments tirés du règne végétal**, que l'on emploie dans l'alimentation des bébés malades, sont tous ceux que j'ai déjà étudiés à propos du sevrage. Je n'ai donc pas à vous les décrire à nouveau, mais à vous indiquer les modalités spéciales de leur préparation.

Les DÉCOCTIONS DE GRAINES DE CÉRÉALES sont à la portée de tous. Celles de *riz* et *d'orge*, appelées communément *eau de riz* et *eau d'orge*, sont d'usage très ancien.

Pour obtenir la première, on jette dans un demi-litre d'eau froide deux cuillers à soupe (30 g. environ) de riz en grain; quand celui-ci est gonflé, on complète le litre avec de l'eau bouillante et on fait bouillir le tout pendant une demi-heure; on passe sur un linge. Souvent on ajoute 40 ou 50 g. de sucre et 4 ou 5 g. de sel marin.

Pour l'eau d'orge, on emploie l'orge perlé, qu'il n'est pas nécessaire de faire gonfler dans l'eau froide. On peut la sucrer et la saler.

Ces décoctions, quand elles ne sont pas sucrées, n'ont pas de valeur alimentaire; elles servent à déguiser la diète hydrique.

L'eau de riz, a, par sa teneur en amidon, une action sédative et astringente sur la muqueuse intestinale. Elle constitue, comme je l'ai constaté *in vitro*, un mauvais milieu de culture pour les microbes.

L'eau d'orge est légèrement laxative.

La *décoction mucilagineuse d'avoine*, peu usitée chez nous, est souvent employée en Angleterre. Voici sa préparation, d'après le Pr Armand Gautier. On délaye 30 g. de farine d'avoine dans 200 g. d'eau chaude, on ajoute 700 g. d'eau et on fait bouillir quinze minutes en agitant : on met alors 50 g. de sucre et on passe sur un linge.

L'eau d'avoine, comme l'eau d'orge, est légèrement laxative. De même que l'eau de riz, on les mélange souvent au lait, quand les bébés ont de mauvaises selles, en choisissant l'une ou l'autre, suivant qu'elles sont ou trop fermes ou trop liquides.

L'*eau panée* se prépare en faisant bouillir dans l'eau, après émiettement, du pain légèrement grillé et en passant ensuite sur un linge ou une fine passoire. C'est un liquide comparable aux précédents.

Les décoctions de riz, d'orge, d'avoine, de pain contiennent une petite quantité de sels et de phosphore. Elles ne sont donc pas inutiles à la nutrition. Mais, si on cherche plus spécialement à combattre la dénutrition, il vaut mieux utiliser des produits plus complexes.

C'est ce but que se propose de réaliser la *tisane de céréales* de M. Springer. On fait bouillir, pendant trois heures, dans 4 litres l'eau, deux cuillers à soupe d'avoine, de blé, de maïs, d'orge, de riz, de seigle; on laisse refroidir, on passe sur un tamis fin et on sucre. Il existe des produits commerciaux qui évitent cette longue préparation.

Je vous ai parlé tout à l'heure des légumes que l'on peut incorporer au bouillon de viande. Un BOUILLON DE LÉGUMES simple a été préconisé par M. Méry, en 1903; il est entré depuis dans la pratique courante. Les proportions des légumes employés n'ont rien de fixe. Voici celles que nous avons adoptées avec le Pr Hutinel :

Carottes	50 grammes.	
Pommes de terre	40	—
Navets	10	—
Pois secs	āā 5	—
Haricots secs		
Poireau	N° 1.	
Eau	Un litre.	

On fait bouillir à petit feu pendant cinq heures dans une marmite couverte, on passe, on complète, au besoin, à un litre avec de l'eau bouillante et on ajoute 5 grammes de sel.

Il n'est pas toujours facile, dans la pratique, de peser les légumes. Plus simplement, comme le conseille M. Péhu, on met dans un litre d'eau une poignée de riz, une poignée de lentilles, une grosse pomme de terre, une carotte, un poireau; on fait cuire pendant deux heures; on jette sur une passoire et on ajoute au liquide 5 g. de sel.

Les préparations de ce genre peuvent être combinées de façons diverses. Je puis vous indiquer, par exemple, les mélanges de céréales et de légumineuses qui constituent la *décoction végétale* de M. Comby et la *gelée de céréales* du Pr Weill.

Ces diverses préparations ont peut-être certains avantages les unes sur les autres. En fait, dans les troubles gastro-intestinaux aigus, elles ne peuvent remplacer la diète hydrique, quand elle est indiquée. Dans ces cas, elles servent surtout à en abréger la durée apparente et sont utiles par le sel qu'elles contiennent. Comme avec l'eau salée, on constate que le poids ne diminue pas ou augmente, par suite de la fixation d'eau dans les tissus; il n'est pas rare même de voir apparaître des œdèmes. Il convient d'ailleurs de ne pas les donner inconsidérément et je vous dirai bientôt leurs principales indications. Assez souvent les selles des enfants, qui les prennent, restent mauvaises, glaireuses, verdâtres; leur flore se modifie peu; comme je l'ai constaté avec Rivet, on ne constate pas la réapparition du *Bacillus bifidus*. L'eau de riz est, en général, préférable chez les tout petits.

La valeur alimentaire de ces décoctions est presque nulle. Elles ne peuvent constituer qu'un aliment de transition.

Les FARINES DE CÉRÉALES et DE LÉGUMINEUSES demandent à être employées avec certaines précautions. En outre, alors qu'on n'en donne guère aux nourrissons normaux avant 8 mois, on est souvent amené à y avoir recours chez des bébés plus jeunes, quand ils sont malades.

On s'en sert pour la préparation de *bouillies*, que l'on fait plus ou moins épaisses suivant les indications.

Si elles sont destinées à de jeunes bébés, on emploie une cuiller à café de farine pour 100 g. d'excipient; elles sont alors claires et peuvent être prises au biberon.

Quand le lait est contre-indiqué, on les fait à l'*eau* ou au *bouillon de légumes*. On délaie la farine à froid dans le liquide, puis on fait cuire pendant quinze ou vingt minutes en remuant constamment.

Pour certains malades, on prescrit la *bouillie de babeurre*, dont je vous ai parlé tout à l'heure.

Si on veut employer le lait, tantôt on fait la bouillie comme pour les enfants normaux, tantôt on emploie du lait coupé ou du lait écrémé. On peut encore faire la bouillie à l'eau et y ajouter la quantité de lait voulue.

Il y a des cas où il est nécessaire de faciliter la digestion de la farine en faisant agir sur elle la *diastase de l'orge germée* ou *amylase*. Ces *bouillies maltosées* ont été introduites dans la pratique par MM. Czerny, Keller, Gregor, Sevestre et Demarque, Eugène Terrien. En Allemagne on emploie surtout la *soupe au malt de Keller* ou *Neutralnahrung* et la *soupe de Liebig*. En France, on n'utilise plus guère que la *soupe de Terrien*; c'est la seule dont je vous parlerai ; elle constitue un bon produit, quand elle est préparée suivant la technique précisée par cet auteur; il est nécessaire de s'y conformer, au risque d'obtenir de mauvais résultats.

La diastase de l'orge germée a, en effet, sur l'amidon une double action, qui se produit à des températures différentes. A 80° elle le liquéfie; à 70° elle le saccharifie, c'est-à-dire le transforme en maltose et dextrine. Or l'observation montre qu'il faut éviter cette action saccharifiante, car elle est nuisible.

Comme agent diastasique on peut employer une *infusion de malt* obtenue en faisant macérer pendant une demi-heure, entre 50° et 60°, dans 150 g. d'eau, 20 g. d'orge fraîche concassée dans un moulin à café. On se sert plus habituellement d'extraits de malt du commerce convenablement préparés.

On fait agir la diastase sur des bouillies à l'eau ou au lait coupé dans des proportions variables suivant les indications.

M. Terrien conseille les deux formules suivantes :

	1re formule.	*2e formule.*
Lait.	1/3 litre.	āā 1/2 litre.
Eau.	2/3 —	
Farine de riz. . . .	80 grammes.	60 grammes.

On délaie la farine dans le liquide froid, on fait cuire à petit feu, en remuant constamment, et on porte à l'ébullition. Au bout d'un quart d'heure on retire du feu. On laisse refroidir à 80°, en remuant toujours. On ajoute alors l'infusion de malt, en remuant, et on couvre avec un couvercle, pour éviter le refroidissement, qui est d'ailleurs très lent. La bouillie se liquéfie. Au bout de 10 minutes, on porte à l'ébullition pour détruire la diastase et on ajoute du sucre, 50 g. avec la première formule, 40 g. avec la seconde.

La préparation de la bouillie maltosée est assez délicate. Il en existe de bonnes marques commerciales. Le produit est réparti en bouteilles et stérilisé. Il peut se conserver et il suffit de faire tiédir au bain-marie au moment de l'emploi.

Les bouillies de Terrien ont respectivement une valeur nutritive de 761 et de 731 calories par litre. Elles sont donc, à ce point de vue, sensiblement comparables au lait de vache.

Elles sont bien acceptées par les enfants et donnent de bons résultats dans diverses formes d'affections gastro-intestinales, où le lait est mal toléré.

On peut les donner chez les jeunes nourrissons. Cependant, au-dessous de quatre ou cinq mois, elles ne sont pas toujours bien digérées et ne constituent pas un aliment parfait, à cause de la teneur élevée en hydrates de carbone et de la petite quantité d'albuminoïdes. Ces inconvénients disparaissent, si on ajoute une petite quantité d'un aliment azoté acide, dans lequel la caséine a déjà subi un commencement de solubilisation : lait caillé maigre, comme le propose M. Terrien, ou babeurre, comme je le fais depuis longtemps.

Indépendamment des bouillies, on precrira, suivant les indications et suivant les âges, des *panades*, des *purées*, dès *pâtes*, etc.

En outre, on associera en proportions variables, les différents aliments que je viens de passer en revue, de façon à constituer des *régimes*, correspondant aux multiples indications de la clinique.

Mais je dois m'arrêter; je n'ai que trop longtemps prolongé ce cours de cuisine. Vous verrez cependant que je n'ai pas abusé, quand nous étudierons l'alimentation dans les divers états pathologiques.

*
* *

Avec cette conférence, j'ai terminé l'étude des aliments destinés aux nourrissons malades.

1° Aux laits modifiés par divers procédés étudiés dans la précédente conférence, il faut joindre les laits ayant subi des fermentations dues à des bactéries ou à des levures. Ce sont : le *babeurre*, qui est un lait privé de beurre et acidifié; le *lait caillé* et notamment le *lait caillé bulgare*, obtenu avec un ferment lactique spécialisé, qui, au contraire du produit précédent, est riche en graisse; le *Kéfir*, résultat de fermentations plus complexes, que l'on fait soit avec du lait pur, soit avec du lait écrémé.

2° On utilise encore, le *fromage Petit-Suisse* pour réaliser un régime sec; des *produits à la caséine*; le *lait d'ânesse*.

3° En plus du lait, le règne animal offre au médecin, comme aliments de régime, l'*eau albumineuse*, le *jaune d'œuf cru*, la *viande de mouton crue*, le *suc musculaire*, le *bouillon de viande*; ce dernier, mélangé à de la décoction de carottes, constitue la *soupe de carottes*.

4° Avec les aliments appartenant au règne végétal, on fait des *décoctions* de riz, d'orge, d'avoine, l'*eau panée*, une *tisane de céréales*, du *bouillon de légumes*, etc.

Les farines servent à préparer des *bouillies* à l'eau, au bouillon de légumes, au babeurre, au lait. Pour en faciliter la digestion, il est souvent utile de les liquéfier au préalable par la diastase de l'orge germée et d'employer des *bouillies maltosées*.

5° Tous les aliments, que j'ai passés en revue dans cette leçon et dans la précédente, permettent d'établir des *régimes* variés, appropriés à l'âge des malades et aux affections dont ils sont atteints.

DIX-HUITIÈME CONFÉRENCE

L'ALIMENTATION DES NOURRISSONS PRÉSENTANT DES TROUBLES DIGESTIFS

CONSIDÉRATIONS GÉNÉRALES. — Difficultés du problème. Médications et diète. But des régimes. Aliments et manière de les donner. Régimes de restriction; leurs inconvénients. Diagnostic et étiologie des troubles digestifs. Classification de ces troubles : symptômes et syndromes cliniques.

ALIMENTATION DES ANOREXIQUES. — Variations de l'appétit. Anorexie mentale.

ALIMENTATION DES VOMISSEURS. — *Vomissements dus à une réglementation défectueuse de l'alimentation.* Hyperalimentation, hypoalimentation, aliments impropres pour l'âge du bébé. — *Vomissements dus à la nature des aliments.* Laits de femme pauvres et riches. — *Vomissements par troubles fonctionnels et lésions de l'estomac.* Vomissements par aérophagie. Spasmes du cardia. Spasmes et sténoses hypertrophiques du pylore. — *Vomissements de causes difficiles à préciser.* Emploi du lait pegniné, du lait à l'atural, du lait hypersucré, du kéfir, du régime sec, du lait sec, des bouillies épaisses. Intolérance pour le lait. — *Règles à suivre* pour l'enfant au sein, pour l'enfant au biberon, pour le sevré. — *Vomissements provoqués par la toux.*

ALIMENTATION DES CONSTIPÉS. — *Constipation habituelle ou essentielle-* Hypoalimentation. Digestions trop actives dans l'allaitement naturel. — Rôle de l'allaitement artificiel ; emploi du lactose, des décoctions d'orge, d'avoine, des farines. — A la période du sevrage : abus du lait, des œufs, de la viande, des sucreries.

CONCLUSIONS.

En passant en revue les aliments destinés aux nourrissons malades et en vous exposant leurs modes de préparation, je n'ai accompli qu'une partie de ma tâche et, à la vérité, la plus facile. Il nous faut maintenant apprendre à les employer à propos, à choisir celui ou ceux qui conviennent aux malades que nous soignons. C'est, fréquemment, une œuvre très délicate : il n'est pas toujours aisé de préciser les indications cliniques qui doivent nous orienter. Trop souvent on prescrit un régime qui, souverain dans tel cas, est nuisible dans tel autre; trop souvent on continue une alimentation qui, opportune pendant quelque temps, devient dangereuse par sa prolongation.

L'alimentation des nourrissons présentant des troubles digestifs mérite la première place, parce que ceux-ci sont particulièrement fréquents et parce que, dans la plupart des autres états pathologiques, les régimes sont subordonnés au fonctionnement, plus ou moins modifié secondairement, de l'estomac, de l'intestin et de leurs glandes annexes.

Dans le traitement des troubles digestifs il ne faut certes pas négliger l'emploi des *médications*. Souvent elles constituent des adjuvants précieux; il serait dangereux de ne pas prescrire, en temps voulu, des purgatifs ou des laxatifs, des alcalins ou des acides, des absorbants ou des antiseptiques intestinaux, des lavages de l'estomac ou de l'intestin, des injections de solutions physiologiques salines ou glucosées, des fomentations chaudes ou froides sur l'abdomen, des bains.

Mais les troubles digestifs risqueraient fort de persister et de s'aggraver, si, en même temps, on n'ordonnait pas une *diète* convenable. Il n'est pas rare de les voir s'améliorer et guérir sans médicaments; il est bien exceptionnel, au contraire, de voir des médicaments, même les plus judicieusement choisis, donner, à eux seuls, un tel résultat.

En instituant un régime, on se propose un double but : *corriger les erreurs*, qui sont souvent à l'origine des phénomènes morbides observés; *introduire dans le tube digestif des substances*, qui soient facilement digérées et qui, par elles ou par leurs dérivés, ne soient ni irritantes localement, ni, une fois absorbées, dangereuses pour l'économie.

Un régime comprend non seulement l'*emploi des aliments* présentant les qualités requises, mais encore la *manière de les donner*. Nul ne discute la première de ces propositions. Beaucoup négligent la seconde; ils ne s'occupent ni des quantités, ni des intervalles des prises. Or, un principe essentiel, et il ne faut jamais l'oublier, est de toujours procéder *progressivement*, de tâter la susceptibilité du malade et de l'accoutumer, de donner d'abord des doses faibles, puis des doses de plus en plus fortes, jusqu'à la ration complète.

Autre considération. En général, les régimes sont des *régimes de restriction*. Ils comportent la suppression ou la diminution de telle ou telle substance alimentaire, une ration insuffisante, l'hypoalimentation. Or les nourrissons, je vous l'ai dit maintes fois, perdent beaucoup de chaleur par leur surface cutanée, ont une croissance active, et ces phénomènes sont d'autant plus marqués qu'ils sont plus jeunes. D'autre part, ils ont besoin d'une certaine proportion des différents principes nutritifs, matières azotées, graisses, hydrates de carbone, sels. Pour chacun, il existe un minimum, au-dessous duquel il convient de ne pas descendre, et la substitution de certains d'entre eux à d'autres, suivant les lois de l'isodynamie, n'est pas sans inconvénients, si elle est trop prolongée. Aussi importe-t-il de n'instituer les régimes que pendant le temps strictement nécessaire pour obtenir l'effet cherché, de faire son possible pour se rapprocher petit à petit du régime normal et finalement y revenir.

Ayez toujours ces quelques considérations générales présentes à l'esprit; elles vous éviteront bien des mécomptes.

Les troubles digestifs, que l'on observe chez les nourrissons sont nombreux et variés. Il importe, avant tout, dans chaque cas particulier de les *définir* et de découvrir leur *cause*.

Interrogez minutieusement les parents et les nourrices sur les symptômes que présente le bébé. Renseignez-vous sur son appétit ou sur sa soif; demandez s'il a des régurgitations ou s'il vomit, si ses selles sont normales ou modifiées comme nombre, comme volume, comme aspect, comme odeur; si son caractère est chargé, s'il crie, s'il dort mal, s'il est somnolent, s'il maigrit. Faites-vous montrer les matières et au besoin provoquez leur étude au laboratoire. Examinez avec soin l'enfant : notez son facies, son embonpoint, sa taille, l'état de la peau et du tissu cellulo-adipeux sous-cutané; explorez l'abdomen, les principaux organes, les fonctions nerveuses; analysez les urines et, au besoin, faites le dosage de l'urée dans le liquide céphalo-rachidien ou le sang.

N'oubliez pas d'enquêter sur la santé du père et de la mère, sur les circonstances de la grossesse et de l'accouchement.

Précisez enfin le mode d'alimentation. L'enfant est-il nourri au sein, élevé artificiellement ou à l'allaitement mixte? Reçoit-il d'autres aliments que le lait? Ses repas sont-ils bien réglés et les rations sont-elles bien comprises? La nourrice est-elle bien portante et soumise à une hygiène convenable? Quel est le lait de vache utilisé? etc., etc. Rappelez-vous ce que je vous ai dit, à ce sujet, dans des conférences précédentes.

C'est seulement, après avoir recueilli ces données que vous pourrez porter un *diagnostic* exact, reconnaître l'*origine* et la *pathogénie* des phénomènes, prescrire le régime convenable.

Tantôt un SYMPTÔME prédomine ou paraît isolé : *anorexie*, *vomissement*, *constipation*.

Tantôt les phénomènes sont plus complexes; l'association de troubles digestifs et de troubles de l'état général réalise des SYNDROMES CLINIQUES, sur la pathogénie desquels on discute et on discutera longtemps; pour ne rien préjuger, nous les avons réunis, avec le Pr Hutinel, dans les *Maladies des enfants*, sous la dénomination d'AFFECTIONS GASTRO-INTESTINALES.

Je vais étudier successivement l'alimentation des enfants qui présentent ces symptômes et ces syndromes.

*
* *

L'anorexie cause parfois de grands soucis aux parents et aux médecins.

L'*appétit* est très variable chez les bébés.

Le plus souvent, ils prennent volontiers le sein ou le biberon qu'on leur présente, ne le quittent que rassasiés et se mettent à crier quand l'heure du repas approche.

Certains réclament avec insistance et ne sont jamais satisfaits, même alors que leur ration alimentaire est amplement suffisante; il faut se garder de leur céder trop rapidement.

D'autres, au contraire, n'ont jamais faim. Ils laissent passer sans protester l'heure du repas et s'amusent pendant celui-ci, qui se prolonge indéfiniment; il faut que la nourrice s'ingénie pour arriver à les faire boire. Il convient, en pareille occurence, de rechercher la cause :

souvent on n'en trouve aucune; souvent il s'agit de débiles; fréquemment ce sont des enfants suralimentés, mal réglés, ou souffrant de troubles gastro-intestinaux. Un traitement approprié suffit alors pour rendre l'appétit.

Dans des cas relativement exceptionnels, le bébé refuse complètement de se nourrir; il s'agit d'une véritable *anorexie mentale*, comparable à cette anorexie si commune chez les fillettes au voisinage de la puberté. M. Forscheimer, M. Crozer Griffith, M. Buffet-Delmas, M. Comby, M. Hallé en ont publié des exemples. Le bébé maigrit, se cachectise, présente le tableau de l'inanitié; finalement on est obligé de le nourrir à la sonde, pour éviter une issue fatale. Le malade de M. Buffet-Delmas, devenu anorexique à l'âge de 22 mois, dut être soumis à des gavages quotidiens jusqu'à près de 3 ans.

J'ai eu l'occasion d'observer un bébé, né le 15 septembre 1911, qui présenta une anorexie persistante vers 15 mois. Fille de parents très nerveux et arthritiques, pesant 2 kg. 950 à la naissance, elle s'était développée régulièrement, grâce à une bonne nourrice; mais toutefois elle avait peu d'appétit, elle était restée petite et à 14 mois ne pesait que 9 kg. 100. A ce moment, au début de décembre 1912, sans cause appréciable, elle refuse toute alimentation et se met à maigrir; son poids tombe à 8 kg. 300. On varie les aliments : bouillies au lait, potages au bouillon de légumes ou de viande, panades, purées, jaunes d'œufs, viande hachée sont essayés tour à tour sans grand succès; c'est avec de grandes difficultés qu'on arrive à lui faire prendre un peu de nourriture. On se prépare à la gaver, quand, au bout d'un mois, elle se remet à manger et à augmenter de poids. A 2 ans, elle pesait 11 kg. 600. Je dois signaler les services rendus par la somatose, qu'elle prenait volontiers et digérait bien.

Il va sans dire qu'il convient d'avoir recours aux médications stomachiques, à l'hydrothérapie, à l'aération, aux injections de sérum, etc. Parfois il est nécessaire de séparer le bébé d'une mère ou d'une nourrice trop nerveuses; c'est fort justement que M. Hallé recommande de le changer de milieu.

*
* *

Les nourrissons qui ont des vomissements sont légion. Je ne parle pas de ceux qui, à la suite d'une tétée trop rapide ou trop copieuse, régurgitent immédiatement quelques gorgées de lait. J'ai seulement en vue ceux qui, plus ou moins longtemps après le repas, rejettent par la bouche, généralement sans nausée préalable et sans grands efforts, un liquide qui varie, suivant les cas, par son abondance, par son aspect, par sa coloration, par son odeur.

Le traitement de ces vomissements, que j'ai déjà abordé ici dans une leçon publiée par *la Clinique* du 25 juin 1909, est souvent bien décevant. Il nécessite l'emploi de médications et d'aliments appropriés.

Avant de prescrire un régime, il faut tout d'abord diagnostiquer la cause des vomissements. Il est bien évident que, s'ils sont provoqués par une méningite, une péritonite, une atrésie du pylore ou de l'intestin, toute tentative restera inefficace. De même, s'ils sont liés à une des variétés d'affections gastro-intestinales, que j'étudierai plus tard, c'est le traitement de cette dernière qu'il faut instituer.

Ces faits mis à part, il en reste encore bien d'autres à

passer en revue. Dans certains cas, on peut incriminer une *réglementation défectueuse de l'alimentation*, la *nature des aliments*, des *troubles fonctionnels* ou des *lésions de l'estomac*. Dans d'autres, par contre, on ne trouve aucune explication valable; le bébé est un *vomisseur*, sans qu'on sache pourquoi. Parfois enfin c'est la *toux* qu'il est facile de mettre en cause.

La RÉGLEMENTATION DÉFECTUEUSE DE L'ALIMENTATION est une cause fréquente de vomissements. Je vous ai déjà parlé, à plusieurs reprises, de son influence néfaste. Les repas sont trop fréquents; les rations sont trop fortes ou trop faibles et il y a *hyperalimentation* ou *hypoalimentation*; les *aliments ne sont pas appropriés* à l'âge de l'enfant.

Souvent la faute est grossière et facile à découvrir. Parfois, quand il s'agit de suralimentation et surtout d'hypoalimentation, elle reste méconnue, si le médecin n'est pas suffisamment averti et ne sait pas, au milieu de circonstances étiologiques complexes, reconnaître la principale.

Il suffit, en général, de régulariser les heures des repas, de donner des rations convenables pour faire cesser les vomissements. Les résultats sont surtout rapides chez les hypoalimentés; du jour au lendemain, les digestions deviennent normales et le poids se met à augmenter. Il n'en est pas toujours de même, quand il s'agit de bébés mal réglés ou hyperalimentés; alors souvent le fonctionnement de l'estomac et de l'intestin est troublé, il y a de la dyspepsie, et on est obligé d'avoir recours aux procédés que je vais étudier.

La NATURE DES ALIMENTS intervient à des titres divers.

Je ne parle pas, pour le moment, des cas où le bébé, convenablement réglé, vomit un lait qui semble très bon et qui est bien toléré par un autre nourrisson.

Je n'insiste pas non plus sur ceux où on donne prématurément aux nourrissons, avant l'âge voulu, soit du lait de vache pur, soit des bouillies, des panades, des pommes de terre et d'autres aliments souvent grossièrement préparés.

J'ai en vue seulement ceux où l'aliment est nuisible par lui-même. Dans l'espèce, il s'agit de laits ayant une composition chimique anormale, de laits contenant des substances toxiques éliminées par la mamelle, de laits adultérés après la traite.

Rappelez-vous ce que je vous ai dit des troubles qui en résultent, soit dans l'allaitement naturel ou artificiel, soit au moment du sevrage. Il suffit de passer en revue les causes susceptibles d'intervenir, pour être amené à les supprimer.

Il y a, dans cet ordre de faits, quelques notions particulières à relever. Un bébé a des vomissements, accompagnés ou non de mauvaises selles et de troubles du développement. Pourtant il est au sein et bien réglé; il prend des rations normales comme quantité. L'analyse du lait est indiquée : elle décèle tantôt un *lait pauvre* en caséine ou en beurre, tantôt un *lait riche* en ces mêmes éléments; il s'agit, somme toute, d'hypoalimentation ou d'hyperalimentation qualitatives.

L'examen de la femme révèle alors, assez souvent, une mauvaise santé et conduit à interrompre l'allaitement; il faut ne le faire, bien entendu, qu'à bon escient.

D'autres fois, la nourrice paraît seulement soumise à une mauvaise hygiène générale ou alimentaire, qu'il convient de modifier. Si le lait est pauvre, parce qu'elle est surmenée et mal alimentée, on lui prescrit le repos et un régime substantiel. Si, au contraire, le lait est trop riche, parce qu'elle a une vie sédentaire, on lui fait prendre de l'exercice, on diminue la ration alimentaire et on en modifie la composition. Bien que l'influence du régime sur la teneur du lait en albumine et en beurre soit discutée, comme je vous l'ai déjà dit, il convient, suivant le conseil de M. Barbier, de supprimer les farineux, les graisses, les ragouts, les fritures, les sucres, la bière, les vins généreux; de prescrire peu de viande, des viandes maigres, des poissons plats, des légumes verts, des fruits.

Dans le dernier cas, d'ailleurs, ne vous en tenez pas là. Parallèlement, vous vous trouverez bien, presque toujours, de diminuer la quantité de lait de femme prise par l'enfant et d'instituer, pendant plus ou moins longtemps, l'allaitement mixte, soit avec du lait de vache coupé d'eau, soit avec du lait écrémé ou du babeurre, soit avec du lait d'ânesse. Le mieux est de donner chaque fois le sein, en limitant la durée de la tétée et en la pesant, puis de compléter la ration avec l'aliment choisi; le repas comprendra ainsi seulement la moitié, le tiers ou le quart de lait de femme.

Les vomissements, s'ils ne sont pas trop anciens, disparaissent, en général, assez vite avec ce régime. Il ne sera, du reste, que transitoire et, au bout de quelque temps, on essaiera d'augmenter progressivement la ration de lait de femme. Mais souvent l'allaitement mixte doit être poursuivi pendant longtemps. Cette pratique est préférable, à moins que l'enfant ne pâtisse, à la suppression de l'allaitement maternel ou au changement de nourrice.

Ces faits ne sont pas isolés; ils voisinent avec ceux,

dont je vais vous parler, où, pour des raisons diverses, le bébé vomit, parce que son aptitude à digérer et à assimiler les albumines et les graisses est abaissée.

Parmi les vomissements dus aux TROUBLES FONCTIONNELS et aux LÉSIONS DE L'ESTOMAC, ceux qui ont une origine mécanique sont les mieux connus.

En premier lieu, se placent les *vomissements par aérophagie.* M. Guinon en a rapporté une observation en 1904. Mais ce sont surtout MM. Lesage, Leven et Barret qui, en 1908, ont montré leur fréquence et expliqué leur mécanisme, grâce à la radioscopie.

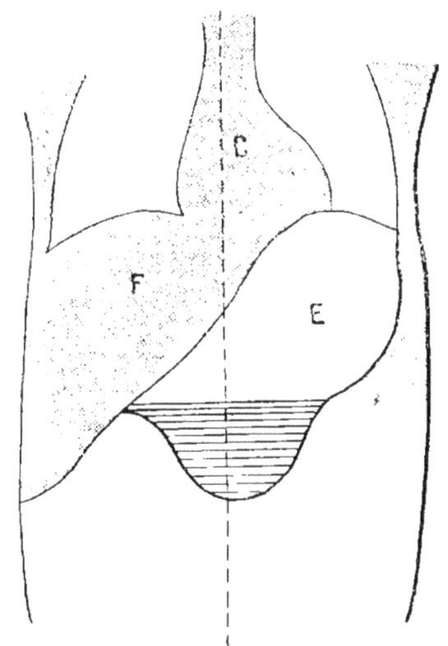

Fig. 28. — Examen radioscopique de l'estomac d'un nourrisson aérophage. (Leven et Barret.)

Le nourrisson est normalement aérophage. Comme vous le montrent les radioscopies, que je vous ai déjà présentées (fig. 10), il déglutit de l'air en tétant, mais l'air s'évacue par le cardia au fur et à mesure que le lait pénètre dans l'estomac.

Il n'en est plus de même, quand l'enfant déglutit une quantité trop faible de lait, généralement par suite de l'hypogalactie de la nourrice; l'estomac, distendu par l'air, ainsi que vous le voyez sur ce dessin (fig. 28), ne se contracte pas, comme à l'état normal, à la fin de la tétée; au bout de quelque temps seulement, il se produit une brusque contraction réflexe, qui provoque le vomissement.

Un phénomène analogue a lieu, quand le biberon est mal tenu pendant que l'enfant le prend; celui-ci avale plus d'air que de lait.

Reconnaître la cause, c'est trouver le remède. Si la nourrice est insuffisante, il ne faut pas laisser sucer le sein trop longtemps; il convient de réaliser l'allaitement mixte ou de la changer; le biberon ne provoque pas le vomissement. Dans l'allaitement artificiel, il faut veiller à ce que le biberon soit correctement donné.

L'aérophagie est encore une des causes, tout au moins la principale, des vomissements dans l'hypoalimentation; les repas copieux arrêtent les vomissements des hypoalimentés comme ceux des aérophages.

Une autre variété de vomissements par aérophagie est due à un *spasme du cardia*. La tétée est bonne, mais, au bout de quelques instants, survient un vomissement. Bientôt l'alimentation devient impossible. La radioscopie montre que l'estomac se distend graduellement pendant la tétée, l'air ne le quittant pas à mesure que le lait y pénètre.

Il faut bien distinguer cette forme de la précédente. Chez un bébé de vingt-huit jours qui vomissait depuis la naissance, MM. Leven et Barret ont arrêté les vomissements avec des tétées peu abondantes et rapprochées, grâce auxquelles la tension gazeuse intra-gastrique était diminuée.

Le spasme du cardia, dans d'autres cas, intervient par l'obstacle qu'il apporte au passage des aliments. Il en était ainsi chez une fille de 9 mois, observée par MM. Méry, Guillemot et Arrivé. En pareil occurence, le lait, comme tous les liquides, franchit difficilement le rétrécissement et exagère le spasme. Il faut donner des repas fréquents, répétés toutes les heures et demie ou 2 heures, peu copieux et composés d'aliments épais, tels que des bouillies ou des purées. Ces faits sont heureusement rares.

Les *spasmes et les sténoses hypertrophiques du pylore* causent des vomissements, qui, par leur répétition entraînent souvent l'inanition, la cachexie et la mort. Leur évolution très variable ne permet pas, au début, de porter un pronostic. En tous cas, avant de recourir à l'intervention chirurgicale, il faut essayer du traitement médical et en particulier surveiller minutieusement l'alimentation. MM. Fredet et Guillemot, dans un rapport publié au VIe *congrès de gynécologie, d'obstétrique et de pédiatrie*, en 1910, ont bien mis en évidence l'importance de cette dernière. On ne doit pas suivre le conseil du Pr Heubner, de laisser téter les malades à volonté sans s'occuper des vomissements.

Vous vous préoccuperez de la façon d'introduire des aliments, de la fréquence et du volume des repas, du choix des aliments. Le but est de mettre l'estomac au repos, tout en fournissant une ration suffisante.

L'estomac est presque toujours en imminence de spasme. Les mouvements de succion et de déglutition suffisent, au dire de M. Batten et de M. Ashby, à le provoquer et favorisent le vomissement; d'autre part, l'aérophagie est souvent exagérée. Il convient donc de suspendre les tétées, de donner le lait de femme à la cuiller, au besoin glacé, parfois même de se servir d'une sonde introduite par la bouche ou par le nez.

Une ration alimentaire réduite, des repas fréquents et peu abondants sont utiles pour mettre l'estomac au repos. Au moment d'une crise de vomissements, on donne de l'eau bouillie glacée par cuillers à café. Plus tard, on fait prendre 15 ou 20 g. d'aliment toutes les heures et demie, dix ou douze fois par 24 heures; puis on augmente progressivement les rations de 5 g. tous les 2 jours jusque vers le 15e jour. Dès lors, on accroît le volume des repas, en réduisant leur nombre à neuf, puis à huit. On s'arrête momentanément, si les vomissements augmentent ou reprennent.

D'après M. Tobler, la graisse exagère la rétention gastrique. Il est donc indiqué de la réduire dans l'alimentation, et cette notion constitue un guide pour le choix des aliments. En principe, il faut d'abord essayer du lait de femme, en donnant le premier lait de la tétée, moins riche en beurre, et, à la rigueur, en donnant le lait centrifugé; mais il n'est pas toujours toléré. Alors on a recours au lait d'ânesse ou au lait de vache, totalement ou partiellement écrémé. D'autres fois, le kéfir maigre ou le babeurre sont mieux acceptés; ce dernier a donné de bons résultats à MM. Shager, Tugendreich, Bloch, Jacobson. D'autres fois le lait pegniné ou les bouillies maltosées sont préférables. Le bouillon de poulet peut rendre des services au début de la réalimentation.

Il n'y a donc pas une alimentation univoque des nourrissons atteints de sténose du pylore. Il ne faut pas craindre de tâtonner, en se conformant aux données générales que je viens de mentionner.

Il va sans dire que, simultanément, on aura recours à la médication antispasmodique et stimulante. MM. Fuhrmann, Fredet et Guillemot conseillent, comme méthode d'alimentation auxiliaire, des lavements de 30 a 60 cm^3 de lait de femme.

On n'arrive pas toujours à ranger les vomissements

dans les groupes précédents. Souvent leur CAUSE ÉCHAPPE OU RESTE HYPOTHÉTIQUE. Dans ces cas, on est autorisé à avoir recours à divers régimes, dont l'observation montre la valeur.

Le *lait pegniné*, le *lait à l'atural* peuvent avoir une heureuse action, bien qu'ils soient basés sur des principes contradictoires, comme je vous l'ai dit.

Le *lait condensé hypersucré* ou le *lait hypersucré avant la stérilisation* arrêtent souvent d'une façon rapide les vomissements, comme l'a montré M. Variot.

Le lait condensé employé par lui est celui dont je vous ai déjà parlé. On en dissout 250 g. dans la quantité d'eau bouillante nécessaire pour obtenir un litre de liquide. La composition chimique de ce litre est, en moyenne, d'après M. Lavialle :

Eau	807 g. 5
Extrait à 100°	192 g. 5
Beurre	27 g. 12
Caséine	21 g. 25
Cendres	4 g. 75
Phosphates minéraux	2 g. 10
Lactose	28 g. 55
Saccharose	99 g. 4

Sa valeur calorigène est de 850 calories.

Le lait hypersucré s'obtient avec du lait ordinaire ou du lait homogénéisé; on ajoute 100 g. de sucre par litre et on stérilise à 108° pendant 3/4 d'heure. La valeur calorigène d'un tel lait atteint 1 200 calories.

Avec ces laits, non seulement les vomissements cessent, mais le poids augmente, l'état général s'améliore, les selles se régularisent.

La quantité à donner, d'après M. Silvestre, s'obtient, étant données les différences de calories fournies par le lait ordinaire et par le lait condensé hypersucré, en multipliant la ration en lait de vache par 0,824.

Le *kéfir* a, comme je vous l'ai déjà dit, une action antiémétique des plus manifestes. M. Péhu a pu écrire, à juste titre : « le Képhir est surtout indiqué dans les cas de vomissements habituels, paroxystiques, par intolérance gastrique, rebelles à divers moyens thérapeu-

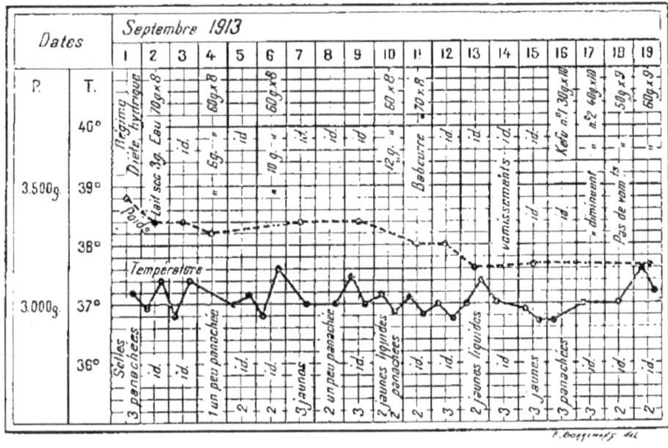

Fig. 29. — Enfant de deux mois et demi (A. 2880). — Vomissements et mauvaises selles depuis trois semaines. — Arrêt des vomissements avec le Kéfir.

tiques ». Vous pouvez constater sur cette courbe (fig. 29) la rapidité avec laquelle il peut arrêter les vomissements.

Quand l'intolérance gastrique existe surtout à l'égard des liquides, il y a avantage à donner des aliments épais. C'est dans ces cas que sont indiqués le *régime sec* de M. Gallois, le *lait sec* en dilution concentrée, les *bouillies épaisses* à l'eau, au bouillon de légumes ou au lait. Suivant le conseil de M. Aviragnet, qui a constaté les bons effets du lait sec, il convient alors d'introduire dans l'organisme la quantité d'eau nécessaire au moyen d'injections de sérum ou de lavements d'eau bouillie ;

les instillations rectales lentes de sérum physiologique sont tout indiquées.

L'addition d'une petite quantité de farine au lait le fait parfois tolérer. M. Variot conseille de délayer une cuiller à café de farine d'avoine ou de froment dans la ration de lait chaud, ou encore d'additionner le lait d'un tiers d'*eau de riz* assez épaisse. Les *bouillies maltosées* ont leurs indications dans ces circonstances.

Enfin il y a des bébés *intolérants pour le lait*. On doit le supprimer et ne donner, pendant quelque temps, que du bouillon de légumes, du bouillon de poulet et des bouillies à l'eau, au besoin maltosées.

Je me suis étendu sur ces diverses méthodes, sans pouvoir, malheureusement, vous donner des indications très précises pour l'emploi des unes et des autres. C'est que, ignorant généralement pourquoi le bébé vomit, il n'est pas possible d'instituer une alimentation rationnelle. Il est donc indispensable d'avoir à sa disposition des ressources variées. On est amené, dans bien des cas, à essayer successivement plusieurs aliments jusqu'à ce qu'on trouve le bon.

En principe, vous pourrez vous comporter de la façon suivante.

L'enfant est au sein. — Ne vous hâtez pas de changer de nourrice. Assurez-vous qu'il n'y a aucune cause d'altération du lait et au besoin faites-en faire l'analyse. Assurez-vous que l'allaitement est bien réglé et cherchez du côté de l'enfant s'il n'y a pas une cause susceptible d'expliquer les vomissements. Si l'enquête est négative, réalisez l'allaitement mixte avec du lait homogénéisé, ou avec du kéfir, ou avec les autres aliments indiqués. Si vous n'obtenez pas de succès, essayez le changement de nourrice ou suspendez momentanément l'allaitement naturel. Certains enfants, rares heureusement, sont, en effet, complètement intolérants pour le lait de femme.

L'enfant est au biberon ou est sevré. — Après la même enquête que précédemment, essayez des divers régimes en tenant compte de l'âge et des circonstances. Parfois, le mieux est d'avoir recours à l'allaitement naturel.

Parallèlement, essayez les *médicaments*, qui ont été préconisés : eau de Vichy, eau de chaux, citrate de soude, pepsine, papaïne, etc. ; les *applications chaudes* sur l'épigastre, etc. Je n'ai pas le loisir de m'arrêter sur cette partie de la thérapeutique des vomissements.

Souvent d'ailleurs, les vomissements de l'enfant sont liés à un ensemble de troubles portant sur l'estomac et sur l'intestin, à des affections gastro-intestinales, je vous en parlerai la prochaine fois.

Avant d'en finir avec les vomissements, deux mots sur les VOMISSEMENTS PROVOQUÉS PAR LA TOUX. Ils se produisent dans les affections rhino-pharyngées, dans les adénopathies trachéo-bronchiques, surtout dans la coqueluche. Au cours de cette dernière ils peuvent rendre l'alimentation impossible et entraîner une cachexie grave.

On augmente au besoin le nombre des tétées ou des repas, en les donnant alors moins copieux. Si l'enfant vomit au cours d'une quinte, on lui redonne à boire ou à manger aussitôt après. On lui fournit une alimentation substantielle sous un petit volume, en rapport avec son âge. On le laisse immobile après le repas.

* * *

La **constipation** est, pour certains enfants, une véritable maladie.

Comme les vomissements, elle constitue un syndrome relevant de causes nombreuses. Il faut les découvrir avant de la traiter et de conseiller un régime alimentaire.

Je n'ai à m'occuper ici que de la variété de CONSTIPATION HABITUELLE, dite encore CONSTIPATION ESSENTIELLE, qui est sous la dépendance plus ou moins directe de l'alimentation.

Elle constitue un symptôme de l'*hypoalimentation* dans l'allaitement naturel ou artificiel. Les selles sont rares, liquides et glaireuses, comme des selles d'entérite. Il y a des vomissements. Une ration convenable fait disparaître tous ces troubles.

Le *nourrisson au sein* a parfois des selles rares, mais normales; il tette bien et suffisamment, il s'accroît normalement et même d'une façon intense. On admet que le lait est absorbé presque en totalité et ne laisse que peu de résidus dans l'intestin. Il ne faut pas se préoccuper outre mesure de ce phénomène et changer le régime. Par contre, si le bébé pousse mal, le lait peut être pauvre en graisse et être trop aqueux : il convient de modifier le régime de la nourrice, d'instituer l'allaitement mixte et même de changer de nourrice, si les troubles persistent.

Quelquefois les selles sont fermes, en même temps que rares. On peut remarquer alors que la nourrice a un régime trop azoté et est elle-même constipée. Il faut modifier alors le régime de cette dernière, diminuer la viande, les œufs, etc., lui donner des légumes herbacés, des fruits cuits, des boissons rafraîchissantes.

Au cours de l'*allaitement artificiel*, la constipation est beaucoup plus commune. Monti l'a attribuée à la trop grande richesse du lait de vache en caséine, le Pr Jacobi à la moindre quantité de lactose, d'autres à sa forte teneur en sels de chaux, d'autres encore à l'abaissement du taux des graisses par suite du coupage.

Quoi qu'il en soit, en pareil cas, on sucre le lait avec du *lactose*; on le coupe avec de l'*eau d'orge* ou avec la *décoction mucilagineuse d'avoine*. Dès qu'il est possible, on mélange au lait un peu de farine; à ce point de vue les bouillies maltosées ont leur utilité, de même que, de temps en temps, les bouillies de bouillon de légumes.

A la *période du sevrage*, la prolongation de l'allaitement exclusif et l'abus du lait sont une cause de constipation. Il faut savoir, en temps voulu, introduire dans le régime des bouillies, de la panade, des purées de pomme de terre, des potages au bouillon de légumes. On fera les bouillies principalement avec de la farine d'orge et d'avoine. Les fruits cuits en compote, le miel ont aussi leur utilité.

Rappelez-vous également le rôle joué par l'abus des farines contenant du *cacao* et du *chocolat*, par l'*abus des œufs* et de la *viande*, par l'abus des *sucreries*. Il suffit de connaître ces causes pour les supprimer.

* * *

Pour mener à bien l'alimentation des nourrissons qui présentent des troubles digestifs, il faut corriger les erreurs de régime commises et n'introduire dans le tube digestif que des substances faciles à digérer et ne laissant pas de produits nuisibles. A côté du choix des aliments, la manière de les donner joue un grand rôle. Il faut toujours procéder progressivement, mais on doit se méfier de prolonger trop longtemps des régimes sévères de restriction.

Le médecin ne doit instituer les régimes qu'après avoir, pour le malade en cause, posé le diagnostic exact de la variété de troubles digestifs, qu'il présente, et élucidé, dans la mesure du possible, la cause et la pathogénie.

Un certain nombre de symptômes, qui tiennent une place prédominante, entraînent des indications diététiques spéciales : ce sont l'anorexie, les vomissements, la constipation. Mais il ne faut pas oublier qu'ils sont souvent la conséquence d'un trouble plus général; celui-ci dicte la conduite à tenir.

DIX-NEUVIÈME CONFÉRENCE

L'ALIMENTATION DES NOURRISSONS PRÉSENTANT DES TROUBLES DIGESTIFS (*Suite*)

Les diarrhées des nourrissons; syndromes cliniques.
PRINCIPES ESSENTIELS. — Propriétés des aliments. Rations alimentaires : régimes de restriction; réalimentation progressive.
CHOIX DES RÉGIMES. — Formes aiguës; formes subaiguës ou chroniques. — Renseignements fournis par l'examen des matières fécales : deux modalités principales; régimes correspondants.
ALIMENTATION SUIVANT LES FORMES CLINIQUES. — AFFECTIONS GASTRO-INTESTINALES AIGUËS. — *Formes aiguës chez les bébés à la période d'allaitement.* Diète hydrique. Réalimentation dans les formes légères, dans les formes sévères : technique et aliments. Cas particuliers : choléra infantile; fermentations fétides et variété dysentériforme. — *Formes aiguës survenant à la période du sevrage.* Premier et second type. — *Formes à reprises et à rechutes.* — *Formes prolongées.* — *Affections gastro-intestinales aiguës secondaires et infectieuses.* — Intérêt des notions étiologiques.
CONCLUSIONS.

Depuis que les médecins s'occupent des *diarrhées des nourrissons* les traitements qu'ils ont institués ont été l'objet de bien des variations. Si, suivant les périodes, ils ont attaché plus ou moins d'importance aux médications, toujours ils ont cherché, avec des succès variables, à intervenir par la diète. Peu à peu des notions assez précises se sont dégagées et des règles ont été établies, qui conduisent à des résultats pratiques en général satisfaisants. L'observation clinique montre le bien fondé de certaines méthodes par les effets qu'elles produisent; la bactériologie et la chimie rendent compte, dans une certaine mesure, de leurs succès et de leurs échecs, en même temps que de la genèse des phénomènes morbides. Toutefois, malgré les progrès réalisés depuis une quarantaine d'années dans la connaissance de ces derniers, il faut se garder, au point de vue qui nous occupe, des théories trop absolues. Je vous en ai déjà fourni une preuve en étudiant les aliments destinés aux nourrissons malades; des laits modifiés de différentes façons, pour répondre à des conceptions pathogéniques diverses, sont employés avec succès par les médecins qui les préconisent dans des cas analogues.

Je ne m'attarderai donc pas à discuter ici s'il s'agit de *dyspepsies*, de *gastro-entérites*, d'*infections* ou d'*intoxications gastro-intestinales*. Comme je vous le disais la dernière fois, il s'agit avant tout de *syndromes cliniques*, que permettent de reconnaître, auprès du malade, un certain nombre de symptômes. Dans leur réalisation, des facteurs multiples interviennent. Comme nous l'avons écrit avec le Pr Hutinel, « tous ces facteurs, élaboration défectueuse des aliments, formation de poisons, infection, réaction inflammatoire des tissus, se succèdent, s'associent et combinent leurs effets; il est en général impossible, dans un cas particulier, de dire quelle est exactement la part qui revient à chacun d'eux ». L'étiquette importe peu, puisque, quelle que soit l'étiquette qu'ils mettent, les médecins arrivent presque toujours à se conformer aux mêmes principes généraux.

* * *

Il est indispensable de connaître les principes essentiels, qui doivent diriger l'alimentation des bébés atteints d'affections gastro-intestinales. Je crois donc devoir y insister.

1° Il ne faut introduire dans le tube digestif que des *aliments susceptibles de subir, sous l'action des sécrétions, la série des transformations qui se produisent dans les conditions physiologiques;* il faut que ces aliments ou les résidus de leur digestion ne *constituent pas un milieu de culture favorable à la pullulation d'une flore microbienne anormale.*

Ces deux ordres de phénomènes sont d'ailleurs liés l'un à l'autre. Les variations de la flore intestinale sont, dans une certaine mesure, sous la dépendance de l'alimentation. Comme nous l'avons écrit avec Rivet, en 1907, les états bactériens des selles, chez les nourrissons normaux ou atteints d'affections gastro-intestinales banales, « sont la conséquence de facteurs qui règlent la composition du milieu intestinal, de l'alimentation, d'une digestion régulière ou troublée ».

Quelle que soit donc la théorie pathogénique adoptée, que l'on fasse jouer, avec les uns, le rôle principal à la viciation des processus digestifs, ou, avec les autres, aux espèces microbiennes constatées, le régime à instituer sera toujours le même.

Dans les cas extrêmes, il convient de suspendre toute alimentation, dans les autres de supprimer ou de restreindre telle ou telle substance, albuminoïdes, sucres ou graisse.

Les conditions que je viens de citer ne sont évidemment pas les seules que doivent remplir les substances alimentaires. Pour certaines tout au moins, il faut tenir compte de leur constitution moléculaire et de la concentration de leurs solutions, pour les adapter aux phénomènes d'*osmose* qui se passent au niveau de la muqueuse digestive et dans l'intimité des tissus. C'est à ce point de vue qu'il convient envisager les *sels* et, dans une certaine mesure, les *sucres*.

2° Il faut s'attacher à fournir au malade une *alimentation suffisante* pour couvrir ses besoins d'entretien et ses besoins de croissance.

C'est là un problème souvent difficile à résoudre. Comme je vous l'ai déjà dit, on a, en effet, recours à des *régimes de restriction*. Leur base est une *hypoalimentation quantitative* ou *qualitative*.

La restriction doit être d'aussi courte durée que possible. Il importe de saisir le moment où l'on peut, sans danger, augmenter les rations et les composer de telle façon que les principaux éléments nutritifs s'y trouvent en proportions analogues à celles qu'ils ont l'alimentation normale.

Il est utile, à une période donnée des affections gastro-intestinales, de diminuer l'ingestion d'eau, d'albumine, de sucre, de graisse, de sels. On peut, passagèrement remplacer l'une ou l'autre de ces substances par des équivalents. Mais, au bout d'un certain temps, un minimum de chacune de ces substances est indispensable à une bonne nutrition, ainsi que je vous l'ai montré à plusieurs reprises.

Pour réaliser la *réalimentation*, en limitant les risques, il faut toujours procéder *progressivement*, commençer par des doses faibles et augmenter les doses petit à petit.

Ne vous préoccupez pas trop, dans la poursuite de cette œuvre, des connaissances théoriques relatives à la valeur nutritive des aliments, à leur pouvoir calorique notamment. Procédez *par tâtonnement*, comme je vous l'ai toujours conseillé pour la pratique. Surveillez les fonctions digestives, la température, l'état général, le poids, de façon à n'aller ni trop vite ni trop lentement, à éviter l'hyperalimentation comme l'hypoalimentation.

*
* *

Tels sont les principes généraux de la diététique des affections gastro-intestinales des nourrissons. Voyons maintenant par quels moyens, en présence des malades, nous pourrons faire le **choix d'un régime.**

La clinique doit être notre guide.

Un premier point attire l'attention. Les troubles digestifs ont débuté d'une façon rapide ou bien évoluent lentement : l'affection gastro-intestinale est *aiguë* ou *subaiguë*, voire même *chronique*.

Les FORMES AIGUES se traduisent par des troubles digestifs et des phénomènes généraux plus ou moins intenses; il n'y a d'ailleurs pas de corrélation forcée entre les uns et les autres. Tantôt elles sont *légères*, peu ou pas pyrétiques. Tantôt elles sont *sérieuses*; l'état général est profondément touché, il y a de la fièvre ou de l'hypothermie.

En pareille circonstance, l'indication première est de *suspendre toute alimentation*; mais, comme il est nécessaire de ne pas laisser l'organisme privé d'eau, on prescrit la *diète hydrique*. Celle-ci est plus ou moins sévère suivant la gravité du cas. Quand elle a produit son effet, on commence la *réalimentation*, que l'on poursuit suivant une progression plus ou moins rapide.

Je reviendrai dans un instant sur le choix des *adjuvants* de la diète hydrique et des *aliments*, qu'il convient de lui substituer.

Les FORMES SUBAIGUES OU CHRONIQUES font suite aux précédentes ou les précèdent; les phénomènes aigus ne sont souvent que des *incidents*, qui viennent les compliquer.

Ici la diète hydrique n'est pas indispensable; il est

cependant souvent utile de la prescrire pendant quelques heures, pour faire terrain net au début d'un régime.

Ce régime doit tenir grandement compte de l'état général du petit malade, mais surtout des symptômes digestifs qu'il présente.

Que les troubles gastro-intestinaux soient aigus ou aient une lente évolution, l'EXAMEN DES MATIÈRES FÉCALES constitue un guide précieux pour le choix du régime.

Vous connaissez les caractères très variables que peuvent revêtir les selles pathologiques. Je ne veux pas entrer dans des détails qui m'entraîneraient hors du cadre de cette leçon. Il me suffira de vous dire qu'elles se présentent sous *deux modalités principales*; à chacune d'elles correspondent des régimes particuliers.

Dans la *première catégorie* de faits, les selles sont plus nombreuses, plus molles, plus liquides; elles ont une odeur aigre ou butyrique; elles sont tantôt homogènes, jaunes, vertes ou plus ou moins blanchâtres, tantôt hétérogènes, de couleur panachée, mélangées de grumeaux blanchâtres et de parcelles de mucus. Leur réaction est plus ou moins nettement acide au papier de tournesol. Les examens microscopiques y décèlent de la graisse neutre, des savons et des acides gras plus abondants que normalement et un état bactérien, que j'ai dénommé, avec Rivet, *modification diarrhéique aérobie*. A un degré de plus, ou dans une phase ultérieure de l'affection, les résidus alimentaires disparaissent : les selles sont franchement liquides, séreuses; elles renferment des parcelles de mucus coagulé et souvent des leucocytes altérés.

Les malades, qui ont des selles de cette nature, sont justiciables du lait de femme, du lait d'ânesse, du lait de vache coupé. Souvent il suffit de diminuer la ration de ces aliments pour qu'ils soient tolérés.

Dans les formes sévères, il est utile de modifier la composition du lait. De l'avis général, la caséine n'est pas contre-indiquée. Par contre, les opinions diffèrent sur l'opportunité de restreindre soit les graisses, soit les sucres, soit les sels : d'où l'emploi du lait écrémé, du lait albumineux, du lait à sérum adapté, du babeurre; l'acidité de ce dernier semble en outre avoir une action favorable. Dans ces cas également, l'addition de farine permet de suppléer à la restriction du beurre et semble favoriser la digestion du lait : c'est ce qu'on obtient avec les bouillies de babeurre et les bouillies maltosées. On peut encore avoir recours au kéfir n° 2, au yoghourt, au koumys, au régime sec. Enfin, dans certaines formes où la diarrhée reste rebelle, le bouillon de poulet et la viande crue constituent une ressource précieuse.

Dans la *seconde catégorie* de faits, il s'agit généralement de bébés plus âgés, allaités artificiellement, parfois suralimentés ou laissés trop tardivement à une alimentation lactée prédominante. Les malades sont plutôt des constipés que des diarrhéiques. Les selles sont habituellement épaisses, fermes, peu colorées; surtout elles sont fétides, même putrides. Quand la diarrhée se produit, elle est rarement profuse; les matières conservent la mauvaise odeur caractéristique. C'est principalement dans ces circonstances que les enfants, à un moment donné, ont des selles glaireuses ou dysentériformes. Dans le contenu du gros intestin pullule une flore anaérobie putréfiante; on trouve, à l'examen des selles, la *modification diarrhéique anaérobie*.

Ici la suppression du lait s'impose. Il faut instituer un régime féculent et farineux : bouillon de légumes, bouillies au bouillon de légumes, bouillies maltosées à l'eau.

Mais un tel régime a une valeur alimentaire insuffisante, ou, tout au moins, ne contient pas la variété des substances nécessaires à une bonne nutrition; poursuivi trop longtemps, il entraîne la stagnation des poids, de l'amaigrissement et même de la cachexie. D'autre part, il peut entretenir des mauvaises selles et de la diarrhée.

Il importe donc de le modifier, aussitôt que possible, en y introduisant des albumines et plus tard des graisses. Le lait écrémé, le babeurre, les bouillies de babeurre, les bouillies maltosées, le yoghourt permettent de le faire.

Les données précédentes constituent une base d'où l'on peut partir pour alimenter les nourrissons atteints de troubles gastro-intestinaux. Sans doute, on peut leur reprocher leur simplicité et leur empirisme, sans doute elles n'ont pas l'allure scientifique ou pseudo-scientifique, que réclament certaines écoles. Mais, dans la pratique, et c'est elle seule que j'envisage ici, elles ont, me semble-t-il, l'avantage d'être à la portée de tous les médecins et de ne pas multiplier des indications souvent difficiles à apprécier. En général, appliquées avec les tempéraments que commande la diversité des types cliniques individuels, elles conduisent à de bons résultats.

*
* *

L'alimentation des nourrissons atteints d'affections gastro-intestinales doit varier suivant les formes cliniques dont ils sont atteints. Pour chacune d'elles, le choix de l'aliment, le moment de le donner, les doses à prescrire doivent être l'objet de toute l'attention du médecin.

Je m'occuperai aujourd'hui des affections gastro-intestinales aiguës et les envisagerai successivement chez les bébés à la *période d'allaitement exclusif* et chez les bébés à la *période du sevrage.*

Étudions d'abord les FORMES AIGUËS CHEZ LES BÉBÉS A LA PÉRIODE D'ALLAITEMENT.

En principe, il est bon d'instituer, tout d'abord, la *diète hydrique*, même dans les formes légères, apyrétiques, car parfois les troubles ne sont peu marqués qu'en apparence et marquent, en réalité, le début de phénomènes graves.

On peut, dans tous les cas, ne donner que de l'eau pure ou une eau alcaline (Vichy, Vals, Alet). Si la diarrhée est peu importante, on prescrit souvent de l'eau de riz et, quand les selles sont plutôt fermes et fétides, de l'eau d'orge, de la décoction d'avoine, de l'eau lactosée.

Dans les formes fébriles ou hypothermiques, quand l'état général est fortement impressionné, quand l'enfant maigrit rapidement, les solutions salines et, en particulier, la solution chlorurée sodique et bicarbonatée de Heim et Jones sont indiquées.

S'il n'y a pas de vomissements, on donne autant de biberons d'eau que de repas à l'état normal; sinon on fait prendre le liquide par cuillerées, offertes à de courts intervalles.

Si, au contraire, les vomissements se répètent à la moindre ingestion de liquide, il vaut mieux supprimer toute boisson.

La diète hydrique est prolongée plus ou moins longtemps, suivant l'intensité de l'affection et suivant la rapidité de l'amélioration qu'elle a amenée concurremment avec les médications instituées.

Dans les *formes légères*, au bout de 10 à 12 heures, on peut, en général, commencer la réalimentation et la pousser assez rapidement.

L'enfant est-il au sein, on remplace, le premier jour, une fois sur deux, un biberon d'eau par une tétée; le second ou le troisième, on supprime l'eau. Les premières tétées seront peu copieuses, la moitié ou le tiers de la ration habituelle; les suivantes seront de plus en plus volumineuses jusqu'au retour à la normale. Tant que le bébé prendra peu de lait, on complètera la tétée avec la quantité d'eau voulue.

L'enfant est-il au biberon, on ajoute à l'eau des doses croissantes de lait, 20 g., 40 g., etc., en la diminuant d'autant, jusqu'à obtenir le coupage convenable ou à donner le lait pur, et à atteindre la ration appropriée, suivant l'âge et le poids. Toutefois si, comme le cas est fréquent, les phénomènes aigus se sont manifestés chez un enfant qui digère mal habituellement, il est bon, avant de revenir au lait, de donner au préalable, pendant un ou deux jours, du babeurre ou du bouillon de légumes, suivant les indications formulées tout à l'heure.

Le lait homogénéisé remplace avec avantage le lait ordinaire. Il a été utilisé pour ce bébé, dont voici les courbes de poids et de température.

Dans les *formes sévères*, la diète hydrique doit être poursuivie deux ou trois jours, rarement plus. On peut, au bout de 24 ou 36 heures, la mitiger en employant l'eau de riz ou de l'eau d'orge.

La réalimentation doit être lente et il est bon de ne pas revenir d'emblée au lait. Nous employons habituellement le babeurre sucré; il est loisible, si la fièvre n'est pas complètement éteinte et si on craint l'action défavorable du sucre, de n'employer celui-ci qu'en petite quantité, 30 ou 40 g. par litre, et au besoin d'avoir recours au sucre de Soxhlet. On ne prescrit d'ailleurs pas d'emblée la ration définitive.

On ajoute au biberon d'eau, en diminuant celle-ci, des quantités croissantes de babeurre, 20, 40, 60 g. etc., jusqu'à fournir une quantité équivalente à celle de lait que l'enfant doit prendre d'après son poids.

A ce moment, si le bébé a une nourrice, on donne le sein, et on remplace le babeurre par le lait en suivant

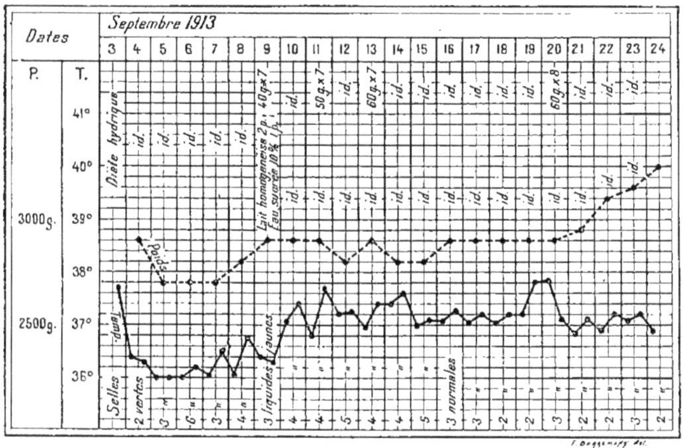

Fig. 30. — Enfant de 6 semaines. — Allaitement artificiel. — Diète hydrique trop prolongée; hypothermie. — Lait homogénéisé.

une progression analogue. Il ne faut pas aller trop vite; souvent on doit s'arrêter avant la substitution complète et laisser quelque temps une petite quantité de babeurre à chaque tétée. Si le lait n'est pas bien toléré, on se comporte comme pour les enfants nourris au biberon.

Dans le cas de l'allaitement artificiel, il est bon, en général, avant de revenir au lait, de donner pendant quelques jours de la bouillie de babeurre, en choisissant la préparation appropriée à l'âge du bébé. Ou bien on remplace d'emblée le babeurre pur par la bouillie, comme chez l'enfant dont je vous ai parlé à propos de la fièvre de babeurre (fig. 27) ou chez le bébé de 3 mois dont voici les courbes de poids et de température (fig. 31). Ou bien on remplace successivement chaque jour un biberon de babeurre pur par un biberon de bouillie de babeurre. Quelques jours après, on substitue, avec les mêmes précautions, le lait à la bouillie de babeurre.

Il arrive que le babeurre ne donne pas l'amélioration

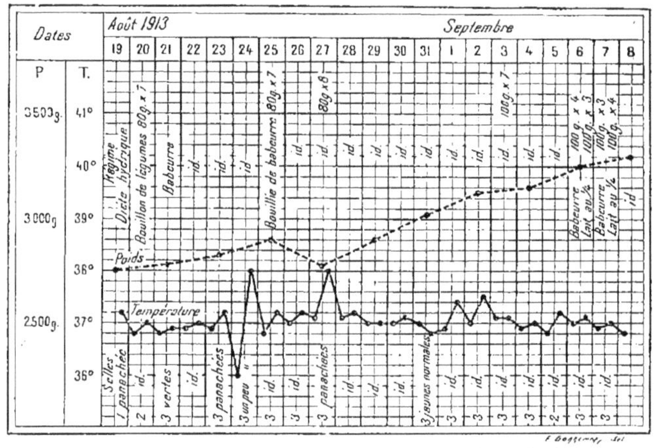

Fig. 31. — Enfant de 3 mois. — Affection gastro-intestinale aiguë. — Babeurre.

souhaitée ou que la reprise du lait ne soit pas bien tolérée. On a, dans ce cas, à sa disposition les bouillies maltosées, que l'on peut employer soit à la place du babeurre, soit parallèlement à lui. Assez souvent, je donne alternativement une bouillie maltosée et une bouillie de babeurre. Cette pratique a l'avantage de ne pas priver complètement l'enfant de graisse comme avec le babeurre, de ne pas trop le priver de caséine comme avec la bouillie maltosée, et de lui faire prendre, avec cette dernière, une farine déjà partiellement digérée.

La méthode, que je viens de vous exposer, est applicable dans la plupart des formes aiguës. Il y a toutefois des circonstances, où il peut être préférable de se comporter autrement.

Dans le *choléra infantile*, on peut voir, après l'amélioration des phénomènes aigus persister des selles liquides et fréquentes malgré l'emploi du babeurre. Nous avons vu souvent alors réussir le *kéfir* n° 2; on emploie le kéfir maigre ou même le kéfir ordinaire et on le substitue progressivement à l'eau, toujours suivant la même technique: plus tard on y ajoute du lait en quantités croissantes. Chez les bébés déjà grands, le kéfir peut être remplacé par le yoghourt. Malgré ces précautions, le lait de vache n'est pas toujours bien toléré : on doit alors avoir recours à une nourrice ou, à défaut, au lait d'ânesse. Parfois le bouillon de poulet, et, plus tard, si le bébé est suffisamment âgé, la viande de mouton crue pulpée ont leur utilité, connue depuis longtemps.

Je ne puis vous décrire toutes les méthodes, qui consistent dans l'emploi des aliments dont je vous ai déjà parlé. Je tiens cependant à vous dire comment procèdent MM. Finkelstein et Meyer avec le lait albumineux dans le choléra infantile ou, pour adopter leur dénomination, dans l'*Intoxication*. Je ne parlerai que de leur seconde technique, car la première, qu'ils ont d'ailleurs abandonnée, n'est pas sans dangers. Ils conseillent :

1° Une diète au thé pendant 12 à 24 heures.

2° Le lendemain, en continuant le thé, ajouter du lait albumineux avec 3 p. 100 de sucre : 5 à 20 g. 10 fois par jour.

3° Ensuite augmenter de 50 g. par jour la dose de lait albumineux, jusqu'à ce que les selles diarrhéiques soient devenues moins fréquentes.

4° Dès lors, chercher à donner 180 à 200 g. par kilogramme du corps et augmenter la quantité d'hydrate de carbone ; ne pas craindre d'ajouter du sucre, si la chute de poids n'a pas été arrêtée dès le 3e ou 4e jour.

Si l'intoxication est lente à disparaître, atteindre néanmoins 130 à 150 g. de lait albumineux sucré à 3 p. 100 par kilogramme.

Dans les formes aiguës où prédominent les *fermentations fétides* et dans la *variété dysentériforme*, pour les raisons que je vous ai déjà énumérées, on a recours, à la suite de la diète hydrique, au *bouillon de légumes*. On le substitue à l'eau par quantités progressivement croissantes, puis on le remplace par la bouillie au bouillon de légumes. Plus tard enfin, quand les selles ont perdu leur caractère pathologique, on essaie, en tâtonnant, la bouillie de babeurre, puis la bouillie maltosée. Ce n'est parfois qu'au bout d'un temps très long, surtout si l'enfant est à l'allaitement artificiel, que l'on peut recommencer le lait pur. Ces formes d'affections gastro-intestinales s'observent surtout d'ailleurs à la période du sevrage.

L'alimentation dans les FORMES AIGUËS SURVENANT A LA PÉRIODE DU SEVRAGE est, en général, plus facile à réaliser que chez les bébés plus jeunes. L'organisme est devenu plus résistant; il supporte mieux la suppression et la réduction des aliments, du lait notamment; il est plus apte à tolérer les féculents et les farineux.

La ligne de conduite reste la même dans ses grandes lignes. On prescrit d'abord la diète hydrique, puis, une fois l'amélioration obtenue, on commence la réalimentation en suivant les indications générales que je viens de donner.

Dans les cas du *premier type*, on donne le babeurre, en arrivant rapidement à la bouillie, les bouillies maltosées, le kéfir, le yoghourt. Puis, dès que la diarrhée est arrêtée et pour éviter la constipation qui souvent lui succède, on permet, suivant l'âge, de la panade, de la purée de pommes de terre, des bouillies et des potages au bouillon de légumes. Pendant quelque temps, on associe les deux ordres d'aliments, en alternant, en quatre ou cinq repas, les bouillies au babeurre ou au lait avec les purées, les panades, les soupes au bouillon de légumes. Aux repas constitués par ces derniers aliments on donne un peu de kéfir, de yoghourt ou de Petit-Suisse, pour retarder la reprise de l'œuf, de la viande ou du poisson. Il va sans dire que la sévérité des prescriptions varie avec la gravité de l'affection et le passé de l'enfant.

S'agit-il d'un cas du *second type*, ce sont le bouillon de légumes, puis les bouillies au bouillon de légumes, qui servent à réaliser la première étape de la réalimentation; ils contituent les quatre ou cinq repas qu'il importe de donner au bébé. Plus tard, on remplace, à un repas, le bouillon de légumes par une panade de pain grillé ou de biscottes très cuite et passée, ou on donne à la fois l'un et l'autre; plus tard, on fait la même chose à un autre repas avec de la purée de pommes de terre à l'eau additionnée d'un peu de beurre très frais; plus tard, on ajoute encore un peu de gâteau de riz, de semoule ou de tapioca contenant le minimum de jaune d'œuf. Enfin, quand tout va bien, on autorise du yoghourt ou du Petit-Suisse, en commençant par des doses très faibles, on ajoute progressivement du babeurre ou du lait écrémé aux bouillies : 20 g. le 1er jour, 30 g. le 2e, etc. Ce n'est qu'après avoir tâté l'enfant par des essais successifs qu'on autorise du lait pur, de l'œuf, de la viande, suivant l'âge.

Quel que soit l'âge de l'enfant et quelle que soit la variété de forme aiguë, dont il souffre, l'*évolution n'est pas toujours aussi favorable.* Je ne parle pas des cas mortels, que l'on observe surtout chez les jeunes bébés, atteints de troubles digestifs déjà anciens et plus ou moins profondément débilités. Je n'envisage que ceux où l'affection présente des REPRISES, des RECHUTES, ou encore SE PROLONGE en dehors des limites habituelles.

Les reprises et les rechutes sont tantôt spontanées,

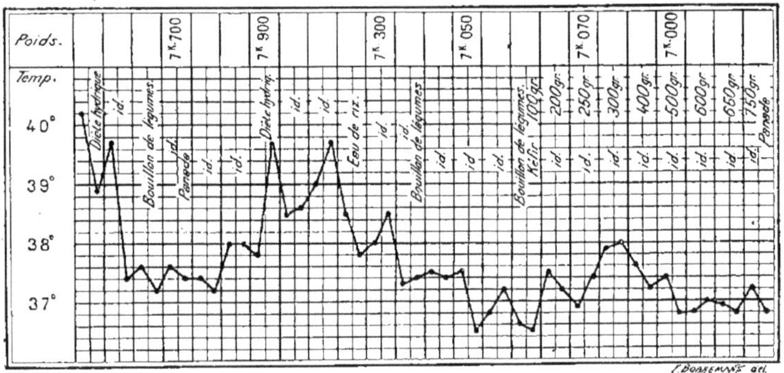

Fig. 32. — Affection gastro-intestinale aiguë : forme à reprises.

tantôt provoquées par une alimentation mal comprise : mauvais choix de l'aliment, aliment approprié donné trop tôt ou en trop grande quantité. En pareille circonstance, il ne faut pas hésiter à s'arrêter et même à revenir en arrière. On institue à nouveau la diète hydrique, et, en général, si on s'y prend à temps, elle n'a pas besoin d'être aussi prolongée que la première fois; puis on reprend l'alimentation avec un aliment convenable ou avec une progression plus lente. Voici, sur cette courbe (fig. 32), un exemple de la façon de se comporter.

Qu'il se produise des reprises ou que les troubles digestifs persistent sans s'améliorer, l'affection prend parfois une allure subaiguë; l'alimentation présente alors les mêmes difficultés que chez les malades qui souffrent des troubles digestifs invétérés, soit d'emblée, soit après un début aigu. Je vous en parlerai bientôt.

Je n'ai envisagé que les affections gastro-intestinales aiguës d'*origine alimentaire* et *primitives*. D'autres sont SECONDAIRES A DES ÉTATS PATHOLOGIQUES divers, notamment à des maladies infectieuses, ou sont dues à l'intervention de MICROBES VIRULENTS introduits dans le tube digestif. Telles sont celles qui compliquent la rougeole ou la scarlatine, les adénoïdites, les angines et les stomatites; telles sont celles qui sont causées par des Bacilles dysentériques ou qui sont consécutives à l'ingestion d'un lait contenant des microbes pathogènes, streptocoques ou staphylocoques, au cours d'une mammite, par exemple. En pareil cas, la diète hydrique et les divers régimes ont beaucoup moins d'efficacité et ne sont pas toujours nécessaires, car les modifications du milieu intestinal n'ont qu'un rôle accessoire ou nul. Il convient toutefois de se rappeler qu'une maladie aiguë peut être la cause occasionnelle de troubles gastro-intestinaux liés aux modifications du milieu; alors les indications formulées plus haut se retrouvent.

La *notion étiologique* intervient donc, dans une certaine mesure, dans la direction de la réalimentation. Elle importe surtout pour éviter la répétition des fautes qui ont déterminé l'apparition des phénomènes aigus, qui pourraient provoquer leur retour ou tout au moins entretenir un état chronique. Sans aller jusqu'au paradoxe et sans prendre cette opinion au pied de la lettre, on peut dire que souvent, pour diriger l'alimentation dans les affections du tube digestif, il faut faire le contraire de ce qui a été fait jusque-là. Ceci est surtout vrai quand il s'agit des affections gastro-intestinales chroniques, dont il me reste à vous parler.

*
* *

Aujourd'hui j'ai passé en revue divers questions relatives à l'alimentation des enfants atteints d'affections gastro-intestinales :

1° Les *principes essentiels* relatifs aux qualités que doivent posséder les aliments utilisés; à la suppression de l'alimentation ou à la réduction des rations; à la nécessité, après la diète hydrique, d'une réalimentation progressive, conduisant le plus tôt possible à une ration suffisante et à un régime normal.

2° Les éléments d'appréciation qui permettent, auprès du malade, de faire le *choix d'un régime*. Ce sont le diagnostic de la forme clinique et l'examen des matières fécales : l'un guide surtout dans la direction générale de l'alimentation, l'autre dans la prescription soit des régimes comprenant du lait plus ou moins modifié ou des matières albuminoïdes, soit des régimes végétariens, féculents et farineux.

3° L'*alimentation dans les formes aiguës*, comprenant d'abord la diète hydrique, puis la réalimentation progressive, variable suivant que le bébé est à la période d'allaitement ou à la phase du sevrage, avec une technique et des régimes choisis en se conformant aux données générales et en tenant compte des indications particulières.

VINGTIÈME CONFÉRENCE

L'ALIMENTATION DES NOURRISSONS PRÉSENTANT DES TROUBLES DIGESTIFS (*Fin*). L'ALIMENTATION DANS DIVERS ÉTATS PATHOLOGIQUES. MESURES D'HYGIÈNE SOCIALE DESTINÉES A PERMETTRE L'ALIMENTATION DES NOURRISSONS MALADES.

ALIMENTATION DANS LES AFFECTIONS GASTRO-INTESTINALES CHRONIQUES. — *Allaitement naturel.* Enquête étiologique : fautes de technique, qualité du lait, susceptibilités individuelles; méthodes diverses. — *Allaitement artificiel.* Caractères des selles. Premier type : laits divers, sucres, lait desséché, farines lactées, Kéfir, babeurre, bouillies maltosées, lait albumineux; athrepsie. Second type : bouillies au bouillon de légumes, etc. — *Enfants à la période du sevrage.* Fautes d'hygiène alimentaire. Alimentation dans les deux variétés de modifications des selles, dans l'entéro-colite chronique.

ALIMENTATION DANS QUELQUES ÉTATS PATHOLOGIQUES. — Rations dans l'atrophie et l'hypotrophie. — Régimes de reconstitution. — Régimes de réduction. — Alimentation dans les eczémas et les urticaires. — Alimentation dans les maladies aiguës. — Gavage.

RÔLE DE L'HYGIÈNE SOCIALE ET COLLECTIVE DANS L'ALIMENTATION DES NOURRISSONS MALADES. — Consultations de nourrissons-Goutte de lait. Crèches des hôpitaux. Pouponnières de plein air.

CONCLUSIONS.

Pour diriger l'alimentation d'un nourrisson atteint d'une affection gastro-intestinale chronique, plus encore que pour réaliser celle des bébés qui ont des troubles digestifs aigus, il convient avant tout de préciser les conditions étiologiques. Souvent il suffit de supprimer les circonstances qui en ont provoqué l'apparition et qui l'entretiennent, pour la modifier et la guérir, sans avoir besoin de régimes spéciaux. Souvent aussi, par contre, de tels régimes s'imposent.

De même que pour les affections aiguës, il existe des formes légères et des formes sévères, et l'examen des matières fécales montre l'une ou l'autre des deux modalités principales établies dans la dernière conférence.

Une notion domine l'alimentation des malades, c'est la modalité de leur alimentation habituelle. La conduite à tenir est différente suivant que le bébé est à la *période d'allaitement* ou à la *période du sevrage* et, dans le premier cas, s'il est *élevé au sein* ou *nourri artificiellement.*

Les BÉBÉS ÉLEVÉS AU SEIN sont rarement atteints de troubles digestifs chroniques ayant une gravité réelle. Fréquemment sans doute ils digèrent mal, ils ont un appétit irrégulier, de temps en temps des vomissements, des selles fréquentes, mal digérées, plus ou moins liquides, vertes ou panachées; souvent leur nutrition est troublée et il en résulte des stagnations de poids ou même de l'amaigrissement. Mais, en général, sauf au cas de fautes grossières, ils n'arrivent pas à des états de cachexie aussi avancée que ceux atteints parfois par les bébés allaités artificiellement.

En passant en revue, au moment où j'ai étudié l'allaitement naturel, les troubles qu'il peut provoquer quand il est défectueux, en parlant, dans l'avant-dernière conférence, de l'alimentation des vomisseurs, je vous ai suffisamment montré comment doit être conduite l'enquête étiologique.

Dans bien des cas, vous constaterez que les tétées sont irrégulières ou trop fréquentes, qu'il y a hyperalimentation ou hypoalimentation.

D'autres fois, vous noterez une mauvaise hygiène ou des troubles de la santé de la nourrice.

Il suffit alors, pour améliorer les digestions, de régler les tétées, de réduire ou d'augmenter les rations, d'instituer passagèrement ou définitivement l'allaitement mixte s'il y a hypogalactie, d'améliorer l'hygiène de la nourrice. Quand l'état de santé de la femme contre-indique l'allaitement, on donne une autre nourrice ou on conseille l'allaitement artificiel.

Parfois, l'analyse chimique du lait en décèlera la composition anormale. Nous avons vu comment et dans quelle mesure on pouvait la modifier. Si le lait est *pauvre*, la cessation de l'allaitement peut s'imposer. Si le lait est *riche*, et, dans l'espèce, il l'est surtout en beurre, le mieux est d'avoir recours à l'allaitement mixte, que l'on réalise avec du lait de vache coupé, du lait écrémé, du babeurre des bouillies de babeurre ou des bouillies maltosées. On pèse les tétées et on ne laisse prendre qu'une fraction de la ration normale, la moitié, les deux tiers ou les quatre cinquièmes et on complète avec l'autre aliment; ou bien, et cette seconde technique est moins bonne que la précédente, on remplace un certain nombre de tétées par autant de biberons.

Les faits ne sont pas toujours aussi schématiques que ceux que je viens de relater. Certains enfants digèrent mal sans que la technique ou la qualité du lait puissent être incriminées. Intervient alors la notion des *susceptibilités individuelles*, sur laquelle j'ai déjà attiré votre attention à plusieurs reprises.

Tantôt la ration paraît normale, si on la compare à une ration type : en réalité elle est trop forte et le bébé est soumis à une suralimentation relative. Il suffit de restreindre le volume des tétées, ou d'en supprimer une pour obtenir de l'amélioration. Mais il ne faut pas aller trop loin dans cette voie, pour ne pas arriver à l'hypoalimentation.

Tantôt il s'agit d'une hyperalimentation relative et qualitative, qui est surtout manifeste pour le beurre. Le bébé, pour des raisons diverses, n'est pas capable de digérer la totalité du beurre contenue dans la ration, qui est nécessaire à sa croissance, d'un lait de composition normale. On incrimine à tort le lait, on arrête l'allaitement maternel et on prend une nourrice, sans aucun succès; on essaie une, deux nourrices et les digestions restent mauvaises. En pareille circonstance, il faut se garder de procéder ainsi, mais réaliser l'allaitement mixte avec le lait écrémé ou le babeurre, etc., suivant la technique indiquée tout à l'heure, à propos des laits trop riches. On tâtonne, en variant les proportions réciproques des deux aliments suivant les caractères des selles. Généralement on obtient ainsi de bons résultats.

Il y a cependant des cas, rares heureusement, où cette méthode ne réussit pas; l'enfant continue de vomir, a des selles mal digérées, ne pousse pas. C'est alors, après l'échec de toutes les tentatives, que la substitution de l'allaitement artificiel à l'allaitement naturel doit être conseillée. On peut voir alors tout s'arranger. Ces faits, véritablement paradoxaux, se rencontrent de temps en temps. Ils sont connus depuis longtemps; Rilliet et Barthez ont écrit : « En règle générale, nous préférons de beaucoup l'alimentation avec une nourrice; cependant nous avons observé dans notre pratique quelques cas où, après des changements multiples de nourrices, le lait de vache a fait disparaître une affection gastro-intestinale contre laquelle le lait de femme avait été impuissant ».

Au cours de l'ALLAITEMENT ARTIFICIEL, les affections gastro-intestinales chroniques sont beaucoup plus fréquentes que dans l'allaitement naturel. Souvent légères, elles sont dans bien des cas tenaces et graves. Par leur persistance elles entraînent des troubles profonds de la nutrition, une véritable cachexie, qui, pendant les trois ou quatre premiers mois, revêt le tableau de l'athrepsie de Parrot.

Il convient cependant de retenir que la santé antérieure de l'enfant et le milieu où il vit jouent un grand rôle dans la gravité des affections. Généralement il s'agit de prématurés, de fils de malades, d'hérédo-syphilitiques ou d'hérédo-tuberculeux. D'autre part, il s'agit encore d'enfants appartenant à des familles misérables, mal tenus, faisant des séjours répétés à l'hôpital. Vous n'avez qu'à constater l'état lamentable des bébés qui peuplent nos crèches pour ne pas être surpris de la fréquence avec laquelle échouent nos efforts.

L'alimentation des bébés atteints de ces affections est des plus décevantes. Il arrive qu'on essaie, sans résultats, des régimes successifs. Le mieux est, toutes les fois qu'on le peut, de *donner une nourrice* au petit malade. Mais nombreuses sont les circonstances où cette solution est impossible, et d'ailleurs elle n'est pas toujours indispensable.

La première des choses est de *se renseigner sur la façon dont est réalisé l'allaitement*. Très souvent on découvre l'emploi d'un mauvais lait; le défaut de propreté dans la préparation des biberons, l'insuffisance ou l'exagération des rations, l'usage prématuré du lait pur, l'absence de règles dans les repas, etc. Rappelez-vous notre étude des troubles et des affections causés par un allaitement artificiel défectueux. Ces cas sont les plus simples. Il suffit de redresser les erreurs pour voir les phénomènes morbides s'atténuer ou disparaître.

Assez souvent, les causes précédentes n'existent pas, ou, après leur correction, les troubles persistent. L'enfant *n'est pas apte à digérer et à assimiler le lait de vache.* Il n'en tolère que des rations insuffisantes pour assurer sa croissance et même son entretien.

Il convient alors d'avoir recours aux régimes que j'ai déjà étudiés. Les caractères des selles constituent, comme nous l'avons vu, un moyen pratique de faire un choix entre eux.

Prenons tout d'abord le cas de l'enfant qui a des selles diarrhéiques, dont l'aspect, variable dans les détails, caractérise les *modifications du premier type.*

Si les troubles sont légers, on essaie le *changement de lait.* On substitue au lait antérieurement employé un autre lait : *lait cru*, *lait stérilisé au bain-marie*, *lait stérilisé par surchauffage.*

Le lait de vache cru a donné de bons résultats à quelques médecins, n'en a pas donné à d'autres. MM. Méry et Guillemot disent qu'il est surtout indiqué dans l'entérite chronique, « quand les troubles digestifs sont atténués ou en voie de disparition ». Si on adopte cette formule, on en limite singulièrement l'emploi.

Parmi les laits stérilisés par surchauffage, le *lait homogénéisé* est souvent mieux toléré que les autres. Au bout de quelques jours, il n'est pas rare de voir les vomissements cesser, les selles devenir jaunes et consistantes, le poids augmenter. La plus grande digestibilité du beurre contenu dans ce lait peut expliquer ces effets favorables.

Avec ces divers laits, comme avec le lait habituellement

employé, il est souvent indiqué de *modifier les doses* soit en plus, soit en moins; la ration individuelle optima peut en effet être différente de la ration moyenne.

De même, il convient, pour les raisons déjà dites, de proscrire le lactose et d'employer le *saccharose* ou le mélange *maltose-dextrine*. Il convient également de modifier les coupages.

En poursuivant ces changements, il faut se méfier d'aboutir à un régime trop restreint et à l'hypoalimentation. Si on ne réussit pas, il vaut mieux, après quelques jours, recourir à un autre aliment.

Le *lait desséché* constitue, d'après un certain nombre de médecins, une ressource précieuse. Il y a des bébés, dont les troubles dyspeptiques ont résisté à divers régimes, qui guérissent par l'emploi de ce dernier. « Nous ne craignons pas d'affirmer, écrivent MM. Aviragnet, Bloch-Michel et Dorlencourt, que dans nombre de dyspepsies infantiles, le lait sec constitue *l'aliment de choix.* » On donne pour commencer deux ou trois cuillers à café de poudre de lait délayée dans 60 à 100 grammes d'eau, sucrée ou non suivant la marque employée, et on augmente graduellement, si l'alimentation est bien supportée, de manière à atteindre la ration normale; on procède par tâtonnement, en tenant compte de l'état des selles et du résultat des pesées.

Le bébé, dont je vous montre la courbe des poids (fig. 33), est un bel exemple de l'heureuse influence du lait sec.

Les *farines lactées*, qu'il convient de ne pas employer à la place du lait dans l'alimentation des nourrissons normaux, peuvent être utiles, quand il existe des troubles digestifs. Certains enfants les digèrent mieux que le lait, surtout lorsqu'ils ont dépassé trois ou quatre mois.

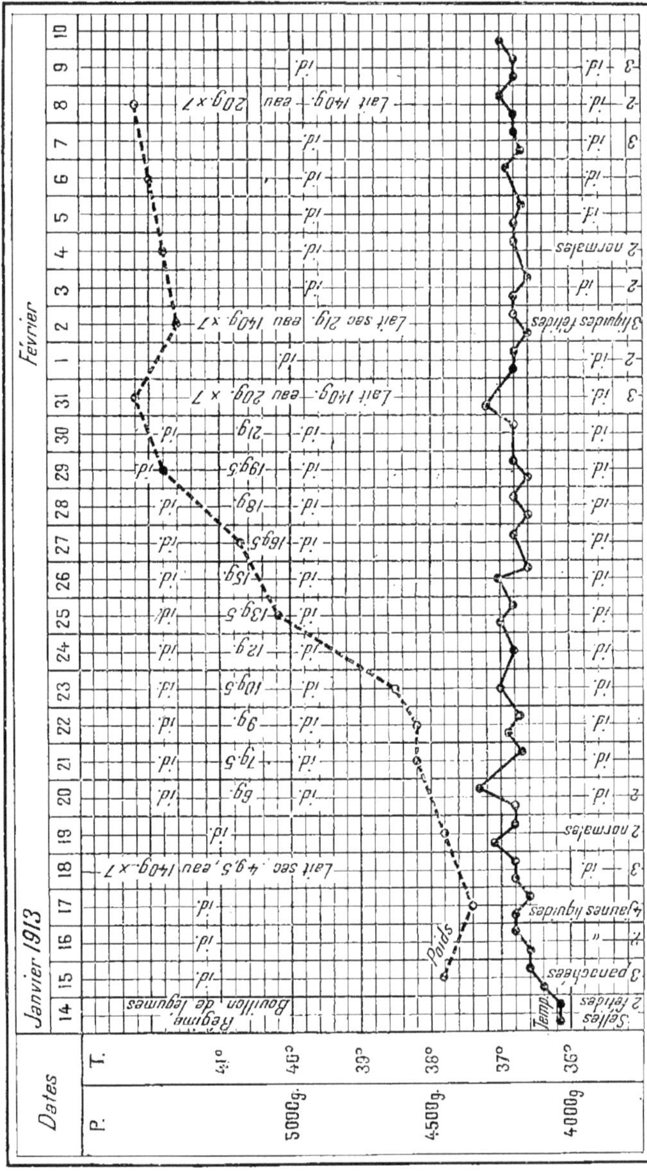

Fig. 33. — Enfant de 9 mois (A. 2 036). — Allaitement maternel jusqu'à 2 mois; puis allaitement artificiel mal dirigé. — Entré à l'hopital le 27 octobre 1912, pesant 4 970 g., il a des troubles digestifs persistants avec le lait ordinaire. — Influence du lait sec.

Malgré les régimes précédents, les troubles digestifs ne s'améliorent pas toujours. D'autre part il y a des cas où ils sont plus intenses ou plus invétérés. On doit alors recourir à d'autres aliments.

Un des plus précieux est le *kéfir* n° 2, dont je vous ai déjà signalé les avantages. On peut commencer par le kéfir maigre, qui est plus léger ; mais il faut arriver rapidement au kéfir ordinaire, que l'on donne pur ou étendu de 1/3, 1/4 ou 1/5 d'eau. Convenablement sucré, il est en général bien accepté par les bébés, même par les tout petits, et, bien des fois, je l'ai vu arrêter des diarrhées anciennes. Dès que l'amélioration est manifeste, on y mélange du lait, en ajoutant des quantités progressivement croissantes de ce dernier.

La *bouillie de babeurre* rend également des services. Toutefois, chez les tout petits, il convient d'adopter la seconde formule de préparation, la moins riche en farine ; pour eux, je préfère le kéfir.

Les *bouillies maltosées* sont souvent utiles. Il y a déjà longtemps que MM. Czerny et Keller ont obtenu de bons résultats avec la soupe de malt, mais seulement chez les enfants ayant plus de 4 ou 5 mois. La bouillie de Terrien, surtout celle préparée suivant la seconde formule, convient cependant aux bébés plus jeunes, à condition, comme je vous l'ai dit, d'y ajouter un produit acide, qui facilite la digestion de la farine.

L'association des bouillies de babeurre et des bouillies maltosées constitue un régime, qui participe des avantages de chacune d'elles et évite les inconvénients précités. On donne alternativement un biberon de l'une et un biberon de l'autre.

Les *laits traités par les ferments digestifs*, lait de Backhaus et autres, sont conseillés par divers médecins.

Ils ne semblent pas avoir d'avantages appréciables; au contraire, d'après certains observateurs, ils sont en général assez mal tolérés.

Le *lait albumineux* constitue, pour le professeur Finkelstein et de nombreux médecins allemands, l'aliment de choix. Voici comment, actuellement, MM. Finkelstein et Meyer conseillent de se comporter. Après une diète au thé, sans sucre, de 6 heures, donner 300 g. de lait albumineux sucré à 3 p. 100 et rapidement atteindre des rations de 180 g. à 200 g. par kilog, sans se préoccuper de l'état des selles ou d'autres manifestations. Dès que la diarrhée a diminué, porter le sucre à 5 p. 100 et, si le poids ne s'élève pas, à 6, 7 et 8 p. 100; chez les enfants âgés de plus de 3 mois on peut ajouter 1 p. 100 de féculents.

Tels sont les aliments que vous pourrez utiliser pour l'alimentation des bébés atteints de troubles digestifs chroniques à type diarrhéique. Je ne puis entrer ici dans les développements que comporte leur comparaison. A tout considérer, on se propose de ne pas donner le lait pur difficile à digérer, mais du lait plus ou moins modifié par des fermentations ou additionné de substances diverses. Le kéfir me paraît un excellent aliment, et je l'emploie volontiers. Mais j'emploie aussi les bouillies de babeurre et les bouillies maltosées, et j'admets très bien que le lait albumineux, utilisé suivant la technique que je viens de vous décrire, puisse donner de bons résultats.

En pratique, ne soyez pas trop absolus et n'hésitez pas à varier les régimes. Tel aliment, bien toléré quelque temps, cesse de l'être à un moment donné, puis peut être plus tard employé à nouveau ultérieurement.

Au reste, les résultats obtenus sont bien différents suivant la gravité des cas. Quand l'enfant est très jeune et est devenu un *athrepsique*, surtout s'il est soigné à l'hôpital, il est bien à craindre que l'issue soit fatale, malgré tous les efforts. J'avoue que cette éventualité, admise comme la règle depuis Parrot, n'est pas pour me surprendre ; comme je l'ai montré avec Maillet, les athrepsiques sont des azotémiques, ils sont atteints d'une véritable *cachexie azotémique*. Quelle qu'en soit la pathogénie, l'élévation persistante du taux de l'urée dans les humeurs entraîne un pronostic malheureusement fatal, jusqu'à nouvel ordre.

Les selles correspondant au *second type*, c'est-à-dire les selles fermes, ou de temps en temps diarrhéiques, d'odeur fétide, contenant une flore anaérobe prédominante, caractérisent une variété fréquente d'affections gastro-intestinales chroniques des enfants élevés au biberon. Elles s'observent surtout chez des enfants nourris avec du lait de vache pur, suralimentés, et principalement chez ceux qui ont dépassé 5 ou 6 mois.

Dans ces circonstances, il suffit souvent de réglementer l'allaitement, et, au besoin, d'employer le lactose, dont je vous ai signalé les propriétés laxatives. Mais, quand les phénomènes ont une certaine intensité, il convient de supprimer passagèrement le lait, puis de l'associer aux farineux. On a recours alors aux bouillies au bouillon de légumes que l'on fait prendre pendant quelques jours. Il faut ne les donner, tout au moins exclusivement, que peu de temps, car elles ne constituent pas un aliment convenable pour les nourrissons, surtout pour les plus jeunes; à la longue ils maigrissent et peuvent avoir de la diarrhée. Aussitôt que possible, on leur associe les bouillies de babeurre et plus tard les bouillies maltosées. Avec ces trois variétés d'aliments, que l'on peut employer simultanément, en variant leurs proportions suivant le fonctionnement de l'intestin, on arrive, en général, à de bons résultats.

Il me reste à vous parler de l'alimentation des enfants qui présentent des troubles digestifs choniques PENDANT LA PÉRIODE DU SEVRAGE.

Vous vous rappelez les principales *fautes de l'hygiène alimentaire* qui sont à l'origine de ces troubles, et, d'autre part, le rôle joué par les *prédispositions individuelles*. Attachez-vous à bien préciser ces facteurs dans chaque cas particulier et vous saurez déjà quel régime vous devrez instituer. Les caractères des selles achèveront de fixer votre opinion.

Après tout ce que je viens de vous dire, je puis être bref.

Dans les *formes diarrhéiques*, provoquées par l'usage habituel d'aliments grossiers, de mauvaise qualité ou mal préparés, par l'abus des bouillons de légumes, des féculents et des farineux, il faut avoir recours, si les troubles sont peu intenses et peu anciens, au régime lacté pur ou mitigé par des bouillies au lait, du fromage Petit-Suisse. Dans les cas plus sévères, le babeurre, les bouillies de babeurre, les bouillies maltosées, les potages de tapioca ou de semoule au bouillon de poulet sont indiqués. Parfois même il ne faut pas hésiter à conseiller le kéfir ou le yoghourt, qui donnent souvent des résultats très rapides.

On règle le nombre des repas et on choisit les aliments suivant l'âge de l'enfant. Puis, dès que l'amélioration est obtenue, on revient progressivement au régime normal, en ajoutant des panades, des purées, etc.

Il ne faut pas prolonger le régime thérapeutique outre

mesure. Sinon on risquerait de voir apparaître de la constipation.

Dans les formes caractérisées par de la *constipation habituelle entrecoupée de phases diarrhéiques* et par des *selles fétides*, consécutives généralement à l'abus du lait, des œufs ou de la viande, c'est le *régime végétal, féculent* et *farineux* qui convient : bouillies et potages à l'eau ou au bouillon de légumes, que l'on peut au besoin maltoser, panades, purées de pommes de terre, compotes. Puis, dès qu'il est possible, on réalise l'addition lente et progressive d'aliments albuminoïdes, lait écrémé ou babeurre ; on introduit dans les bouillies 20 g., puis 40 g., puis 60 g., etc., de ces produits. Plus tard, on ajoute de la même façon du fromage Petit-Suisse ou du lait pur, du yoghourt. Il ne faut revenir aux œufs, à la viande, au poisson, qu'une fois la guérison obtenue et toujours avec précaution ; le mieux est d'abord de mélanger un peu de jaune d'œuf aux panades, aux purées, à des gâteaux de riz, de semoule, de tapioca. Mais n'oubliez pas que certains enfants sont devenus intolérants aux albuminoïdes, sont *anaphylactisés* à leur endroit comme le Pr Hutinel, M. Lesné et d'autres en ont rapporté des exemples. Dans ces cas le kéfir, le yoghourt à petites doses, la somatose rendent des services : souvent je les ai vu tolérer là où d'autres aliments ne l'étaient pas ou ne l'étaient qu'à doses insuffisantes.

La même ligne de conduite doit être suivie pour alimenter les nourrissons atteints d'*entéro-colite chronique*, avec selles fétides et glaireuses, consécutive généralement aux mêmes écarts de régime, mais conditionnée souvent par un terrain spécial, une prédisposition hépatique, notamment. Le Pr Combe en a codifié les étapes successives, sous la dénomination de *méthode antiputride* :

1° Il faut *enlever de la nourriture les albumines*, qui favorisent la flore protéolytique du gros intestin, cause de leur putréfaction, et *saturer l'intestin avec les hydrocarbones* qui ont une action antagoniste.

Donc suppression du bouillon, du lait, de l'œuf, de la viande ; alimentation avec des bouillons de légumes, des farines d'orge, de riz, d'avoine, maltées ou non, et des sucres.

2° Au bout de 8 ou 10 jours, il faut *recommencer l'alimentation albuminoïde* avec du lait centrifugé, puis plus tard avec du lait pur mélangé aux farines à doses progressives, du fromage frais, etc.

L'écueil à éviter dans le traitement de cette variété de troubles digestifs est l'abus des aliments hydrocarbonés et la privation prolongée et exagérée des albuminoïdes. Comme d'autres médecins, j'ai vu des bébés qui, dans ces circonstances, s'étaient cachectisés, avaient une diarrhée chronique et étaient même considérés comme des tuberculeux. Le type de l'affection intestinale s'est transformé ; il faut la traiter alors suivant la méthode exposée à propos de notre premier type.

*
* *

Je désire vous dire encore quelques mots sur l'**alimentation dans quelques états pathologiques.**

Dans l'étude de l'alimentation des nourrissons atteints de troubles digestifs, je ne me suis pas attaché à préciser la valeur nutritive ou calorique des rations à prescrire aux petits malades. C'est à dessein. Comme je vous l'ai exposé à propos des nourrissons normaux, il n'y a pas de ration normale, mais des rations moyennes conventionnelles, appropriées à des sujets donnés dans des circonstances déterminées. A plus forte raison convient-il d'adopter cette opinion, quand on soigne des sujets qui ne sont plus normaux. Il importe de se rapprocher le plus possible des conditions physiologiques, en substituant, dès qu'on le peut, aux régimes de réduction, des régimes de plus en plus nutritifs. On se laisse guider par l'évolution de l'affection, d'une part, par l'état général et les courbes de poids, d'autre part.

Il faut savoir toutefois, qu'à un moment donné certains convalescents de troubles gastro-intestinaux ont besoin d'une alimentation plus forte que des sujets normaux, qu'ils deviennent capables de la digérer et de l'assimiler.

C'est ce qui se passe, par exemple, dans l'ATROPHIE et l'HYPOTROPHIE consécutives à une alimentation défectueuse et à des troubles digestifs. Souvent, comme l'a montré M. Saint Albin, mais non toujours, ces bébés sont hyper-rayonnants; de plus, d'après M. Variot, si leur poids est très inférieur à la moyenne, leur taille se développe normalement. Aussi doit-on calculer leur ration de lait d'après leur taille, conformément à la règle, que je vous ai déjà mentionnée. Mais cette règle ne doit pas être appliquée aveuglément et il est sage, avec M. Variot, de « conclure qu'il n'y a pas de règle absolument fixe pour régler la ration des atrophiques,... et qu'il faut s'en rapporter à l'expérience pour connaître les limites de la tolérance gastro-intestinale ». De même, quand l'enfant est âgé de plus de 8 ou 9 mois, on tient compte de son degré de développement, de sa dentition, de l'état de ses fonctions digestives, pour lui donner d'autres aliments que le lait, bouillies, purées, etc.

On a proposé, pour favoriser l'augmentation de poids,

d'ajouter à l'alimentation un peu de *crème de lait* fraiche ou stérilisée ; procédez prudemment et méfiez-vous de la difficulté qu'ont souvent ces nourrissons à digérer les graisses. M. Barbier conseille de faire prendre dans les 24 heures, en même temps que les biberons, 50 ou 60 g. de *glucose* dissous dans 60 ou 70 g. d'eau ; mais ce sucre n'est pas toujours bien toléré. A partir de 12 ou 15 mois, parfois même avant, on peut également donner 5 à 20 g. de *viande de mouton crue* pulpée. Parfois un *jaune d'œuf cru* délayé dans le lait ou la bouillie, par la lécithine qu'il contient, les *tisanes de céréales* et le *bouillon de bœuf*, par leurs sels minéraux. influencent favorablement la croissance.

Quand ces divers aliments sont bien tolérés, on peut avec eux composer des RÉGIMES DE RECONSTITUTION, utiles chez les *débilités*, les *cachectiques*, les *anémiques*, les *rachitiques*. Ces régimes peuvent être indiqués chez les *tuberculeux* et chez les *syphilitiques* ; mais, chez ces malades, ils sont souvent interdits par le défaut d'appétit et le mauvais fonctionnement du tube digestif.

Dans des circonstances contraires, des RÉGIMES DE RÉDUCTION *quantitative* ou *qualitative* s'imposent.

Tel est le cas des *obèses* par suralimentation ou par toute autre cause, des fils de *neuro-arthritiques*, des *lymphatiques gras*, des enfants présentent les symptômes de la *diathèse exsudative* de M. Czerny, etc. Souvent, du reste, ces enfants digèrent mal et ont besoin de régimes spéciaux. En tout cas, il importe parfois de réduire leur ration. S'ils sont allaités artificiellement, la chose est facile par le coupage du lait. S'ils sont au sein, on diminue le volume des tétées, en remplaçant au besoin la quantité de lait de femme supprimée par du lait écrémé, pour restreindre la ration de beurre, par une décoction d'orge ou de riz. A la période du sevrage, on utilise de même le lait écrémé ou le babeurre, on donne peu de sucre et de beurre, on choisit les farines les plus légères (arrow-root, orge, froment), la purée de pommes de terre, les bouillons de légumes, les compotes.

Il faut être prudent et ne pas laisser toujours l'enfant à un régime insuffisant, car sa prolongation pourrait avoir des inconvénients; il convient de revenir, de temps en temps, à une alimentation plus substantielle, de faire des *cures de réduction intermittentes*.

C'est dans le même ordre de faits que rentre le régime des enfants sujets à l'ECZÉMA, qui souvent se complique d'IMPÉTIGO suintant de la face et du cuir chevelu, et aux ÉRUPTIONS URTICARIENNES, enfants qui présentent également des manifestations diverses du côté des muqueuses, attribuées au lymphatisme, à la diathèse exsudative. D'après le Pr Czerny, ils tolèrent mal les graisses, et, en outre, d'après le Pr Finkelstein, les sels. Ils se trouvent bien, comme l'a montré Lesné, d'être alimentés avec du babeurre. On le donnera de la même façon qu'aux enfants digérant mal le lait et on l'associera aux bouillies maltosées.

Les divers régimes que j'ai étudiés trouveront également leurs indications dans les MALADIES AIGUES.

Si la *maladie est de courte durée*, on réduit les quantités de lait prises au sein ou au biberon, et, quand l'enfant est sevré, on supprime les aliments autres que le lait; on fait boire de l'eau ou des tisanes. Le mieux est de laisser le malade s'alimenter suivant son appétit et celui-ci est généralement diminué ou nul.

Si la *maladie se prolonge*, et à moins de contre-indications, on revient à un régime voisin du régime normal.

Il ne faut pas vouloir ne donner à tout prix que du lait, si celui-ci est mal toléré ; on se comporte suivant le fonctionnement du tube digestif.

Je pourrai passer ainsi en revue l'alimentation au cours de toutes les maladies. Ce serait sans utilité, car je me répéterai forcément. Quand on connaît les principes et la pratique de l'alimentation des nourrissons normaux et des nourrissons malades, il est facile d'en tirer les applications à chaque cas particulier.

Je terminerai en vous rappelant que certains nourrissons, les prématurés par exemple, *n'ont pas la force de téter*, que d'autres en sont empêchés par des *malformations de la face*, comme un bec de lièvre avec large fente palatine.

On devra avoir recours à des procédés divers pour les alimenter.

Chez les *débiles*, Henriette, en 1853, a conseillé d'introduire le lait dans le nez avec une seringue à bout arrondi ; M. Rousseau Saint Philippe se sert d'une simple cuiller.

On peut encore pratiquer le *gavage à la sonde*, préconisé par Tarnier en 1884 ; on l'introduit par le nez ou plus facilement par la bouche. La sonde, en caoutchouc mou, munie d'un entonnoir gradué, est enfoncée jusqu'à 14 ou 16 cm. de l'arcade alvéolaire ; elle est alors dans l'estomac.

*
* *

Pour pratiquer convenablement l'alimentation des enfants malades, il faut non seulement les *conseils du médecin*, mais encore des *aliments appropriés*.

Dans la classe aisée, les parents obtiennent à leur volonté les premiers. Il leur est plus difficile d'avoir les seconds. Sauf à Paris et dans quelques grandes villes, où des spécialistes préparent les aliments ordonnés, il est matériellement impossible de se les procurer. C'est pourquoi, il faut vous habituer à traiter vos malades avec les moyens que vous pourrez avoir à votre disposition dans les pays où vous exercerez.

Pour la classe ouvrière et les personnes pauvres, les soins médicaux sont souvent plus difficiles à obtenir, parce que les parents hésitent à demander le médecin ou ne peuvent le faire venir. Quant aux aliments spéciaux, il faut y renoncer, parce qu'ils sont trop coûteux ou trop délicats à préparer.

Il appartient à l'hygiène sociale et collective de s'occuper des nourrissons malades comme elle doit s'occuper des nourrissons sains.

Les CONSULTATIONS DE NOURRISSONS-GOUTTES DE LAIT doivent être organisées de façon à délivrer, sur ordonnance du médecin, les *aliments-médicaments*. Sauf quand le bébé est trop malade, quand il ne peut être amené régulièrement à la consultation ou quand les parents sont misérables, il vaut mieux qu'il soit soigné à domicile que dans une salle d'hôpital. Or de tels organismes font totalement défaut dans nos hôpitaux d'enfants.

Les CRÈCHES DES HÔPITAUX, réservées aux enfants qui ne peuvent être soignés à domicile, doivent être pourvues d'une *biberonnerie* ou *cuisine de lait*, dans laquelle le médecin fera préparer les aliments nécessaires par une femme instruite. Malgré les progrès réalisés depuis quelques années, bien des améliorations sont encore indispensables, à ce point de vue, dans la plupart des hôpitaux.

Enfin nul ne met en doute l'influence désastreuse sur les bébés malades du *milieu hospitalier*, bien mise en évidence par le Pr Hutinel. L'hôpital doit être réservé au traitement des affections aiguës. Les régimes les mieux conduits y échouent trop souvent dans les états chroniques. Pour traiter ces derniers, il est indispensable d'avoir recours à des POUPONNIÈRES DE PLEIN AIR, dont la *Société de pédiatrie de Paris* a réclamé récemment la création.

Je tenais à vous exposer ces quelques considérations avant de terminer mes conférences. Dans nombre de circonstances le médecin ne peut mener à bien l'alimentation des bébés malades qu'à la condition de pouvoir distribuer les aliments qu'il conseille.

* * *

Après avoir étudié successivement les aliments destinés aux nourrissons malades, l'alimentation des bébés anorexiques, vomisseurs ou constipés, celle des enfants atteints d'affections gastro-intestinales aiguës, je vous ai dans cette dernière leçon, exposé comment il faut se comporter en présence des enfants souffrant d'affections gastro-intestinales chroniques. J'ai, à propos de ces dernières, distingué les deux grandes variétés de modifications des selles qui imposent le choix des régimes et servent également pour les formes aiguës; je me suis ainsi efforcé d'unifier le plus possible les indications et les applications de ces régimes.

Je ne me dissimule pas que, dans ces leçons, j'ai peut-être été *trop simpliste*. Mais je n'ai pas voulu oublier que je parlais à des étudiants et à des médecins qui n'ont pas le loisir d'approfondir les détails de la médecine et de l'hygiène des nourrissons, qui doivent soigner leurs malades avec les seules données que leur fournit l'observation clinique et avec les ressources qu'ils peuvent ou devraient pouvoir trouver partout.

TABLE ALPHABÉTIQUE DES MATIÈRES

A

B

D

E

F

G

M

T

1411-13. — Coulommiers. Imp. PAUL BRODARD. — 1-14.

COLLECTION DE PRÉCIS MÉDICAUX

(VOLUMES IN-8°, CARTONNÉS TOILE ANGLAISE SOUPLE)

Introduction à l'étude de la Médecine, par **G.-H. ROGER**, professeur à la Faculté de Paris. *4e édit.* **10** fr.

Anatomie et Dissection, par **H. ROUVIÈRE**, chef des travaux anatomiques et professeur agrégé à la Faculté de Médecine de Paris. — TOME I. — **Tête, Cou, Membre supérieur**. (*197 fig., presque toutes en couleurs*). . . . . **12** fr.
TOME II (*et dernier*) : **Thorax, Abdomen, Bassin, Membre inférieur** (*259 figures*) . . . . **12** fr.

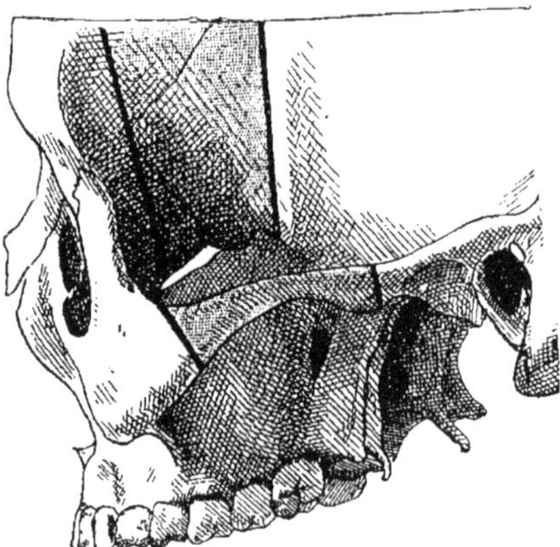

Fig. 112. — Section de la paroi externe de l'orbite.

Ce volume est avant tout un livre d'enseignement : M. Rouvière a pensé qu'il ne fallait pas se contenter d'indiquer à l'étudiant, par une énumération forcément aride, ce qu'il va rencontrer, mais qu'il était nécessaire de l'avertir au préalable des principaux détails d'ordre systématique concernant le segment considéré, et de les lui montrer clairement par de bonnes figures. De cette manière, et par l'aide d'un livre unique, l'élève prendra d'abord une connaissance générale de la région, puis, ainsi documenté, pourra entreprendre la dissection en suivant les indications du paragraphe de technique.

Dissection, par **P. POIRIER** et **A. BAUMGARTNER**, ancien prosecteur, 2e *édition* (*241 figures*) . . . . . . **8** fr.

Physique biologique, par **G. WEISS**, prof. à la Faculté de Paris. 2e *éd.* (*543 fig.*). . . **7** fr.

COLLECTION DE PRÉCIS MÉDICAUX *(Suite)*

Anatomie Pathologique, par **M. LETULLE**, professeur à la Faculté de Paris, et **L. NATTAN-LARRIER**, ancien chef de Laboratoire à la Faculté.

Vient de paraître :

TOME I. *Histologie pathologique générale; Anatomie pathologique spéciale (Appareils circulatoire, respiratoire; Plèvre; Médiastin)*, avec 248 figures . . . **16** fr.

TOME II et dernier. . . . . *en préparation.*

Les auteurs ont rejeté les notions schématiques et les théories pour donner une description exacte des lésions. C'est donc, au sens propre du mot, un *Précis*. Leur ouvrage est brillamment illustré : ses 248 figures sont *toutes* originales.

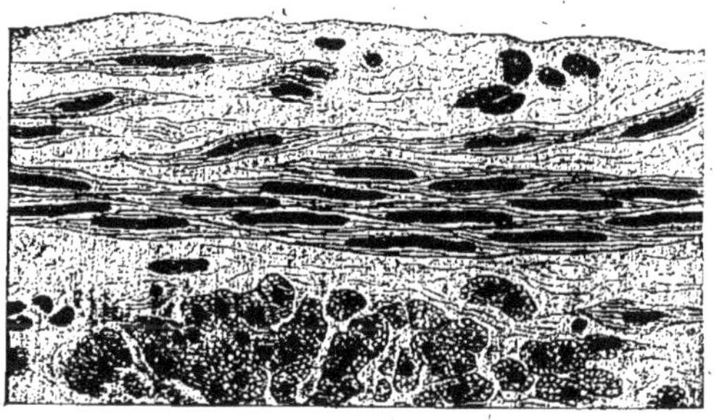

Fig. 29. — Muscles lisses dans un leiomyome utérin.

Physiologie, par **Maurice ARTHUS**, professeur à l'Université de Lausanne. 4e *édition* (320 fig.) . . . . **12** fr.

Chimie physiologique, par **M. ARTHUS**. (7e *édition, sous presse*).

Biochimie, par **E. LAMBLING** professeur de chimie organique à la Faculté de Médecine de Lille (2e *édition, sous presse*).

Examens de Laboratoire *employés en clinique*, par **L. BARD**, professeur à l'Université de Genève, avec la collaboration de MM. **G. MALLET** et **H. HUMBERT**. 2e *édition (162 figures en noir et en couleurs)*. **10** fr.

Parasitologie, par **E. BRUMPT**, professeur agrégé à la Faculté de Paris (2e *édition, sous presse*).

Microbiologie clinique, par **F. BEZANÇON**, agrégé à la Fac. de Paris. 2e *éd.* (*148 fig.*) **9** fr.

COLLECTION DE PRÉCIS MÉDICAUX *(Suite)*

Vient de paraître :

Microscopie. *Technique, expérimentation, diagnostic*, par M. **LANGERON**, préparateur à la Faculté de Médecine de Paris, chef des travaux de parasitologie à l'Institut de Médecine Coloniale ; Préface du professeur **R. Blanchard**.

1 vol., 751 pages (*270 figures*) . . . . . **10** fr.

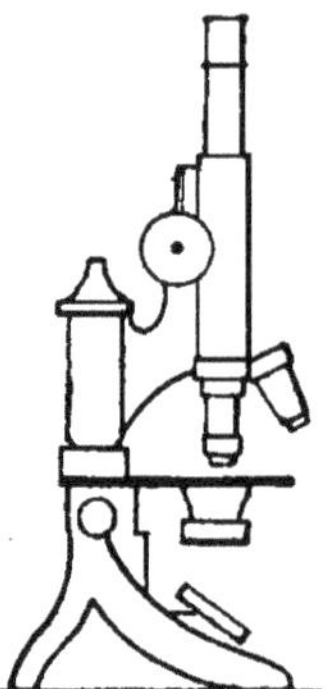

Cet ouvrage contient condensés pour les étudiants et tous ceux qui travaillent au laboratoire ce qu'il faut savoir du Microscope, de sa technique, des procédés de préparation, de conservation et de récolte des objets d'examen. Il servira également aux étudiants, aux médecins, aux zoologistes et aux botanistes.

Diagnostic médical et Exploration clinique, par **P. SPILLMANN, P. HAUSHALTER**, professeurs, et **L. SPILLMANN**, agrégé à la Faculté de Nancy, 2e *éd.* (*181 fig.*). . . . . . . **8** fr.

Médecine infantile, par **P. NOBÉCOURT**, agrégé à la Faculté de Paris. 2e *éd.* (*136 fig., 2 planches*). . . . . **14** fr.

Chirurgie infantile, par **KIRMISSON**, prof. à la Fac. de Paris, 2e *éd.* (*475 fig.*). **12** fr.

Médecine légale, par **LACASSAGNE**, Pr à l'Université de Lyon, 2e *édition* (*112 fig. et 2 pl.*). **10** fr.

Ophtalmologie, par **V. MORAX**, ophtalmologiste de l'hôpital Lariboisière (2e *édition, sous presse*).

Dermatologie, par **J. DARIER**, médecin de l'hôpital Broca. (*122 figures*). . . . . **12** fr.

Pathologie exotique, par **E. JEANSELME**, agrégé à la Faculté de Paris, et **E. RIST**, médecin des hôpitaux (*160 fig. et 2 planches*) . . . . **12** fr.

Thérapeutique et Pharmacologie, par **A. RICHAUD**, professeur agrégé à la Faculté de Paris, 2e *édition* . . . . **12** fr.

COLLECTION DE PRÉCIS MÉDICAUX *(Suite)*

Précis de Pathologie Chirurgicale

par MM. BEGOUIN, BOURGEOIS, PIERRE DUVAL, A. GOSSET, JEANBRAU, LECÈNE, LENORMANT, R. PROUST, TIXIER, complet, 4 volumes in-8, cartonnés toile anglaise . . **40** fr.

Ouvrage complet en vente :

TOME I. — **Pathologie chirurgicale générale, Maladies générales des Tissus, Crâne et Rachis,** par MM. P. LECÈNE, R. PROUST, Prof. agrégés à la Faculté de Paris et L. TIXIER, Prof. agrégé à la Faculté de Lyon. (*349 figures*). . . **10** fr.

TOME II. — **Tête, Cou, Thorax,** Par MM. H. BOURGEOIS, Oto-rhino-laryngologiste des Hôpitaux de Paris, et CH. LENORMANT, Professeur agrégé à la Faculté de Paris. (*312 figures*) . . . . **10** fr.

TOME III. — **Glandes mammaires, abdomen,** par MM. P. DUVAL, GOSSET, LECÈNE, LENORMANT, Professeurs agrégés à la Faculté de Paris. (*352 figures*). . . . . . **10** fr.

TOME IV. — **Organes génito-urinaires, Fractures et Luxations, Affections des Membres**. par MM. P. BÉGOUIN, professeur à la Faculté de Bordeaux, E. JEANBRAU, R. PROUST, L. TIXIER, professeurs agrégés aux Facultés de Montpellier, Paris et Lyon (*429 figures*). . . . . **10** fr.

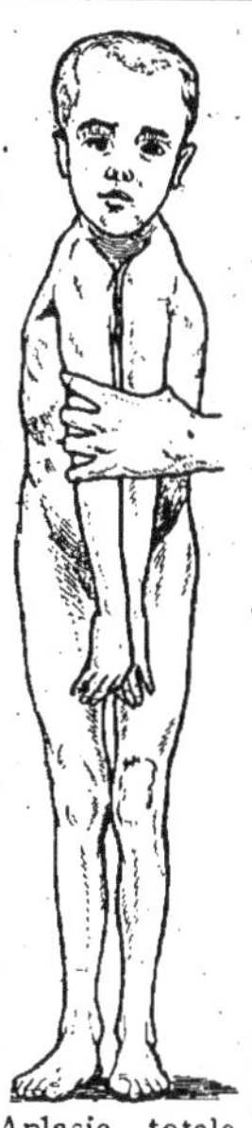

Aplasie totale des clavicules.

CHARCOT — BOUCHARD — BRISSAUD

Traité de Médecine

PUBLIÉ SOUS LA DIRECTION DE MM.

BOUCHARD	BRISSAUD
Prof. à la Fac. de Paris, Membre de l'Institut.	Prof. à la Faculté de Médecine de Paris.

10 volumes grand in-8°, avec figures dans le texte (2e *édition*) . **160** fr.

Vendus séparément : Tomes I, II, III et IV, chacun **16** fr.; *T. V,* **18** fr ; *T. VI, VII, VIII, chacun* **14** fr.; *T. IX et X, chacun* **18** fr.

G.-M. DEBOVE
Doyen de la Faculté de Médecine, Membre de l'Académie de Médecine.

Ch. ACHARD	J. CASTAIGNE
Professeur agrégé à la Faculté, Médecin des hôpitaux.	Professeur agrégé à la Faculté, Médecin des hôpitaux.

Manuel des Maladies du Foie et des Voies Biliaires

Par J. CASTAIGNE et M. CHIRAY

1 *vol. de* 884 *pages avec* 300 *figures dans le texte* . . . . . . **20** *fr.*

Manuel des Maladies du Tube digestif

Tome I : *BOUCHE, PHARYNX, OESOPHAGE, ESTOMAC*

par G. PAISSEAU, F. RATHERY, J.-Ch. ROUX

1 *vol. grand in-8° de* 725 *pages, avec figures dans le texte* . . **14** *fr.*

Tome II : *INTESTIN, PÉRITOINE, GLANDES SALIVAIRES PANCRÉAS*

par M. LOEPER, Ch. ESMONET, X. GOURAUD, L.-G. SIMON, L. BOIDIN et F. RATHERY

1 *vol. grand in-8° de* 810 *pages, avec* 116 *figures dans le texte.* **14** *fr.*

Traité Élémentaire de Clinique Médicale

PAR
G.-M. DEBOVE
Doyen honoraire de la Faculté de Médecine, membre de l'Académie de Médecine.
ET
A. SALLARD
Ancien interne des Hôpitaux de Paris.

1 *vol. grand in-8° de* 1296 *pages, avec* 275 *figures, relié toile.* **25** *fr.*

2

BIBLIOTHÈQUE DE THÉRAPEUTIQUE CLINIQUE

à l'usage des Médecins praticiens

THÉRAPEUTIQUE USUELLE des Maladies de la Nutrition

PAR LES DOCTEURS

P. LE GENDRE — Médecin de l'Hôpital Lariboisière.

A. MARTINET — Ancien interne des Hôpitaux de Paris.

1 *vol. in*-8° *de* 429 *pages* . . . . 5 *fr.*

THÉRAPEUTIQUE USUELLE des Maladies de l'Appareil Respiratoire

Par Alfred MARTINET

1 *vol. in*-8° *de* IV-295 *pages avec figures, broché* . . . . . 3 *fr.* 50

Les Régimes usuels

Par les docteurs P. LE GENDRE et A. MARTINET

1 *vol. in*-8 *de* IV-434 *pages, broché* . . . . 5 *fr.*

Régimes : à l'état normal; systématiques; dans les maladies. Alimentation artificielle.

Clinique Hydrologique

Par les Drs F. BARADUC, Félix BERNARD, M. E. BINET, J. COTTET L. FURET, A. PIATOT, G. SERSIRON, A. SIMON, E. TARDIF.

1 *volume in*-8° *de* X-636 *pages* . . . . 7 *fr.*

DIVERS

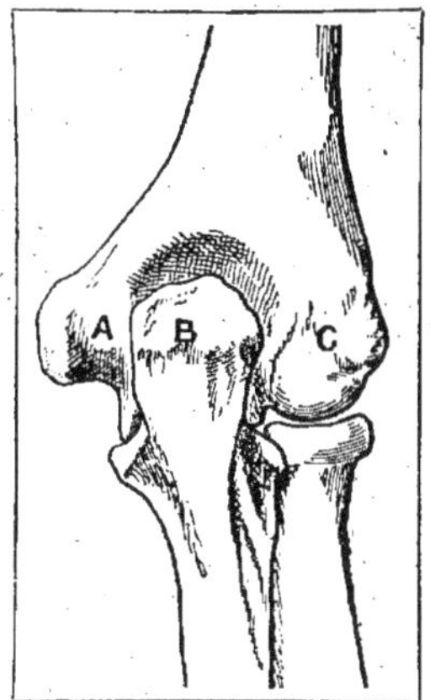
A
B
C

La Pratique Neurologique

PUBLIÉE SOUS LA DIRECTION DE

PIERRE MARIE
Professeur à la Faculté de Médecine de Paris, Médecin de la Salpêtrière,

PAR MM.

O. CROUZON, G. DELAMARE, E. DESNOS, Georges GUILLAIN, E. HUET, LANNOIS, A. LÉRI, François MOUTIER, POULARD, ROUSSY.

SECRÉTAIRE DE LA RÉDACTION
O. CROUZON.

1 *vol. gr. in-8° de* XVIII-1408 *pages,* 303 *fig. dans le texte, relié* **30** *fr.*

L'idée qui a dirigé les auteurs a été de faire un *traité de séméiotique* tel, qu'un médecin nullement spécialisé puisse se trouver en état de pratiquer un examen complet de tous les appareils au point de vue de la pathologie nerveuse.

Une *partie thérapeutique* complète les conseils donnés par les auteurs sur l'examen séméiologique. La **Pratique Neurologique** a été très illustrée. Plus de 300 photographies, dessins, figures schématiques, éclairent le texte.

Les manifestations fonctionnelles des Psychonévroses

Leur traitement par la Psychothérapie

Par J. DEJERINE
Professeur de clinique des maladies du système nerveux
à la Faculté de Médecine de Paris,
Médecin de la Salpêtrière, Membre de l'Académie de Médecine,

et E. GAUCKLER
Ancien interne des Hôpitaux.

1 *vol. grand in-8 de* IX-561 *pages, avec* 1 *planche hors texte.* . . **8** *fr.*

Les Psychonévroses

et leur traitement moral

Par le Pr DUBOIS

PRÉFACE DU PROFESSEUR DEJERINE

TROISIÈME ÉDITION 1 *volume in-8° de* 560 *pages* . . . . **8** *fr.*

Traité d'Histologie

PAR

A. PRENANT
Professeur
à la Faculté de Paris.

P. BOUIN
Professeur agrégé
à la Faculté de Nancy

L. MAILLARD
Chef des travaux de Chimie biologique à la Faculté de Médecine de Paris.

Tome I :

CYTOLOGIE GÉNÉRALE ET SPÉCIALE

1 vol. gr. in-8°, de 977 p., avec 791 fig. dont 172 en couleurs. . . . . **50** *fr.*

Tome II et dernier :

HISTOLOGIE ET ANATOMIE

1 vol. gr. in-8° de XL-1199 *p., avec 572 fig. dont 31 en couleurs... . . . . . .* **50** *fr.*

Le *Traité d'Histologie* est un exposé de la science histologique dans son ensemble, où chaque question est traitée avec le souci de prendre sa place dans un tout systématique. Il présente les rapports que la cytologie, l'histologie et l'anatomie microscopique soutiennent avec la chimie et la physiologie de la cellule, avec l'embryologie, la physiologie et l'histologie pathologique. Ce traité se distingue des ouvrages similaires par la perfection de ses nombreuses figures en noir et en couleurs.

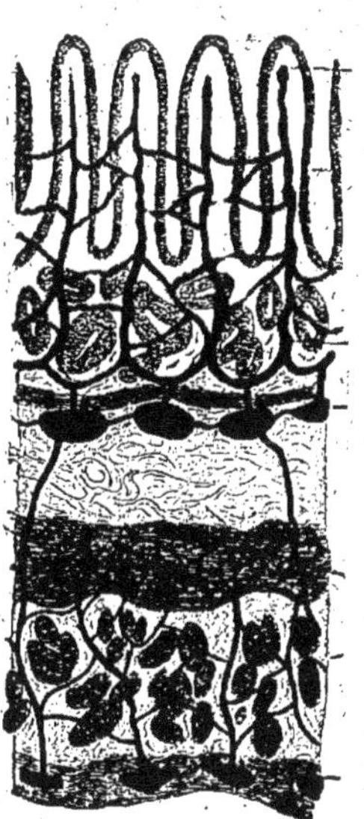

Fig. 405. — Lymphatiques de la paroi stomacale.

Technique Opératoire Physiologique

(TUBE DIGESTIF ET ANNEXES) par **Albert LE PLAY**, docteur ès sciences et en médecine, ancien chef de clinique à la Faculté, chef de laboratoire à l'hôpital Laënnec. Avec une préface de M. le Professeur **Charles RICHET**.

1 vol. gr. in-8° de 159 pages, avec 132 fig. dans le texte. . . . **6** *fr.*

MALADIES DU CUIR CHEVELU

Par le Docteur **R. SABOURAUD**
Directeur du Laboratoire Municipal à l'Hôpital Saint-Louis

I. Les Maladies Séborrhéiques :

SÉBORRHÉS, ACNÉS, CALVITIE

1 *vol. gr. in-8° avec* 91 *figures en noir et en couleurs* . . . **10** *fr.*

II. Les Maladies Desquamatives :

PITYRIASIS et ALOPÉCIES PELLICULAIRES

1 *vol. gr. in-8° avec* 122 *figures en noir et en couleurs* . . . **22** *fr.*

III. Les Maladies Cryptogamiques :

LES TEIGNES

1 *vol. gr. in-8° de* VI-855 *pages avec* 433 *fig. et* 28 *planches* . **30** *fr.*

La Pratique Dermatologique

PUBLIÉE SOUS LA DIRECTION DE MM.

ERNEST BESNIER, L. BROCQ, L. JACQUET

PAR MM. AUDRY, BALZER, BARBE, BAROZZI, BARTHÉLEMY, BÉNARD, ERNEST BESNIER, BODIN, BRAULT, BROCQ, DE BRUN, COURTOIS-SUFFIT, DU CASTEL, A. CASTEX, J. DARIER, DEHU, DOMINICI, W. DUBREUILH, HUDELO, L. JACQUET. JEANSELME, J.-B. LAFFITTE, LENGLET, LEREDDE, MERKLEN, PERRIN, RAYNAUD RIST, SABOURAUD, MARCEL SÉE, GEORGES THIBIERGE, TRÉMOLIÈRES, VEYRIÈRES.

4 *vol. reliés, avec figures et* 89 *planches en couleurs* . **156** *fr.*
Tome I. **36** fr.; Tomes II, III, IV, chacun . . . . **40** fr.

Depuis la publication de la *PRATIQUE DERMATOLOGIQUE*, les applications électrothérapiques ont acquis une grande importance. Aussi l'article **Electricité** a-t-il été refondu entièrement, en Janvier 1907.

OUVRAGE COMPLET

Abrégé d'Anatomie

PAR

P. POIRIER
Professeur d'Anatomie
à la Faculté de Médecine de Paris.

A. CHARPY
Professeur d'Anatomie
à la Faculté de Médecine de Toulouse.

B. CUNÉO
Professeur agrégé à la Faculté de Médecine de Paris.

TOME I. — **EMBRYOLOGIE — OSTÉOLOGIE — ARTHROLOGIE — MYOLOGIE.**

TOME II. — **CŒUR — ARTÈRES — VEINES — LYMPHATIQUES — CENTRES NERVEUX — NERFS CRANIENS — NERFS RACHIDIENS.**

TOME III — **ORGANES DES SENS — APPAREIL DIGESTIF ET ANNEXES — APPAREIL RESPIRATOIRE — CAPSULES SURRÉNALES — APPAREIL URINAIRE — APPAREIL GÉNITAL DE L'HOMME — APPAREIL GÉNITAL DE LA FEMME — PÉRINÉE — MAMELLES — PÉRITOINE.**

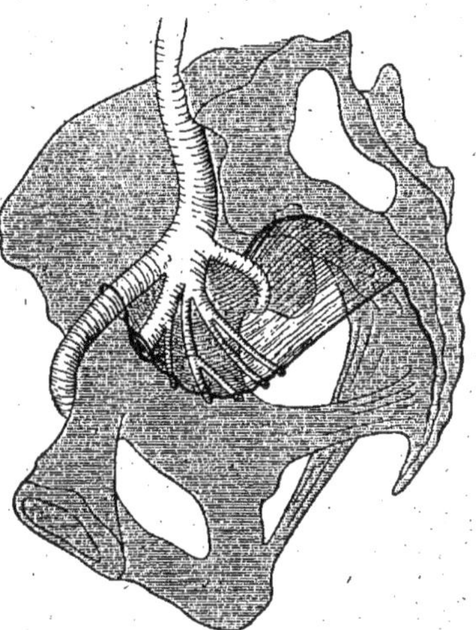

Fig. 953. — Schéma de la gaine hypogastrique (d'après Marcille).

3 *volumes in-8°, formant ensemble* 1620 *pages avec* 976 *figures en noir et en couleurs dans le texte, richement reliés toile* . . . . **50** *fr.*

Reliure spéciale dos maroquin . . . . **55** *fr.*

P. POIRIER — A. CHARPY

Traité d'Anatomie Humaine

Nouvelle édition, entièrement refondue par

A. CHARPY ET **A. NICOLAS**
Professeur d'Anatomie à la Faculté de Médecine de Toulouse. — Professeur d'Anatomie à la Faculté de Médecine de Paris.

*O. Amoëdo — Argaud — A. Branca — R. Collin — B. Cunéo
G. Delamare — Paul Delbet — Dieulafé — A. Druault — P. Fredet
Glantenay — A. Gosset — M. Guibé — P. Jacques
Th. Jonnesco — E. Laguesse — L. Manouvrier — P. Nobécourt
O. Pasteau — M. Picou — A. Prenant — H. Rieffel — Rouvière
Ch. Simon — A. Soulié — B. de Vriese — Weber.*

TOME I. — **Introduction. Notions d'embryologie. Ostéologie. Arthrologie**, 825 *figures* (3e *édition*) . . . . **20** fr.

TOME II. — 1er Fasc. : **Myologie. — Embryologie. Histologie. Peauciers et aponévroses**, 351 *figures* (3e *édition*) . . . . **14** fr.

2e Fasc. : **Angéiologie** (Cœur et Artères). 248 *figures*, (3e *édit.*) . . **12** fr.

3e Fasc. : **Angéiologie** (Capillaires. Veines), 83 *fig.* (2e *édition*) . . **6** fr.

4e Fasc. : **Les Lymphatiques**, 126 *figures* (2e *édition*) . . . . . . **8** fr.

TOME III. — 1er Fasc. **Système nerveux** (Méninges. Moelle. Encephale). 265 *figures*. (2e *édition*) . . . . **10** fr.

2e Fasc. : **Système nerveux** (Encephale), 131 *fig.* (2e *édition*) . . . **10** fr.

3e Fasc. : **Système nerveux** (Nerfs. Nerfs craniens et rachidiens), 228 *figures*, (2e *édition*) . . . . **12** fr.

TOME IV. — 1er Fasc. : **Tube digestif**, 213 *figures* (3e *édition*) . . . **12** fr.

2e Fasc. : **Appareil respiratoire**, 121 *figures* (2e *édition*) . . . . . . **6** fr.

3e Fasc. : **Annexes du tube digestif. Péritoine.** 448 *figures* (2e *édition*) . . . . **16** fr.

TOME V. — 1er Fasc. : **Organes génito-urinaires**, 431 *figures* (2e *édition*) . . . . **20** fr.

2e Fasc. : **Organes des sens. Tégument externe et dérivés. Appareil de la vision. Muscles et capsule de Tenon. Sourcils, paupières, conjonctive, appareil lacrymal. Oreille externe, moyenne et interne. Embryologie du nez. Fosses nasales. Organes chromaffines.** 671 *figures* (2e *édition*) . . . . **25** fr.

L'ouvrage **complet** (5 tomes en 13 fascicules) est en vente au prix de **171** fr.

Tableau des Publications Périodiques

		Paris	France et Colonies	Union postale
		fr.	fr.	fr.
Annales de Chimie et de Physique.	*Mensuel.*	30 »	34 »	36 »
— de Dermatologie et de Syphiligraphie	*Mensuel.*	30 »	32 »	32 »
— de l'Institut Océanographique	*Plusieurs fasc.*	50 »	50 »	50 »
— de l'Institut Pasteur. . .	*Mensuel.*	18 »	20 »	20 »
— des Maladies de l'Oreille et du Larynx.	*Mensuel.*	20 »	20 »	25 »
— Médico-Psychologiques .	*Mensuel.*	25 »	25 »	30 »
— de Paléontologie.	*Quatre numéros.*	25 »	25 »	30 »
— des Sciences naturelles. *Botanique* ou *Zoologie*. Chaque partie	*Douze numéros.*	30 »	32 »	32 »
L'Anthropologie.	*Tous les deux mois.*	25 »	27 »	28 »
Archives d'Anatomie microscopique	4 *Fascicules.*	50 »	50 »	50 »
— d'Anthropologie criminelle.	*Mensuel.*	24 »	24 »	27 50
— de Biologie.	4 *Fascicules.*	50 »	50 »	50 »
de Médecine des Enfants.	*Mensuel.*	16 »	16 »	18 »
— de Médecine expérimentale et d'Anatomie pathologique.	*Tous les deux mois.*	30 »	32 »	34 »
Bulletin de l'Académie de Médecine.	*Hebdomadaire.*	15 »	18 »	20 »
— de la Société chimique de France	*Bimensuel.*	35 »	37 »	38 »
— et Mémoires de la Société de Chirurgie	*Hebdomadaire.*	18 »	20 »	22 »
— et Mémoires de la Société médicale des Hôpitaux.	*Hebdomadaire.*	25 »	26 »	28 »
— de la Société d'Anthropologie de Paris	*Tous les deux mois.*	12 »	14 »	15 »
— hebdomad. de Statistique municipale.	*Hebdomadaire.*	6 »	6 »	9 »
— de la Société française de Dermatologie	*Dix numéros.*	15 »	15 »	17 »
— de l'Institut Pasteur. . .	*Bimensuel.*	21 »	25 »	26 »
— du Muséum d'Histoire naturelle	*Huit numéros.*	15 »	15 »	16 »

Tableau des Publications Périodiques (Suite).

		Paris	France et Colonies	Union postale
		fr.	fr.	fr.
Bulletin de la Sté d'Etudes scientifiques sur la Tuberculose	9 *Fascicules.*	8 »	8 »	10 »
— de la Sté de pathologie exotique	10 *Fascicules.*	14 »	14 »	16 »
— de la Société scientifique d'Hygiène alimentaire et de l'Alimentation rationnelle de l'Homme	*Tous les deux mois.*	25 »	27 »	28 »
Comptes rendus hebdomadaires des séances de la Société de Biologie	*Hebdomadaire.*	25 »	25 »	28 »
La Géographie. Bull. de la Sté de Géographie	*Mensuel.*	30 »	32 »	34 »
Hygiène scolaire	*Trimestriel.*	4 »	4 »	4 »
Journal de Chirurgie	*Mensuel.*	40 »	42 »	44 »
— de Physiologie et Pathologie générale	*Tous les deux mois.*	35 »	35 »	40 »
— d'Urologie médicale et chirurgicale	*Mensuel.*	36 »	36 »	40 »
Lyon Chirurgical	*Mensuel.*	20 »	20 »	25 »
Mémoires de l'Académie de médecine	2 *Fascicules.*	20 »	20 »	22 »
La Nature, revue des Sciences	*Hebdomadaire.*	20 »	25 »	26 »
Nouvelles Arch. du Muséum d'Hist. naturelle	2 *Fascicules.*	40 »	40 »	40 »
Nouvelle Iconographie de la Salpêtrière	*Tous les deux mois.*	30 »	32 »	33 »
Œuvre médico-chirurgical. — Suite de 10 Monographies cliniques.		10 »	10 »	12 »
La Presse médicale	*Bihebdomadaire*	10 »	10 »	15 »
Le Radium. La Radioactivité, les Radiations et l'Ionisation	*Mensuel.*	25 »	28 »	32 »
Revue d'Hygiène et de Police sanitaire	*Mensuel.*	25 »	27 »	28 »
— d'Histologie	*Plusieurs fascicules*	35 »	35 »	37 50
— de Gynécologie et de Chirurgie abdominale	*Tous les mois*	28 »	28 »	30 »
— Neurologique	*Bimensuel.*	35 »	35 »	38 »
— Générale d'Ophtalmologie	*Mensuel.*	20 »	22 »	22 50
— d'Orthopédie	*Tous les deux mois.*	15 »	17 »	18 »
— philanthropique	*Mensuel.*	20 »	20 »	22 »
— de la Tuberculose	*Tous les deux mois.*	12 »	14 »	15 »

72306. — Imprimerie Lahure, 9, rue de Fleurus, à Paris.

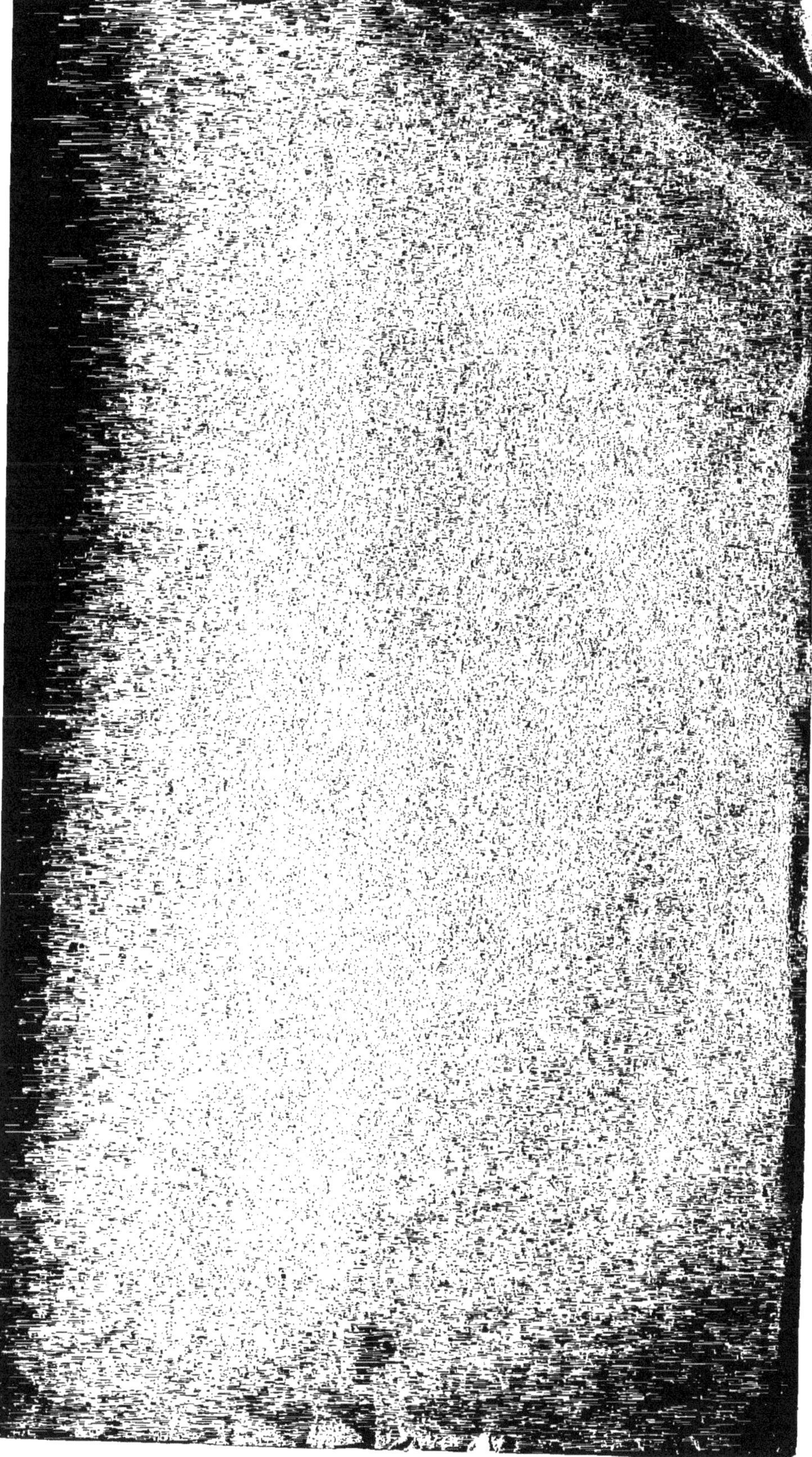

A LA MÊME LIBRAIRIE

Technique chirurgicale infantile (indications opératoires, opérations courantes), par le Dr L. OMBREDANNE, professeur agrégé à la Faculté de médecine de Paris, chirurgien de l'hôpital Bretonneau. 1 vol. gr. in-8 de 342 pages avec 210 figures dans le texte. . . . . 7 fr.

Précis de Chirurgie infantile, par E. KIRMISSON, professeur de Clinique chirurgicale infantile à la Faculté de médecine de Paris, chirurgien de l'hôpital des Enfants-malades, membre de l'Académie de médecine. *Deuxième édition revue.* 1 vol. in-8 de XII-800 pages, avec 462 figures. Cartonné toile souple. . . . . 12 fr.

Précis de Médecine infantile, par le Dr P. NOBÉCOURT, professeur agrégé à la Faculté de médecine de Paris, médecin des hôpitaux. *Deuxième édition revue.* 1 vol. petit in-8 de XIV-932 pages, avec 136 figures et 2 planches hors texte en couleurs, cartonné toile souple. . . . . . . 14 fr.

Traité des Maladies du Nourrisson, par le Dr A. LESAGE, médecin des hôpitaux de Paris. 1 vol. in-8 de VI-736 pages, avec 68 figures dans le texte. . . . . 10 fr.

Cent soixante Consultations médicales pour les Maladies des Enfants, par JULES COMBY, médecin de l'hôpital des Enfants-Malades. 1 vol. in-16 de IV-314 pages, cartonné toile. . . 3 fr. 50

Traité des Maladies de l'Enfance, *Deuxième édition, revue et augmentée,* publiée sous la direction de MM. J. GRANCHER, professeur à la Faculté de Paris, membre de l'Académie de médecine, et J. COMBY, médecin de l'hôpital des Enfants-Malades. 5 volumes grand in-8, avec figures dans le texte. . . . . 112 fr.

TOME I. — *Physiologie et hygiène de l'enfance.* — *Maladies infectieuses.* — *Maladies générales de la nutrition.* — *Intoxications.* 1 vol. gr. in-8 de 1060 pages, avec figures. 23 fr.

TOME II. — *Maladies du tube digestif.* — *Maladies du pancréas.* — *Maladies du péritoine.* — *Maladies du foie.* — *Rate et ses maladies.* — *Maladies des capsules surrénales.* — *Maladies génito-urinaires.* 1 vol. gr. in-8 de 964 pages, avec figures. . . . . 22 fr.

TOME III. — *Maladies de l'appareil respiratoire.* — *Maladies de l'appareil circulatoire.* — 1 vol. gr. in-8 de 994 pages, avec figures. . . . . . . 22 fr.

TOME IV. — *Système nerveux.* — *Maladies de la peau.* 1 vol. in-8 de 1076 pages, avec figures. . . . . 22 fr.

TOME V. — *Maladies du fœtus et du nouveau-né.* — *Organes des sens.* — *Maladies chirurgicales.* — *Thérapeutique.* — *Formulaire.* 1 vol. grand in-8 de 1224 pages, avec figures. 24 fr.

Archives de Médecine des Enfants, publiées tous les mois par MM. HUTINEL, BROCA, COMBY, GUINON, MARFAN, NOBÉCOURT, et M. WEILL. — Dr J. COMBY, directeur de la publication. Prix de l'abonnement annuel : France et colonies, **16 fr.** Étranger, **18 fr.**

1411-13. — Coulommiers. Imp. PAUL BRODARD. — 1-14.

www.ingramcontent.com/pod-product-compliance
Ingram Content Group UK Ltd.
Pitfield, Milton Keynes, MK11 3LW, UK
UKHW012147240726
13966UKWH00001B/179